Contagiados

CONTAGIADOS

¿Quién nos enfermó?

Primera edición: abril de 2023

Editorial Arcopress • Sociedad Actual
Edición: Pilar Pimentel
Diseño, maqueta y documentación gráfica: Fernando de Miguel

www.editorialalmuzara.com
pedidos@almuzaralibros.com - info@almuzaralibros.com

Editorial Almuzara
Parque Logístico de Córdoba. Ctra. Palma del Río, km 4
C/8, Nave L2, nº 3. 14005 - Córdoba

Imprime: Black Print
ISBN: 978-84-11316-14-9
Depósito Legal: CO-680-2023
Hecho e impreso en España - *Made and printed in Spain*

A todos los que estamos sufriendo el devastador *tsunami*
que ha provocado este crimen. Sin excepción.

Índice

Si me quiere acompañar en esta investigación, le propongo que deje a un lado lo que hasta ahora sabe sobre este caso y empiece desde cero. Esta es la mejor fórmula para ser objetivo.

Gracias por acompañarme

¡Comenzamos!

Concha Calleja

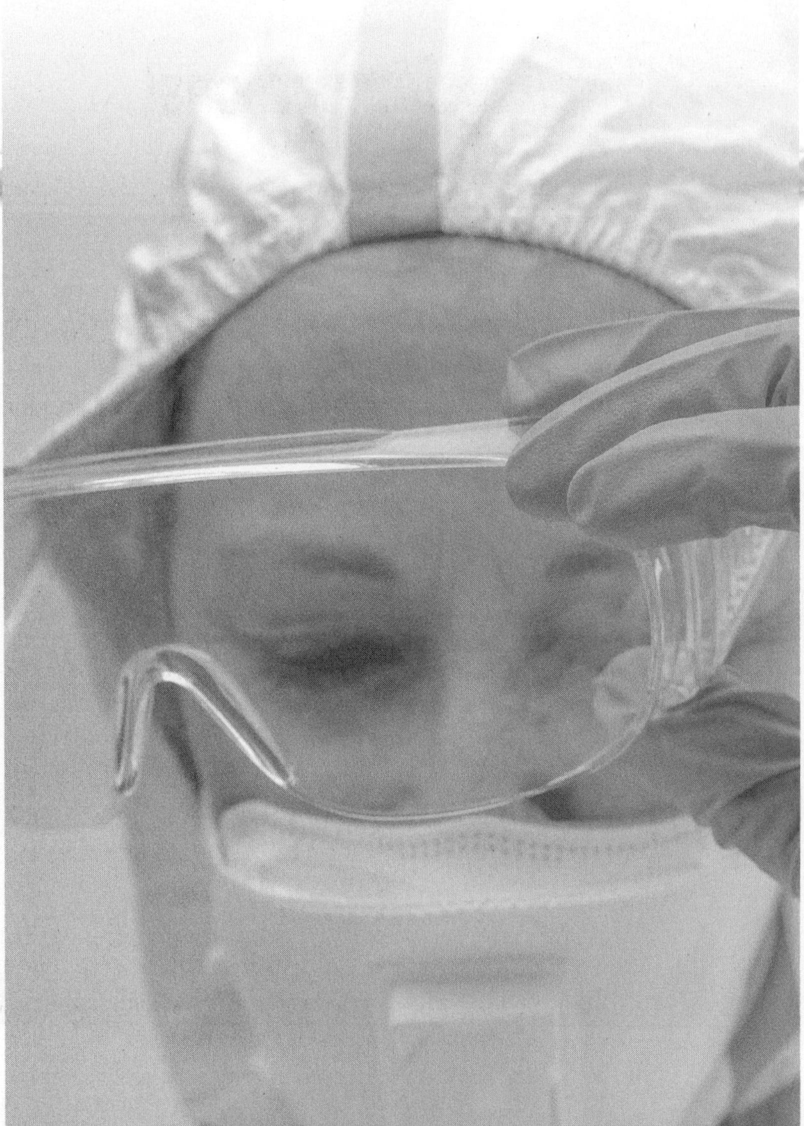

Introducción personal

Despedí a mi madre de este mundo con un EPI puesto. Un EPI completo; con traje, gorro, capucha, guantes, gafas, pantalla, peúcos verdes y doble mascarilla. Era la única forma que tenía de poder verla y de acompañarla en sus últimas horas. Era eso o nada, así que no lo dudé.

Esa no era la primera vez que me ponía un equipo de protección individual (EPI). Por mi trabajo he tenido que llevarlo en varias ocasiones, pero sí era la primera vez que me lo ponía para abrazar.

Fue en el mes de marzo de 2021, pero hasta hace poco no he sido consciente de que lo único que mi madre, antes de partir, pudo reconocer de mí, de su hija, fue la voz. Porque el resto de mi cuerpo estaba completamente camuflado y tapado bajo esos trajes blancos que infunden miedo.

Y, no, no murió de COVID-19. Ni ella ni yo podíamos contagiarnos de coronavirus en esa habitación, donde solo estábamos las dos. Pero, aun así, tuve que ponérmelo.

No he sido la única, seguro, en despedir a un ser querido, casi de incógnito y agradeciendo favores, en estos últimos años de pandemia. Aunque le digo una cosa: dentro de la sensación de surrealismo con la que viví esos momentos, me considero afortunada de haber estado a su lado. Muchos no pueden decir lo mismo, porque simplemente no se lo permitieron.

Lo que vi, lo que viví y lo que sentí, incluso antes de este suceso personal, fue el germen de esta investigación. Porque, mire, en todo este contexto de desconcierto que estamos viviendo, en el que se nos da una noticia y diez minutos después la contraria; en el que se nos ha obligado, marcado, asustado, ninguneado, inoculado, engañado y desprestigiado, es urgente hacer algo. En el nombre de la salud hay muchos intereses creados y muchas mentiras que vale la pena investigar.

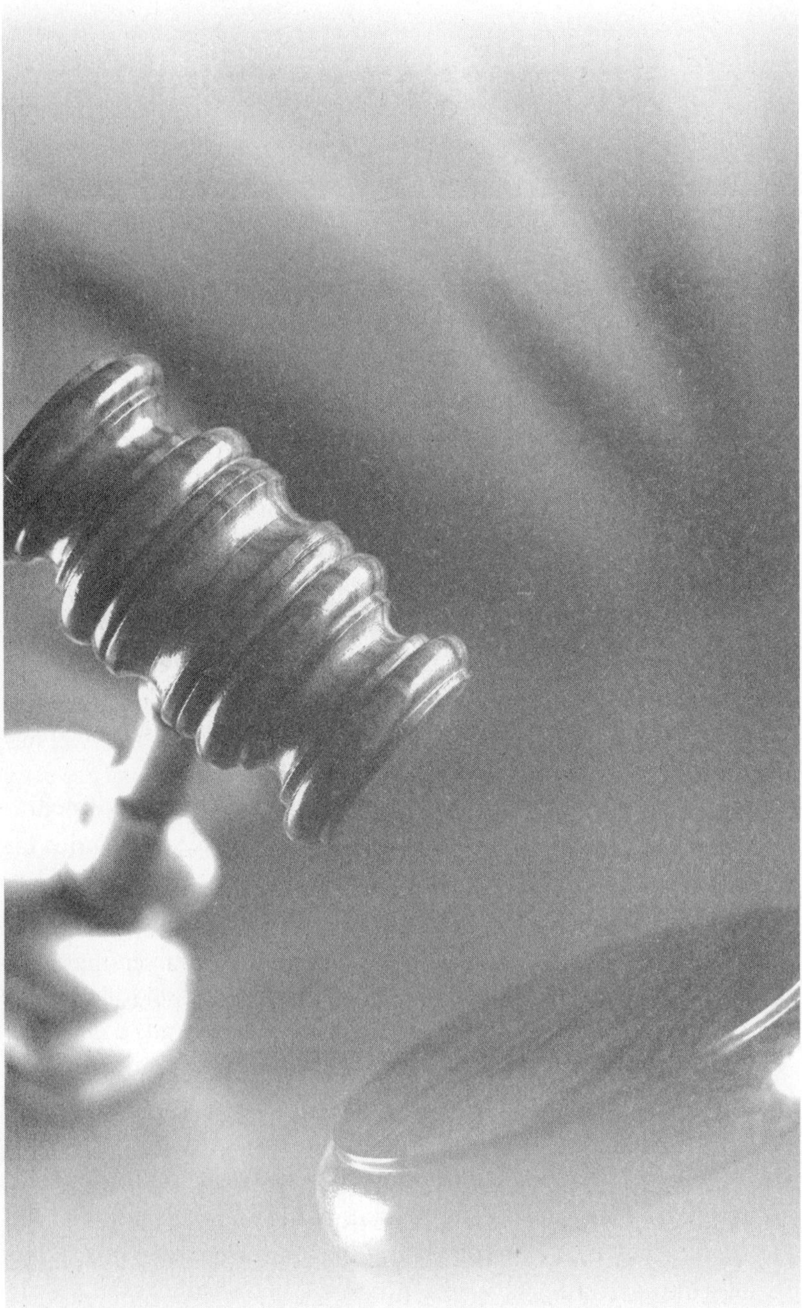

Antes de empezar

Esto es un crimen. Qué duda cabe. Un crimen con responsables y culpables, pero no con culpados, por ahora. Esto es un crimen, insisto, y detrás de todo crimen siempre hay un criminal —o muchos—.

Ha habido muertos, millones, y siguen sumando. Piense una cosa: si tuviéramos que guardar un minuto de silencio por cada víctima que se han cobrado este virus y algunas de las medidas adoptadas por los Gobiernos, todos los ciudadanos del mundo estaríamos años sin poder hablar. Hemos sido contagiados y también engañados.

Estaba trabajando en mi despacho, poniendo al día los documentos de mi último libro, cuando de pronto se abrió la puerta y mi marido entró para decirme que habían declarado la pandemia. Era poco antes de las dos de la tarde del miércoles 11 de marzo de 2020.

Hoy, dos años y medio después, que es el tiempo que ha durado mi investigación, puedo decirle que he llegado a conclusiones alarmantes con varios titulares muy graves. Por un lado, sobre el origen del virus, que fue fabricado expresamente, para ser más contagioso y letal, en un laboratorio chino del Centro para el Control y Prevención de Enfermedades de Wuhan (WHCDC) —nada de mercado húmedo ni pangolines—, de donde se escapó accidentalmente durante un traslado de sus instalaciones con medidas de seguridad deficientes y mientras era puesto en funcionamiento de forma prematura, antes de haber sido aprobado el inicio de la actividad. Por otro lado, sobre los efectos secundarios de las inoculaciones y la gravedad de su ocultación antes de que fueran aprobadas de emergencia. Por último, sobre el riesgo al que nos enfrentamos todos a partir de ahora, teniendo que lidiar con nuevos brotes provocados por el mismo virus o por la falta de defensas causada por las inoculaciones. Hay pruebas de todo ello y más, mucho más.

UN MUNDO EN PELIGRO

No nos deben pasar desapercibidos los diferentes simulacros de pandemias que se fueron realizando durante el 2019 y las advertencias —o adivinanzas— del «mundo en peligro» que se llevan produciendo desde ese famoso día de 2015 en el que Bill Gates dijo que una nueva cepa de gripe podría propagarse rápidamente en el mundo globalizado de hoy.

Hasta la Comunidad de Inteligencia de EE. UU. nos advirtió en 2019 sobre el grave peligro de una nueva pandemia en su *Evaluación de amenazas mundiales*. De hecho, un funcionario de Inteligencia de EE. UU. me dijo que «no se trataba de una amenaza hipotética», sino que la amenaza era bien real.

Y está claro que fue así porque, en septiembre de 2019, tres meses antes de conocerse los primeros casos de COVID-19, Gro Harlem Brundtland, ex primera ministra de Noruega y ex directora general de la Organización Mundial de la Salud (OMS), y Elhadj As Sy, secretario general de la Cruz Roja Internacional, como copresidentes de esta junta, escribieron, en un informe que titularon *Un mundo en peligro*:

> «Nos enfrentamos a la amenaza muy real de una pandemia fulminante, sumamente mortífera, provocada por un patógeno respiratorio que podría matar de 50 a 80 millones de personas y liquidar casi el 5 % de la economía global. Una pandemia mundial de esa escala sería una catástrofe y desencadenaría caos, inestabilidad e inseguridad generalizada».

Fuimos advertidos, ¡qué curioso! Como poco, hubo avisos en 2015, 2017, 2018, y muchísimos durante todo el 2019, incluidos varios simulacros y recreaciones de una situación pandémica a gran escala, siempre con las vacunas como solución. «¡Tenemos que fabricar vacunas! ¡Muchas vacunas!». «¿Pero, vacunas para qué enfermedad?». «Da igual, una genérica, pero hay que tener vacunas por si acaso». Tal cual, ya lo verá.

Dicho esto, pensemos un momento. Las pandemias no suceden con la frecuencia con la que pueden producirse otros incidentes que afectan a la seguridad nacional, como las amenazas terroristas, el crimen organizado o los ataques de ciberseguridad. ¿Entonces, a qué viene tanto aviso? Solo nos queda pensar en dos opciones posibles, si descartamos la de las pitonisas adivinas. Una es que se iba a dar una pandemia intencionada, la otra —que es la que creo— es que sabían que estaban financiando laboratorios que incumplían los tratados internacionales y estaban fabricando un virus letal como arma biológica de guerra y que, por tanto, las posibilidades de un fallo en la seguridad eran muy altas.

EL HOMBRE DEL SACO

Y pasó lo que tenía que pasar, que vino el hombre del saco. El virus letal se escapó por accidente del Centro para el Control y Prevención de Enfermedades (WHCDC), cuando se filtró material altamente peligroso durante el traslado de sus laboratorios a una nueva ubicación, situada a trescientos metros del mercado de mariscos de Wuhan. Un hecho que también provocó la infección de varios de sus científicos, que no tenían fabricado ningún antídoto que inyectarse. Para curar este virus creado no existía ningún medicamento que lo remediase ni vacuna que lo previniese. Luego vino lo que usted ya sabe, pero de forma mucho más retorcida, como demostraremos.

Fue entonces cuando el *establishment* de guardia decidió poner en marcha alguno —o una mezcla— de los muchos simulacros que venían haciendo, incluidas esas vacunas para no se sabe qué, pero que era importante tener en la trastienda de las empresas farmacéuticas. El resto, un desastre lleno de secretos y engaños donde las instituciones han ofrecido una apariencia de que estaban resolviendo los hechos pero nos han colmado de mentiras, tratando de encubrir lo que ya debía estar bien documentado. Así, hasta llegar al día de hoy, momento en el que el exceso de muertes —sobremortalidad— en todo el mundo sigue en aumento, algunas provocadas por las mutaciones de los diferentes virus que lleva insertados el originario que se escapó en China: el VIH, la hepatitis, la viruela del simio, el virus de Nipah, el virus de Marburgo y otros adenovirus (virus no encapsulados de ADN bicatenario que pueden provocar enfermedades como infecciones en las vías respiratorias, cistitis, conjuntivitis y gastroenteritis). Y, que no le engañen, no son virus distintos: es el mismo en sus diferentes expresiones, aunque provoque distintas enfermedades. Esto también lo veremos.

Otros motivos que se suman al exceso de fallecidos son los múltiples efectos secundarios de las inoculaciones mal llamadas «anti-COVID». Y, digo *inoculaciones* expresamente porque, en el mes de septiembre de 2021, los Centros para el Control y la Prevención de Enfermedades (CDC) modificaron su descripción y eliminaron los términos *vacuna* y *vacunación*, además de modificar la definición de los mismos. Antes de la transformación podíamos leer en la página oficial que vacunación es «el acto de introducir una vacuna en el cuerpo para producir INMUNIDAD contra una enfermedad específica». Ahora, la palabra *inmunidad* se ha sustituido por la de *protección*. Como es obvio, estos cambios no fueron anunciados ni tampoco cacareados por la claque mediática, sino hechos sin más. Lo veremos también.

Le adelanto un dato. El listado de efectos adversos, en el caso de las inoculaciones de ARNm, es alarmante. Uno de los documentos de Pfizer —cuya publicación está prohibida, aunque usted lo podrá leer aquí— demuestra cómo la Administración de Alimentos y Medicamentos (FDA) intentó ocultar las reacciones adversas que arrojaron los estudios clínicos que había realizado la farmacéutica, los cuales se conocían cuando se aprobó su autorización de uso de emergencia. Un crimen.

Nueve páginas completas contienen los nombres de las enfermedades ligadas a la llamada *vacuna* de Pfizer, que debería conocer el mundo entero. También le digo que ni los médicos tuvieron acceso a este documento, un problema añadido si alguien sufría alguna disfunción relacionada.

Es más, en el mes de octubre de 2022, Pfizer compareció ante el Comité Especial COVID-19 del Parlamento Europeo para rendir cuentas sobre las supuestas irregularidades en los acuerdos de las compras de las «vacunas contra el coronavirus». J. Small, representante de la farmacéutica, respondió a la pregunta directa del eurodiputado holandés Robert Roos y reconoció que Pfizer no hizo pruebas para comprobar si la vacuna detenía la transmisión. Obviamente, su confesión dio la vuelta al mundo. Tengo que decir que he visto su intervención varias veces y no dejo de quedarme perpleja ante la tranquilidad con la que lo admite. Sus gestos y su tono de voz no manifiestan ni vergüenza ni duda ni temor; más bien desprenden normalidad. Para ella era normal, está claro. De hecho, habló de las prisas por sacar su vacuna al mercado. Ojo con esto, porque la

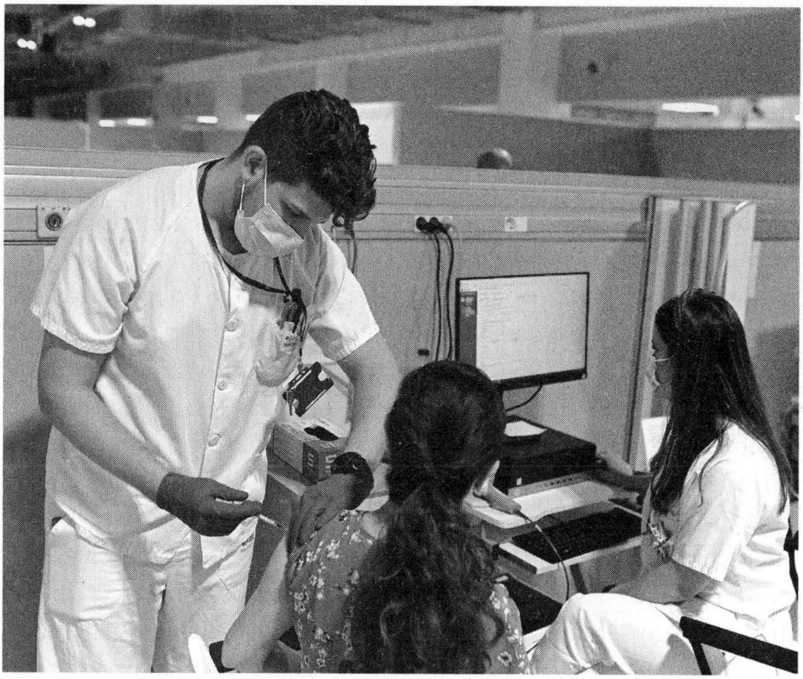

Vacunación en el Hospital de Emergencias Isabel Zendal, en Madrid, en junio de 2021.

palabra también dice mucho: J. Small no hace referencia a la necesidad de los ciudadanos, ni a la prevención, ni a la cura, sino al mercado, como si se tratase de unas nuevas galletas que tenían que salir a la venta antes de Navidad. Este despropósito podrá analizarlo mejor usted mismo en los correos electrónicos y en los SMS filtrados entre la farmacéutica y la agencia de medicamentos que podrá encontrar en el apartado dedicado a las vacunas.

EL *ESTABLISHMENT* GUARDA SILENCIO

Siento una frustración inmensa, sobre todo teniendo en cuenta a los millones de personas que confiaron en el mensaje tanto de las farmacéuticas como de sus Gobiernos, o en el de los organismos supranacionales. Para transmitir un engaño tan serio al mundo, Pfizer envió al Parlamento Europeo a su portavoz en lugar de a su director ejecutivo, Albert Bourla. Es más que posible que la ausencia de Bourla estuviese relacionada con el escándalo que han dejado al descubierto unas negociaciones poco transparentes con algunos Gobiernos y con la mismísima presidenta de la Comisión Europea, Ursula von der Leyen, con quien negoció compras ingentes de vacunas a través de mensajes de texto, saltándose todo el protocolo. Esto es un delito.

Como siempre, no hay respuestas, porque todo se oculta bajo el manto de la confidencialidad. Así, la falta de transparencia puede ser infinita, si no nos ponemos en marcha y vamos un paso por delante en esta guerra de vanguardia.

El caso es que ni Sanidad (y no hablo solo de la española) quiere saber la causa del exceso de muertos. Es más fácil esconder los restos bajo la alfombra y manipular a la opinión pública con algún nuevo evento que nos dé que hablar. Antes interesaba inflar el número de muertos, ahora es mejor esconderlo.

¿De dónde viene la sobremortalidad en niños? Según los datos de EuroMOMO (el sistema de monitorización de la mortalidad diaria en función de sus causas en Europa), el exceso de muertes entre los niños es del 700 % y 1600 % desde que la Agencia Europea del Medicamento (EMA) aprobó la vacuna COVID para niños. La UE se vio obligada a iniciar una investigación oficial después de que esta pregunta se abordara en su sede parlamentaria en el mes de septiembre de 2022. Aunque esto no les interesa que se publique.

Dicho esto, sabía muy bien dónde me metía, sabía muy bien cómo funcionaban estas investigaciones; las he vivido infinidad de veces. Sabía de la dificultad de que las fuentes hablaran claro y también cómo podían reaccionar las personas a las que podrían involucrar. Le aseguro que todo esto ya lo he sufrido.

He tenido la gran fortuna de contar con la oportunidad de entrevistar a fuentes cruciales y protagonistas, en muchos casos, de toda esta lamentable y aciaga trama, algunas de las cuales no quieren ser mencionadas y no lo serán —otras, en cambio, sí—. Otros actores, los más oficiales, me cerraron la puerta sin más. Aunque resultó divertido, si algo de esta catástrofe lo puede ser, percibir la reacción de estos leones.

Como herramientas de investigación puedo decirle que he utilizado publicaciones oficiales, documentos legales de las organizaciones internacionales, científicas y médicas, así como los testimonios directos de sus implicados. También he analizado documentos de circulación cerrada como son correos electrónicos, cartas y documentos

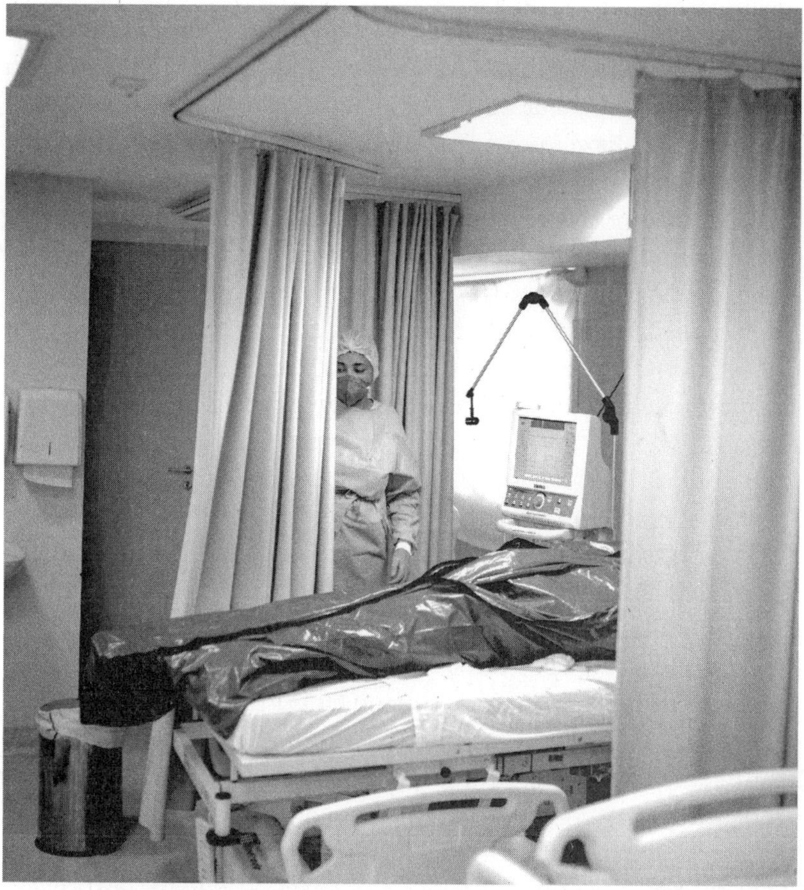

El cuerpo de una víctima de COVID-19 yace en una bolsa para cadáveres en la UCI del Hospital Municipal São José en Duque de Caxias, Brasil.

confidenciales que no se pueden divulgar, aunque aquí podrá leer los más importantes. Además, he dispuesto de material gráfico, que incluye gráficos estadísticos, esquemas, vídeos y fotografías. Todo ha sido analizado y estudiado minuciosamente con el fin de llegar a una conclusión que explique y aclare lo que estamos viviendo y, más importante aún, lo que resta por venir. La mayor parte de esta documentación, la más relevante, la encontrará insertada entre el texto.

Si hay responsables —que los hay—, tendrán que pagar por ello. Prestemos atención porque, si esto es así, si aquí demostramos con documentos, testimonios y veracidad que ha habido intencionalidad, o negligencia, o aprovechamiento, estaremos ante el que podría ser el mayor crimen o acto de negligencia criminal y encubrimiento en la era moderna. Tal vez ese sea el motivo por el cual ahora se habla de decretar una «amnistía pandémica», argumentando que todo lo que se hizo se hizo de buena fe y que debemos perdonar si se equivocaron. Mire, no.

Las injusticias cometidas contra millones de personas durante la pandemia, entre ellas la prohibición de visitar a familiares enfermos en el hospital y a los ancianos en las residencias, el aislamiento de los más vulnerables, incluso cuando se encontraban en el final de sus vidas, no pueden quedar impunes. Como tampoco deben quedar sin castigo el linchamiento público hacia los no vacunados, el fomento del odio entre amigos, compañeros y familiares o la imposición de un «pasaporte COVID» innecesario y excluyente, que no sirvió para nada porque tanto vacunados como no vacunados contagiaban exactamente igual.

Se cerraron escuelas, aunque se supo desde el principio que los niños eran los menos susceptibles de enfermar; se descuidó a las personas enfermas de otras patologías, porque no se les daba cita en los centros de salud; y se dictaron normas estúpidas como poder pasear con tu perro pero no con tu hijo o poder dormir con tu pareja pero no ir a hacer la compra juntos.

La gente murió desesperada y sola. Los médicos no disponían de los medios para protegerse y en los hospitales faltaban desde mascarillas hasta respiradores. ¿Amnistía? Estamos hablando de injusticias de primer nivel, y aún no hemos escuchado a ninguna institución decir que se equivocaron.

La cosa no queda ahí. Continúa con los efectos de las inoculaciones. De hecho, las instituciones vuelven a obviar los últimos estudios, como el publicado por la prestigiosa revista médica *The Lancet* en junio de 2022, que advierte de la disminución de la inmunidad en las personas inoculadas a partir de los ocho meses después de la administración de dos dosis de la vacuna. El mismo estudio también advierte de la peligrosidad de seguir con las dosis de refuerzo. Concluye que la vacunación contra la COVID-19 «es un importante factor de riesgo de infecciones» y existe una alarmante probabilidad de sufrir el síndrome de inmunodeficiencia adquirida a causa de la vacuna. Creo que todos sabemos lo que significa eso. ¿Vamos a concederles la amnistía pandémica?

Dicho esto, y dada la importancia de los efectos a los que nos vamos a enfrentar, ya sea porque volvamos a ser contagiados o por las

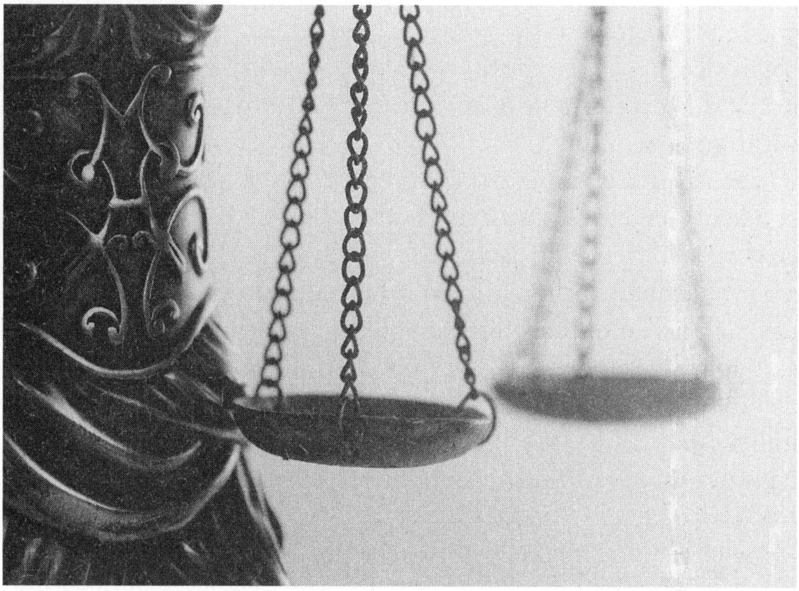

consecuencias de las inoculaciones, hablaremos también de cómo protegernos e implementar nuestras propias medidas de seguridad.

En mis otros libros, en mis otras investigaciones, he apuntado que el mundo occidental, a menos que el problema vaya con él directamente, suele girar la cara y mirar hacia otro lado. Pero, mire por dónde, este problema nos afecta a todos. Aquí no vale volver la cara, sino darla.

Si la justicia existe, tiene que ser igual para todos: ciudadanos, Gobiernos, instituciones supranacionales... Nadie debe ser excluido. De lo contrario, ya no sería justicia. Esto no es una teoría, es una investigación.

Espero que, cuando usted concluya el libro, saque sus propias conclusiones. Mi trabajo habrá valido la pena si consigo poner un foco de luz a tanto engaño.

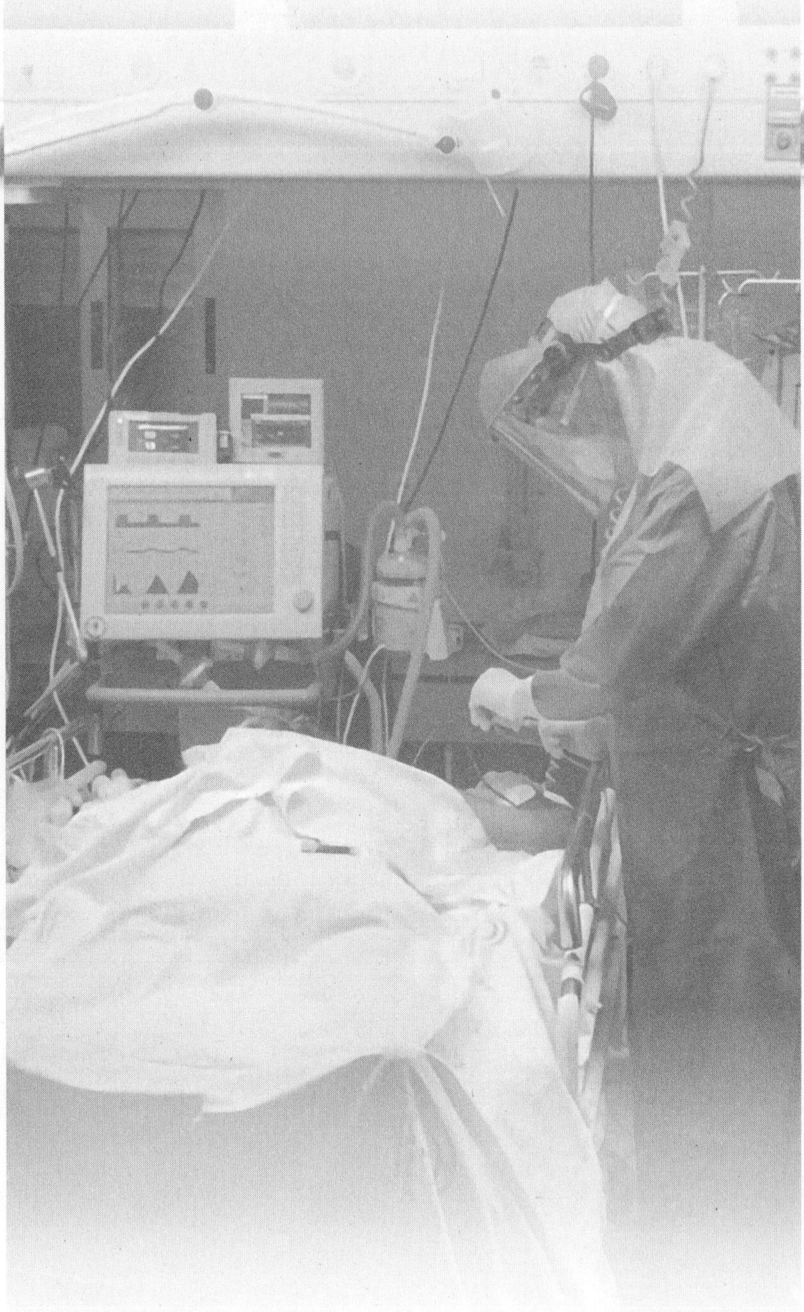

Los hechos

Primero, vamos a exponer los hechos de forma clara y ordenada.
Conocer el tipo de hecho es el punto de partida de toda investigación.

Este libro está estructurado en seis partes y está escrito utilizando las técnicas de investigación periodística y las de investigación criminal forense.

EL ANUNCIO

Organización Mundial de Salud (OMS)
Av. Appia 20
1211 Ginebra, Suiza.

11 de marzo de 2020, miércoles

DECLARACIÓN PÚBLICA DE PANDEMIA

Palabras de apertura de Tedros Adhanom, director general de la OMS, en la rueda de prensa sobre la COVID-19 (extracto).

Buenas tardes.

En las últimas dos semanas, el número de casos de COVID-19 fuera de China se ha multiplicado por 13 y el número de países afectados se ha triplicado.

Ahora hay más de 118 000 casos en 114 países y 4291 personas han perdido la vida. Miles más están luchando por sus vidas en los hospitales.

En los próximos días y semanas esperamos ver la cantidad de casos, la cantidad de muertes y la cantidad de países afectados aumentar aún más.

La OMS ha estado evaluando este brote las 24 horas del día y estamos profundamente preocupados, tanto por los alarmantes niveles de propagación y gravedad como por los alarmantes niveles de inacción.

Por lo tanto, hemos hecho la evaluación de que el COVID-19 puede caracterizarse como una pandemia.

«Pandemia» no es una palabra que usar a la ligera o descuidadamente. Es una palabra que, si se usa mal, puede causar un miedo irrazonable o una aceptación injustificada de que la lucha ha terminado, lo que lleva a un sufrimiento y una muerte innecesarios.

Describir la situación como una pandemia no cambia la evaluación de la OMS sobre la amenaza que representa este virus. No cambia lo que está haciendo la OMS y no cambia lo que deberían hacer los países.

Con estas palabras se dirigía al mundo Tedros Adhanom, presidente de la Organización Mundial de la Salud, para anunciar la pandemia. Era el día 11 de marzo de 2020.

Aunque llevábamos desde enero escuchando en los medios de comunicación que el número de personas infectadas iba en aumento; que la ciudad de Wuhan, con más de once millones de habitantes, había sido cerrada; y que algunas ciudades del norte de Italia como Bérgamo, con más de ciento veinte mil habitantes, seguían los pasos de China, en otros países, como en España, todo eran mensajes de calma. Parecía que la cosa no era tan seria.

Y, de pronto, la declaración de pandemia planetaria dejaba al mundo sin pulso. Nunca antes habíamos visto una pandemia provocada por un coronavirus. Esta era la primera.

El *establishment* ensaya la pandemia

Cuando todo comenzó, en el alborear de las primeras noticias, hasta podríamos ser considerados con las decisiones tomadas —muchas sin fundamento, es cierto—. Podríamos, incluso, ser indulgentes con quienes las tomaron y pensar que a esos miembros del *establishment*, los mismos que se reúnen en esas cumbres interminables para salvaguardar nuestra salud o la del planeta —o eso dicen—, también les pudieron sorprender la velocidad a la que se estaban produciendo los contagios y el anuncio de la pandemia mundial. Esto sería una posibilidad, pero la realidad fue otra.

La misma Organización Mundial de la Salud (de la que también hablaré más adelante), que comunicó la pandemia, ya se había puesto para entonces en contacto con todos los países de forma privada. Y no me refiero a la fecha en la que declaró la emergencia.

Años antes, en el 2005, la OMS envió un documento de más de 100 páginas a todos los países, y repitió su misiva, actualizada, en 2009: un escrito de 78 páginas titulado *Preparación y respuesta ante una pandemia de influenza. Documento de orientación de la OMS*. Por qué lo hizo ya es otro cantar —y daría para otro libro—, pero insistencia la hubo, eso es un hecho.

Los países fueron invitados por medio de estos escritos a preparar su propio plan de pandemias. España fue uno de ellos. El documento con el plan de pandemias estuvo disponible a principios del 2006. Porque, le digo más, el contenido debió parecerles insuficiente y elaboraron varios anexos: dos en junio de 2006, otro más en septiembre, un plan de actualización de todos en diciembre y uno último

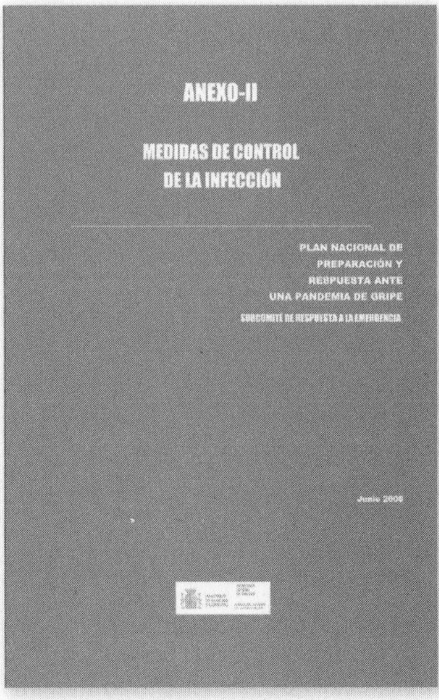

Carátula del documento de recomendación de la OMS, elaborado en España. Año 2006.

en el 2008 —y puede que se me pierda alguno por el camino—. Desconozco si se reunieron quinientas veces para hacerlo o se limitaron a copiar y pegar. Esto último parece lo más evidente después de ver el resultado caótico en la gestión de la pandemia. Aunque España no ha sido, ni mucho menos, un caso aislado; solo es un ejemplo, porque en ese fracaso le siguieron casi todos los países. Cortar y pegar. Después, aprovechar.

Sin embargo, en todo este maremoto de responsabilidades que se deberían pedir más pronto que tarde hay algunas más relevantes que otras, en mi opinión. Una de ellas, a todas luces, es la primera y consiste en exigir, por parte de las autoridades gubernamentales y sanitarias, una investigación clara y exhaustiva de cómo y por qué hemos llegado a ser contagiados y a sufrir los efectos de una pandemia y sus consecuencias. Reclamar que se clarifique el origen de manera oficial y descubrir si se podía haber evitado.

No lo han hecho. Lo más próximo a ello fue el intento fallido de la Organización Mundial de la Salud (OMS) cuando un grupo de expertos —del que hablaremos también— se plantó en Wuhan, fueron puestos en cuarentena y después resultaron manipulados por funcionarios del Partido Comunista chino. Lo que hizo la OMS no fue una investigación, sino una recogida de información muy bien seleccionada por China. Lo que hizo la OMS fue una vergüenza.

Me surgen un par de preguntas perturbadoras: ¿Cuándo supo la OMS que estábamos en peligro? ¿Cuándo recibió la noticia el mundo científico? Porque el anuncio de pandemia por parte de Tedros Adhanom, ya lo hemos visto, fue el 11 de marzo de 2020. Con sus palabras oficiales, Adhanom, envuelto en solemnidad, anunció una pandemia mundial, cierto, pero con ellas también había presentado el mejor de los escenarios para muchos, la tormenta perfecta para ser aprovechada, para ser manipulada.

Y, vuelvo a preguntar: ¿Qué pasó entonces? ¿Qué pasó antes?

FUERON ADVERTIDOS

Antes, los Gobiernos fueron advertidos, y ya le digo que, cuando salga a la luz la inevitable investigación sobre el origen del SARS-CoV-2 y su verdadera causa, podremos leer en las conclusiones que los organismos supranacionales ya habían enviado señales de una crisis inminente.

En 2015, los Gobiernos fueron advertidos cuando Bill Gates dijo públicamente que el mundo necesitaba prepararse para evitar la muerte de muchas personas en poco tiempo debido a una pandemia. También en 2017 fueron advertidos cuando Lisa Monaco, la asesora de Seguridad Nacional saliente de la Administración de Barack Obama, se reunió con la Administración entrante de Donald Trump para entregar un informe completo que habían elaborado en un ejercicio de simulación ante una pandemia de gripe que paralizaba EE. UU. Exactamente, EE. UU. debía responder a una pandemia que detenía el transporte internacional y sobrecargaba los sistemas de atención médica, todo ello sin contar con una vacuna efectiva que tendría que llegar meses después.

En 2018, los Gobiernos volvieron a ser advertidos nuevamente. Esta vez fue en el centenario de la mal llamada gripe española. Me refiero a la pandemia de gripe de 1918, que duró dos años y mató a casi cien millones de personas, aunque las cifras de fallecidos bailan bastante.

El caso es que, en 2018, Luciana Borio, entonces directora de Preparación Médica y de Biodefensa en el Consejo de Seguridad Nacional, dijo: «La amenaza de una gripe pandémica es nuestra principal preocupación de seguridad sanitaria»; y Seguridad Nacional recalcó que no se trataba de «una amenaza hipotética».

En 2019 la cosa se puso mucho más seria y también fueron advertidos. En esta ocasión, hasta tres veces. «Contagio Carmesí» es el nombre que recibe uno de los simulacros de este año, quizás el que más puede sorprendernos porque, sin duda, recuerda a lo vivido durante la pandemia de COVID-19.

Contagio Carmesí. El ensayo de 2019 que predijo la pandemia

El 13 de agosto de 2019, una serie de organizaciones nacionales, estatales y locales, públicas y privadas, de EE. UU. se reunieron en la ciudad de Chicago y, durante cuatro días, llevaron a cabo un ejercicio de simulación con el nombre en clave de «Contagio Carmesí» (Crimson Contagion). El documento original del simulacro se marcó con el sello de «no distribuir» y fue enviado a altos funcionarios de los departamentos de Salud, Energía, Interior, Justicia, Tesoro, Estado, Comercio y Agricultura. El mismísimo *establishment* americano en pleno.

En esta simulación, y ahí viene lo curioso, un grupo de treinta y cinco turistas que habían viajado a China contraían una enfermedad provocada por un virus respiratorio al que habían llamado «H7N9 Influenza» y que había tenido su origen en China. El virus era muy contagioso y los viajeros lo extendían rápidamente al resto del mundo cuando regresaban en avión desde China a sus países de origen. Concretamente volaban de regreso a Australia, Malasia, Tailandia, Kuwait, Gran Bretaña, España y EE. UU.

El brote del virus en EE. UU. se detectaba cuando un hombre de Chicago acudía al hospital con debilidad, febrícula y tos seca. Ese mismo día, su hijo adolescente tenía un evento con amigos en un lugar público. Así empezaba el brote ficticio de la enfermedad en el país.

Durante la pandemia simulada, los enfermos tenían síntomas que iban desde la fiebre alta hasta la dificultad para respirar. El virus era muy contagioso y se transmitía de persona a persona. No había cura para combatirlo y tampoco vacunas que pudieran contenerlo. En tal caso, el Gobierno declaraba la emergencia sanitaria, aunque la OMS tardaba cuarenta y siete días en proclamar una pandemia mundial. Para entonces, en apenas dos meses, el virus ya había infectado a 110 millones de estadounidenses, de los cuales 7.7 millones necesitaban ser hospitalizados y algo más de medio millón fallecían. Ante ese escenario, el Gobierno federal decidía usar vacunas que tenía en *stock* para inocular a personas de riesgo. Sin embargo, la vacunación no dio resultado.

El experimento fue simulado por el Departamento de Salud y Servicios Humanos del Gobierno de EE. UU. En el resultado puede leerse que la simulación ponía en evidencia lo poco preparado y descoordinado que estaría para hacer frente a una lucha a vida o muerte contra un virus para el cual no existiera tratamiento. Importante esta última frase: «un virus para el cual no existiera tratamiento».

Trump dio su visto bueno al ejercicio de «Contagio Carmesí», este simulacro similar a un juego de guerra que sería dirigido por Robert P. Kadlec, exmédico de la Fuerza Aérea, especialista en biodefensa. Kadlec desarrolló el experimento en cuatro etapas separadas, que se iniciaron en enero de 2019 y culminaron el 13 de agosto con el peor escenario sobre la mesa.

Durante el proceso, el Centro para el Control y Prevención de Enfermedades (CDC) emitió pautas dirigidas a la población y se impusieron el distanciamiento social, el cierre de las escuelas y el trabajo desde casa.

Los Gobiernos estatales se encontraron sobrepasados y acudieron a Washington para que se les proporcionaran los equipos de protección, antivirales, jeringas y ventiladores que necesitaban de manera inmediata. Pronto se dieron cuenta de que no disponían de los medios necesarios para fabricar con urgencia todos los equipos, medicamentos o suministros esenciales que les estaban demandando.

Todo resulta escalofriantemente familiar. El caso es que, en diciembre de 2019, el Congreso recibió el informe con todos los hallazgos y conclusiones de su simulacro. Pero, para entonces, ya estaba entre nosotros el SARS-CoV-2, aunque aún era algo desconocido para la mayoría.

Evento 201

También en 2019, concretamente el 18 de octubre, la Fundación Bill y Melinda Gates, el Foro Económico Mundial y el Centro de Seguridad de la Salud de la Universidad Johns Hopkins coorganizaron en Nueva York un simulacro de respuesta a una epidemia de coronavirus. Curioso. El experimento fue bautizado como «Evento 201».

Se trató de un ejercicio pandémico de alto nivel y simuló el brote de un nuevo coronavirus transmitido desde murciélagos a personas y que se volvía peligrosamente transmisible de persona a persona, lo que conducía al mundo a una grave pandemia. Para llevarlo a cabo se inspiraron en el SARS, y no había posibilidad de tener una vacuna disponible durante el primer año. En este caso sí existía un fármaco para ayudar a los enfermos, aunque no limitaba el contagio de la enfermedad.

El caso es que los enfermos iban aumentando y, a medida que las muertes se acumulaban, la economía y la sociedad mundial sufrían consecuencias cada vez más severas.

Un mundo en riesgo

Pero hay más. También en 2019, la Junta de Monitoreo de Preparación Mundial (GPMB) redactó un memorándum titulado *Un mundo en riesgo. Informe sobre la preparación mundial para emergencias sanitarias*, cuyo objetivo era evaluar la capacidad del mundo para protegerse de emergencias sanitarias y abogar por actividades de preparación con líderes y tomadores de decisiones nacionales e internacionales.

> «El mundo está en grave riesgo de devastadoras epidemias o pandemias regionales o mundiales de enfermedades que no solo causan la pérdida de vidas, sino que trastornan las economías y crean caos social».
>
> JUNTA DE MONITOREO DE PREPARACIÓN MUNDIAL

La Junta de Monitoreo de Preparación Mundial es un organismo independiente de vigilancia y defensa. Fue creada en mayo de 2018 por el Grupo del Banco Mundial y la Organización Mundial de la Salud, con el fin de prepararse y mitigar los efectos de las emergencias sanitarias mundiales. Sus filas las componen la junta del Banco Mundial y quince miembros, entre jefes de agencias y expertos, que son dirigidos por Joy Phumaphi, exministra de Salud de Botsuana, y por Jeremy Farrar, director de Wellcome.

En la primera página leo: «El mundo requiere un liderazgo político decidido para prepararse para las amenazas a la salud a nivel nacional y mundial». Y uno de los párrafos destacados detalla: «El mundo está en grave riesgo de devastadoras epidemias o pandemias regionales o mundiales de enfermedades que no solo causan la pérdida de vidas, sino que trastornan las economías y crean caos social». Añade que el mundo se enfrenta a un aumento de los brotes de enfermedades infecciosas.

Aunque lo más llamativo lo encuentro en su página 17, en la que una fotografía de niños con mascarilla ilustra el titular en negrita que dice: «Preparándose para lo peor: una pandemia letal de patógenos respiratorios de rápida propagación». Y ahora cito textualmente:

> «Los patógenos respiratorios de alto impacto, como una cepa de influenza especialmente mortal, plantean riesgos globales particulares en la era moderna. Los patógenos se propagan a través de gotitas respiratorias. Pueden infectar a una gran cantidad de personas muy rápidamente y la infraestructura de transporte actual favorece su rápida expansión a través de múltiples geografías.
>
> Además de un mayor riesgo de pandemias por patógenos naturales, los avances científicos permiten diseñar o recrear en laboratorios microorganismos causantes de enfermedades. En caso de que países, grupos terroristas o individuos científicamente avanzados creen u obtengan y luego utilicen armas biológicas que tengan las características de un nuevo patógeno respiratorio de alto impacto, las consecuencias podrían ser tan graves o incluso mayores que las de una epidemia natural, al igual que una liberación accidental de microorganismos propensos a epidemias».

Repito, esto fue en 2019, antes de anunciarse la pandemia.

En 2020, Trump dijo públicamente que había sabido todo el tiempo que una pandemia estaba en camino. Estas palabras demuestran que el Gobierno tenía conocimiento de que el riesgo de una catástrofe sanitaria de estas características era inminente. Algo que choca con la tardanza en decretar el cierre de escuelas o el distanciamiento social. A menos, claro está, que Trump supiese que poco podía hacerse ante este virus y tuviese noticias de antemano de sus proporciones. O tal vez se subestimó el peligro, que también es posible.

Curioso es que todo esto sucediera, se ensayara y se preparara en 2019 y, a finales de 2019, sucediera de verdad.

Solo nos queda pensar una única cosa: sabían que esto iba a pasar. En mi opinión, esos «soldados de vanguardia», aquellos que se adelantan al resto de su batallón antes de iniciar una batalla, ese grupo *sherpa*, tenían conocimiento de que en ciertos laboratorios se estaban fabricando armas biológicas y manipulando —también creando— virus letales. Sabían que era cuestión de tiempo que uno de esos virus mortales se escapase e infectase al mundo entero. No hay otra lectura posible.

AVISO URGENTE DE CHINA

Setenta y dos días antes de que la OMS le anunciara al mundo que había una pandemia, el Gobierno de la República Popular China emitió un «aviso urgente» remitido solo a las unidades relevantes de la Comisión Municipal de la Salud de Wuhan, el cual alertaba sobre un brote de neumonía no diagnosticada. Sin embargo, lo que más llama la atención del comunicado es, sin duda, una nota que dice textualmente «emitido solo a las Unidades relevantes de la Comisión», en un claro intento de mantener en secreto la gravedad de lo que estaba sucediendo.

De esta manera, el Gobierno de la República Popular China daba el pistoletazo de salida al establecimiento de uno de los secretos más graves de nuestra historia.

ProMED (Programa de Monitoreo de Enfermedades Emergentes)

Sociedad Internacional de Enfermedades Infecciosas
9 Babcock St, unit 3.
Brookline, Ma - 02446, EE. UU.

31 de diciembre de 2019, martes. 00:00:00
Asunto: Neumonía no diagnosticada – China (HU): RFI
Número de archivo: 20191230.6864153
Solicitud de información

La neumonía desconocida de Wuhan ha sido aislada. Los resultados de las pruebas se anunciarán tan pronto como estén disponibles. En la tarde de ayer, lunes día 30 de diciembre de 2019, el Gobierno de la República Popular China emitió un documento titulado «Aviso urgente sobre el tratamiento de la neumonía de causa desconocida», que fue ampliamente distribuido en Internet a través del documento de la Oficina de Administración y Gestión Médica de la Comisión Municipal de Salud de Wuhan.

Esta mañana del día 31 de diciembre de 2019, el reportero de «China Business News» llamó a la línea directa oficial de salud y de la Comisión Municipal de Salud de Wuhan, 12320, y adelantó que el contenido del documento es cierto.

El personal de la línea directa 12320 dijo que quedaba por determinar qué tipo de neumonía de causa desconocida ha aparecido en Wuhan esta vez.

Según los documentos anteriores, y según la notificación de emergencia mayor, algunas instituciones médicas en Wuhan han informado sucesivamente de pacientes con neumonía de causa desconocida.

Todas las instituciones médicas deben fortalecer la gestión de los servicios ambulatorios y de emergencia, implementar estrictamente el sistema de responsabilidad para el primer diagnóstico y movilizar activamente a los pacientes con neumonía de causa desconocida para tratarlos en el lugar.

El documento del Gobierno enfatiza que todas las instituciones médicas deben fortalecer los equipos profesionales multidisciplinares, sobre todo con especialistas en neumología, en enfermedades infecciosas y en cuidados intensivos. Se ha también de desbloquear canales verdes, conectar de manera efectiva las clínicas ambulatorias y los departamentos de emergencia, y mejorar los planes de tratamiento médico de emergencia.

Hace unos minutos hemos recibido otra notificación de emergencia, también emitida por el Gobierno, titulada «Aviso de urgencia de la Comisión Municipal de Salud para reportar el tratamiento de neumonía desconocida». También es cierta. Según el documento, de acuerdo con la notificación de emergencia del superior, los pacientes con neumonía de causa desconocida aparecieron uno tras otro en el Mercado de Mariscos de Huanan en nuestra ciudad.

La llamada neumonía desconocida se refiere a cuando se presentan los siguientes cuatro síntomas al mismo tiempo sin poder hacer un diagnóstico definitivo: fiebre (≥38 °C); características de imagen de neumonía o síndrome de dificultad respiratoria aguda; glóbulos blancos disminuidos o normales, recuento de células en la etapa temprana de inicio o la clasificación y el recuento de linfocitos que disminuyeron; después de 3 a 5 días de tratamiento antibiótico estándar, la condición no mejora significativamente.

Se entiende que el primer paciente con síntomas de neumonía desconocida que apareció en Wuhan fue del Mercado de Mariscos de Huanan en Wuhan.

El personal de la línea directa 12320 dijo que los cdc de Wuhan fueron al hospital para recolectar muestras de pacientes lo antes posible y que el virus específico aún estaba esperando los resultados finales de la prueba. Los pacientes con neumonía de causa desconocida han sido aislados y tratados, lo que no afecta al tratamiento médico normal de otros pacientes en centros sanitarios. Wuhan tiene las instituciones de investigación de virus de primera clase del país. Una vez que se encuentren disponibles los resultados de las pruebas de virus, se darán a conocer al público lo antes posible.

Comunicado por «ProMED».

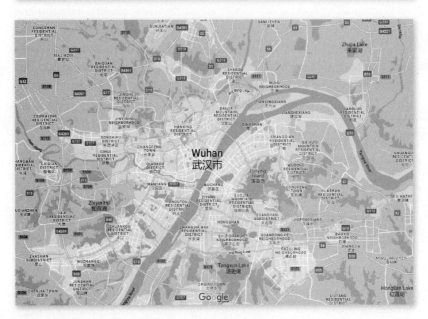

Mapa de Wuhan, en la provincia de Hubei. Google Maps.

Antecedentes del caso

Entre besos, confetis y abrazos —aún no sabíamos que para muchos sería su última Nochevieja—, para felicitarnos el recién estrenado 2020, el Programa de Monitoreo de Enfermedades Emergentes (*ProMED*) hacía saltar la voz de alarma en todo el mundo con esta publicación sobre una neumonía desconocida aparecida en la ciudad de Wuhan.

La información que estaban difundiendo —la que han leído en la página anterior— partía de un documento distribuido por la Oficina de Administración y Gestión Médica de la Comisión Municipal de Salud de Wuhan titulado *Aviso urgente sobre el tratamiento de la neumonía de causa desconocida*, que se había hecho público casi al compás de las campanadas.

ProMED, que pertenece a la Sociedad Internacional de Enfermedades Infecciosas (ISID), realiza informes globales sobre brotes de enfermedades infecciosas en cualquier parte del mundo y está disponible para todo el público, aunque sus principales visitantes son los expertos y científicos de todos los países. Apunto aquí que se trata de una publicación de referencia.

Científicos y periodistas científicos con los que he hablado me han informado de que esas primeras horas las vivieron con mucha incertidumbre. Sabían que se trataba de algo *gordo*. Algunos de ellos —la mayoría— dejaron las celebraciones de Año Nuevo aparcadas y monitorearon sus ordenadores durante el resto de la noche; llamadas, correos electrónicos y confusión. Mucha confusión. Es posible que no esperasen la noticia tan pronto, porque saber sabían. Sabían que algo estaba sucediendo en esa parte del mundo, y, durante todo el día 31, muchos de estos científicos, en pequeñas camarillas, ya hablaban sobre ello —algunos ya lo hacían meses antes—.

Un día antes, el 30 de diciembre, la población interna de Wuhan había sido avisada. No de la gravedad de la situación, pero, en China, bien saben sus ciudadanos que si una noticia del Gobierno se filtra es que, posiblemente, lleva detrás un cierto recorrido.

Ese primer toque de atención entre la población no es el que menciona *ProMED*, sino que se trata de un documento interno enviado únicamente a instituciones médicas y que unas pocas personas consiguieron filtrar, sorteando la censura; era un documento de la Comisión de Salud de Wuhan que rezaba: «Ha habido una continua sucesión de casos de neumonía de causa desconocida».

En el mismo escrito se solicita al personal médico que rastree y reporte todos los casos de neumonía desconocida. Indican a los profesionales sanitarios que han de informar al hospital a tiempo y que el departamento de control de enfermedades de la jurisdicción deberá reportar la información pertinente y, por otro lado, presentar a la Oficina de Administración y Gestión Médica de la Comisión Municipal de Salud los casos que asista. Justo antes del sello oficial, añaden lo más importante para ellos: «Ninguna unidad o individuo deberá divulgar información al mundo exterior». Pero eso no lo pudieron evitar. Y llegó. Y tanto que llegó.

El *Aviso urgente* se emitió en Wuhan el 30 de diciembre de 2019, por la Oficina de Gestión Médica y la Administración Médica de la Comisión Municipal de Salud de Wuhan, a las 18:50, hora local. Solo a las unidades relevantes de la Comisión.

A continuación, imagen del aviso original y de su traducción.

AVISO URGENTE SOBRE EL TRATAMIENTO DE LA NEUMONÍA DE CAUSA DESCONOCIDA

Agencia: Oficina de Gestión Médica y Administración Médica de la Comisión Municipal de Salud de Wuhan.

Emitido: 30 de diciembre de 2019

Hora: 18:50 h local

(emitido solo a las Unidades relevantes de la Comisión)

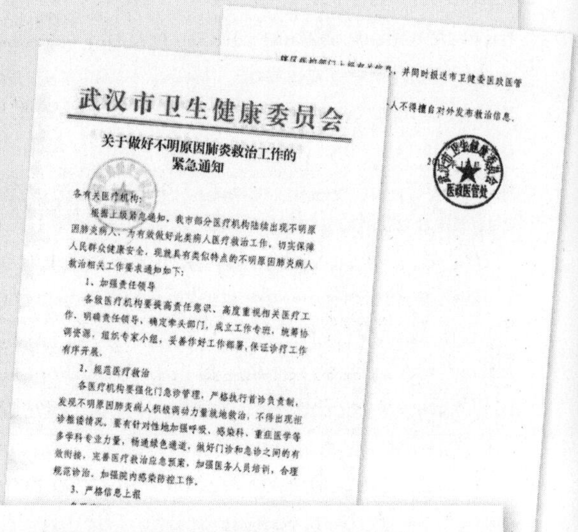
武汉市卫生健康委员会

关于做好不明原因肺炎救治工作的
紧急通知

各有关医疗机构：

根据上级紧急通知，我市部分医疗机构陆续出现不明原因肺炎病人。为有效做好此类病人医疗救治工作，切实保障人民群众健康安全，现就具有类似特点的不明原因肺炎病人救治相关工作要求通知如下：

1、加强责任领导

各级医疗机构要提高责任意识、高度重视相关医疗工作，明确责任领导，确定牵头部门，成立工作专班，统筹协调资源，组织专家小组，妥善作好工作部署，保证诊疗工作有序开展。

2、规范医疗救治

各医疗机构要强化门急诊管理，严格执行首诊负责制，发现不明原因肺炎病人积极调动力量就地救治，不得出现拒诊推诿情况。要有针对性地加强呼吸、感染科、重症医学等多学科专业力量，畅通绿色通道，做好门诊和急诊之间的有效衔接，完善医疗救治应急预案，加强医务人员培训，合理规范诊治，加强院内感染防控工作。

3、严格信息上报

……并同时报送市卫健委医政医管……

……人不得擅自对外发布救治信息。

Comisión Municipal de Salud de Wuhan

Aviso urgente sobre cómo hacer un buen trabajo en el tratamiento de la neumonía de causa desconocida

Todas las instituciones médicas pertinentes:

De acuerdo con la notificación de emergencia del superior, algunas instituciones médicas de nuestra ciudad han reportado sucesivamente pacientes con neumonía de causa desconocida, con el fin de hacer un buen trabajo en el tratamiento médico de dichos pacientes y proteger eficazmente la salud y seguridad de las personas. , por la presente se nos comunican los requisitos laborales pertinentes para el tratamiento de pacientes con neumonía de causa desconocida y de características similares, de la siguiente manera:

1. Fortalecer el liderazgo responsable

Las instituciones médicas de todos los niveles deben mejorar su sentido de la responsabilidad, otorgar gran importancia al trabajo médico pertinente, clarificar el liderazgo responsable, determinar los departamentos principales, establecer clases especiales de trabajo, coordinar recursos, organizar grupos de expertos, hacer arreglos de trabajo adecuados y garantizar que el el trabajo de diagnóstico y tratamiento se lleva a cabo de manera ordenada.

2. Estandarizar el tratamiento médico

Todas las instituciones médicas deben fortalecer la gestión ambulatoria y de emergencia, implementar estrictamente el sistema de responsabilidad para el primer diagnóstico y movilizar activamente a los pacientes con neumonía de causa desconocida para tratarlos en el lugar Fuerza profesional disciplinaria, canales verdes fluidos, conexión efectiva entre ambulatorio y emergencia departamentos, mejorar los planes de respuesta de emergencia médica, fortalecer la capacitación del personal del distrito, estandarizar racionalmente la sinceridad y fortalecer la prevención y el control de infecciones nosocomiales.

3. Reporte de información estricto

Todas las instituciones médicas deben rastrear y contar la situación del tratamiento de manera oportuna e informar al hospital a tiempo según sea necesario.El departamento de control de enfermedades de la jurisdicción deberá reportar la información pertinente y, al mismo tiempo, se deberá presentar a la Oficina de Administración Médica y Gestión Médica de la Comisión Municipal de Salud y Salud, y los asuntos importantes se presentarán en tiempo y forma.

Sin autorización, ninguna unidad o individuo deberá divulgar información de tratamiento al mundo exterior sin autorización.

Administración Médica Municipal y Oficina de Gestión
Médica30 de diciembre de 2019 ★ **Administración Médica y Oficina de Administración Médica de la Comisión Municipal de Salud de Wuhan**

De acuerdo con el Artículo 5 de la Ley de Derechos de Autor de la República Popular China, este trabajo no se aplica a esa ley. Si no está protegido por otras leyes y reglamentos, este trabajo pertenece al dominio público en China continental y otras regiones . Las obras que no se aplican a la Ley de derechos de autor de la República Popular China incluyen:

(1) Leyes , reglamentos , resoluciones, decisiones, órdenes de órganos estatales y otros documentos de carácter legislativo, administrativo y judicial, y sus traducciones oficiales;
(2) información puramente fáctica;
(3) Calendarios, tablas generales de números, tablas generales y fórmulas.

Nota: La comunidad china de Wikisource cree que los discursos oficiales en la República Popular China no siempre son documentos de naturaleza legislativa, administrativa o judicial.

Comisión Municipal de Salud de Wuhan. Aviso urgente: ***«Ninguna unidad o individuo deberá divulgar información al mundo exterior».***

La notificación, que, como digo, era interna, burló la censura y se distribuyó en las plataformas sociales de WeChat y Weibo, de China continental. También se publicaron en las redes algunas capturas de pantalla de los chats médicos del hospital local de Wuhan, donde algunos profesionales aportaban su granito de arena diciendo cosas como «esto no es una gripe» o informaban, por ejemplo, de que el Segundo Hospital de Wuhan, Houhu, también tenía casos confirmados como coronavirus SARS y que dichos pacientes habían sido puestos en cuarentena. Muchas de las capturas estaban etiquetadas como *Wuhan-SARS*.

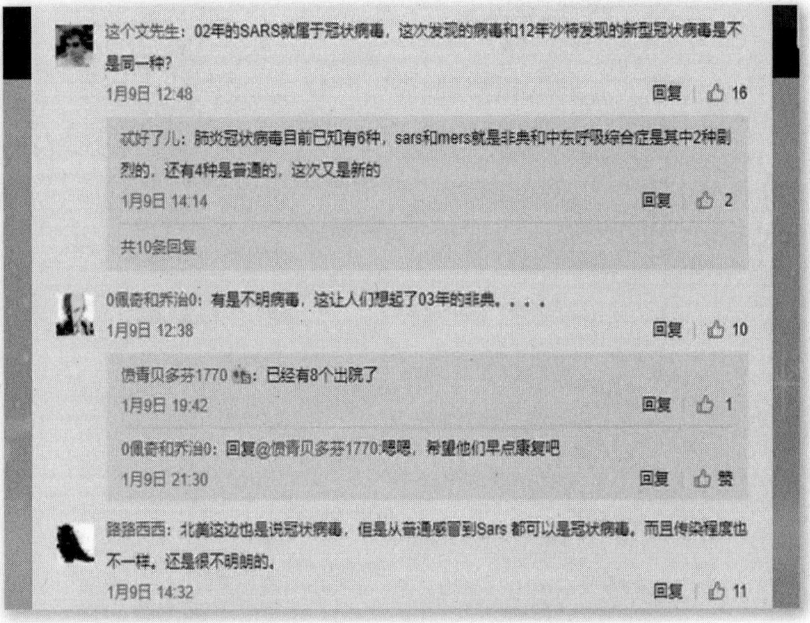

Captura de pantalla de los comentarios en Weibo preguntando si China estaba viviendo un nuevo brote de SARS, tal como la recogió BBC News.

Pronto empezaron a difundirse mensajes entre la población con alarmas como «Asegúrese de protegerse», «Esté atento», o llamadas de atención a su Gobierno pidiendo que divulgase la verdad lo antes posible.

Queda claro que los ciudadanos chinos intuían que lo que estaba sucediendo podía ser más grave de lo que las autoridades estaban diciendo.

El medio chino de TNL Media Group, consiguió hacerse con algunas de estas capturas. Veamos:

The News Lens 關鍵評論

Japón COVID-19 | versión japonesa | Edición en inglés | Simplificado / Tradicional | inscripción paga | acceso

últimos artículos | BBC noticias chino | Política y política | Globales y Regionales | sociedad y publico | Finanzas y Negocios | Arte y

¿Qué tan preparada está la Defensa Civil de Taiwán? | Mapa de bodegas locales en Taiwán | Nacimiento, ¿eres libre? | Descifrado de las f

2019/12/31, saludable

La "neumonía de causa desconocida" estalló en Wuhan, 7 personas estaban graves, no se encontró transmisión de persona a persona y no se pudo determinar si era SARS

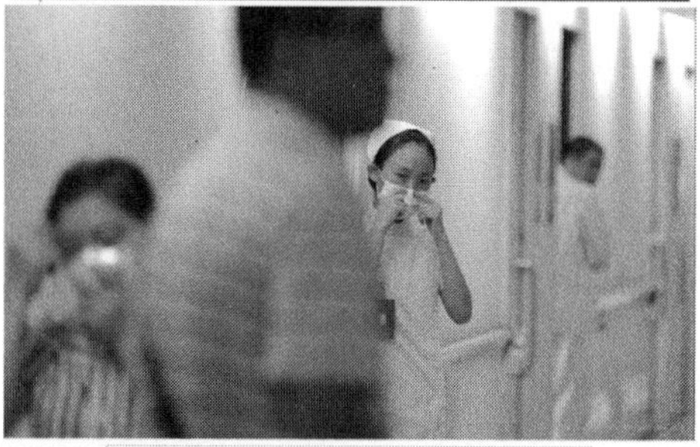

Beijing News citó a un miembro del personal del Hospital Central de Wuhan diciendo que los informes en línea del SARS eran "rumores" y que actualmente no hay pacientes sospechosos o confirmados.

La Comisión Municipal de Salud de Wuhan informó por la tarde que recientemente se descubrieron 27 casos de "neumonía de causa desconocida", todos los cuales han sido aislados y tratados; 7 de ellos se encontraban en estado grave y no se detectó transmisión de persona a persona evidente. encontró. Aún se está investigando si la causa es el síndrome respiratorio agudo severo (SARS) u otra neumonía viral.

La gente vuelve a preocuparse por el brote de SARS

Esta mañana, en WeChat y Weibo, las plataformas de redes sociales en China continental, muchos internautas reenviaron el documento emitido por la Comisión Municipal de Salud de Wuhan el 30 de diciembre

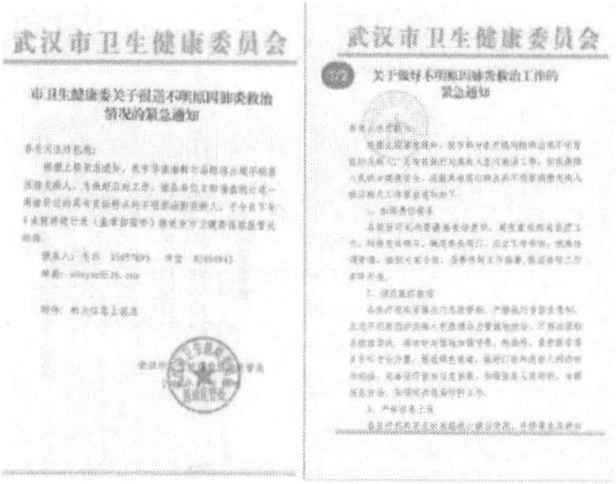

Uno de los "Avisos urgentes de la Comisión Municipal de Salud y Salud sobre el Informe y el Tratamiento de la Neumonía de Causa Desconocida" estaba dirigido a varias instituciones médicas en Wuhan, afirmando que los pacientes con neumonía de causa desconocida aparecieron uno tras otro en el Marisco del Sur de China. Mercado en Wuhan. Los pacientes con características similares en una semana deben presentarse antes de las 4 p. m. del día 30; otro documento emitido el mismo día es "Aviso urgente sobre el tratamiento de la neumonía de causa desconocida", que requiere que todas las instituciones médicas traten activamente a los pacientes con neumonía de causa desconocida, no puede negarse a eludir.

También hay muchas capturas de pantalla de la sala de chat del personal médico local en Wuhan.Algunas personas dicen que definitivamente no es influenza, y algunas personas dicen que se ha confirmado un caso de coronavirus SARS en el Distrito Houhu del Segundo Hospital de Wuhan, y el El paciente ha sido puesto en cuarentena. Preste atención. Asegúrese de protegerse.

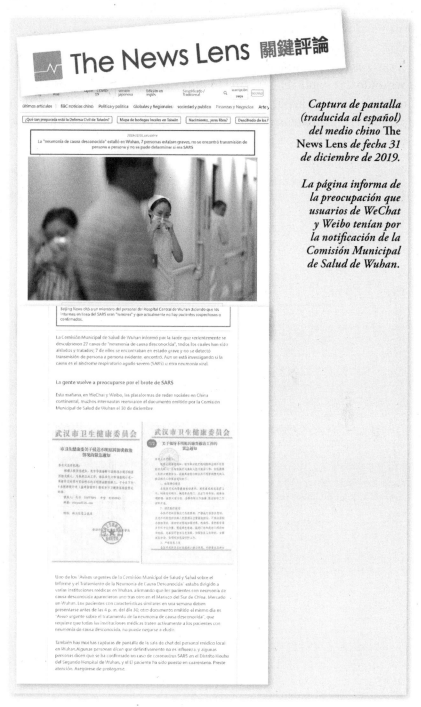

Captura de pantalla (traducida al español) del medio chino The News Lens *de fecha 31 de diciembre de 2019.*

La página informa de la preocupación que usuarios de WeChat y Weibo tenían por la notificación de la Comisión Municipal de Salud de Wuhan.

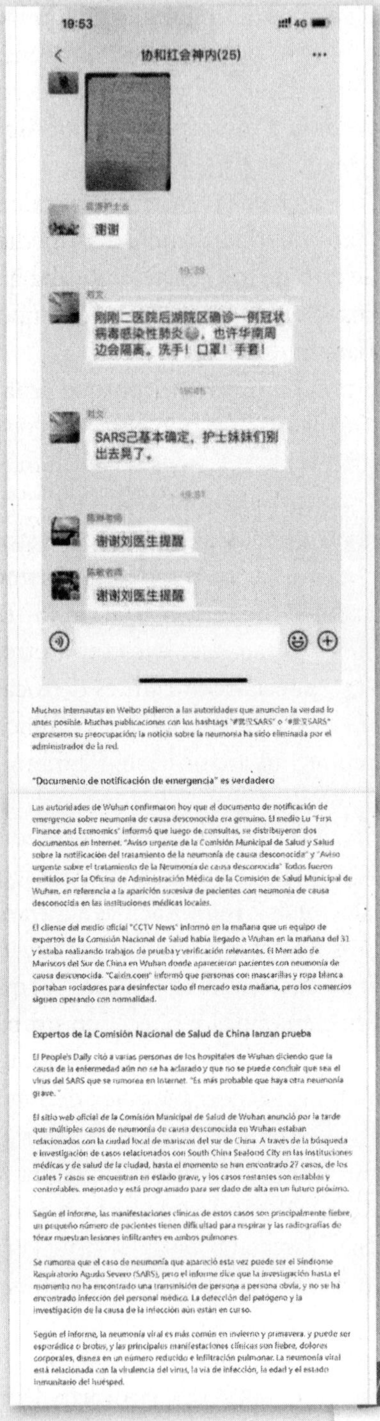

19:53
4G
协和红会神内(25)
谢谢
19:39
刚刚二医院后湖院区确诊一例冠状病毒感染性肺炎😷，也许华南周边会隔离。洗手！口罩！手套！
SARS已基本确定，护士妹妹们别出去晃了。
谢谢刘医生提醒
谢谢刘医生提醒

Muchos internautas en Weibo pidieron a las autoridades que anuncien la verdad lo antes posible. Muchas publicaciones con los hashtags "#武汉SARS" o "[illegible]" expresaron su preocupación; la noticia sobre la neumonía ha sido eliminada por el administrador de la red.

"Documento de notificación de emergencia" es verdadero

Las autoridades de Wuhan confirmaron hoy que el documento de notificación de emergencia sobre neumonía de causa desconocida era genuino. El medio Lu "First Finance and Economics" informó que luego de consultas, se distribuyeron dos documentos en Internet. "Aviso urgente de la Comisión Municipal de Salud y Salud sobre la notificación del tratamiento de la neumonía de causa desconocida" y "Aviso urgente sobre el tratamiento de la Neumonía de causa desconocida" Todos fueron emitidos por la Oficina de Administración Médica de la Comisión de Salud Municipal de Wuhan, en referencia a la aparición sucesiva de pacientes con neumonía de causa desconocida en las instituciones médicas locales.

El cliente del medio oficial "CCTV News" informó en la mañana que un equipo de expertos de la Comisión Nacional de Salud había llegado a Wuhan en la mañana del 31 y estaba realizando trabajos de prueba y verificación relevantes. El Mercado de Mariscos del Sur de China en Wuhan donde aparecieron pacientes con neumonía de causa desconocida. "Caixin.com" informó que personas con mascarillas y ropa blanca portaban rociadores para desinfectar todo el mercado esta mañana, pero los comercios siguen operando con normalidad.

Expertos de la Comisión Nacional de Salud de China lanzan prueba

El People's Daily citó a varias personas de los hospitales de Wuhan diciendo que la causa de la enfermedad aún no se ha aclarado y que no se puede concluir que sea el virus del SARS que se rumorea en Internet. "Es más probable que haya otra neumonía grave."

El sitio web oficial de la Comisión Municipal de Salud de Wuhan anunció por la tarde que múltiples casos de neumonía de causa desconocida en Wuhan estaban relacionados con la ciudad local de mariscos del sur de China. A traves de la búsqueda e investigación de casos relacionados con South China Seafood City en las instituciones médicas y de salud de la ciudad, hasta el momento se han encontrado 27 casos, de los cuales 7 casos se encuentran en estado grave, y los casos restantes son estables y controlables. mejorado y está programado para ser dado de alta en un futuro próximo.

Según el informe, las manifestaciones clínicas de estos casos son principalmente fiebre, un pequeño número de pacientes tienen dificultad para respirar y las radiografías de tórax muestran lesiones infiltrantes en ambos pulmones.

Se rumorea que el caso de neumonía que apareció esta vez puede ser el Síndrome Respiratorio Agudo Severo (SARS), pero el informe dice que la investigación hasta el momento no ha encontrado una transmisión de persona a persona obvia, y no se ha encontrado infección del personal médico. La detección del patógeno y la investigación de la causa de la infección aún están en curso.

Según el informe, la neumonía viral es más común en invierno y primavera. y puede ser esporádica o brotes, y las principales manifestaciones clínicas son fiebre, dolores corporales, disnea en un número reducido e infiltración pulmonar. La neumonía viral está relacionada con la virulencia del virus, la vía de infección, la edad y el estado inmunitario del huésped.

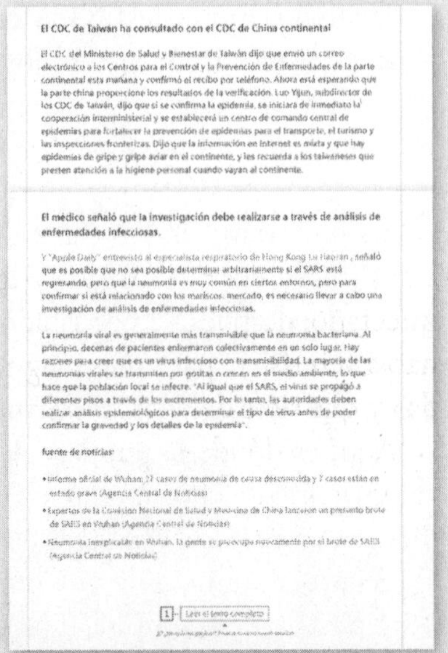

El CDC de Taiwan ha consultado con el CDC de China continental

El CDC del Ministerio de Salud y Bienestar de Taiwán dijo que envió un correo electrónico a los Centros para el Control y la Prevención de Enfermedades de la parte continental esta mañana y confirmó el recibo por teléfono. Ahora está esperando que la parte china proporcione los resultados de la verificación. Luo Yijun, subdirector de los CDC de Taiwán, dijo que si se confirma la epidemia, se iniciará de inmediato la cooperación interministerial y se establecerá un centro de comando central de epidemias para fortalecer la prevención de epidemias para el transporte, el turismo y las inspecciones fronterizas. Dijo que la información en Internet es mixta y que hay epidemias de gripe y gripe aviar en el continente, y les recuerda a los taiwaneses que presten atención a la higiene personal cuando vayan al continente.

El médico señaló que la investigación debe realizarse a través de análisis de enfermedades infecciosas.

Y "Apple Daily" entrevistó al especialista respiratorio de Hong Kong Lu Haoran, señaló que es posible que no sea posible determinar arbitrariamente si el SARS está regresando, pero que la neumonía es muy común en ciertos entornos, pero para confirmar si está relacionado con los mariscos. mercado, es necesario llevar a cabo una investigación de análisis de enfermedades infecciosas.

La neumonía viral es generalmente más transmisible que la neumonía bacteriana. Al principio, decenas de pacientes enfermaron colectivamente en un solo lugar. Hay razones para creer que es un virus infeccioso con transmisibilidad. La mayoría de las neumonías virales se transmiten por gotitas o crecen en el medio ambiente, lo que hace que la población local se infecte. "Al igual que el SARS, el virus se propagó a diferentes pisos a través de los excrementos. Por lo tanto, las autoridades deben realizar análisis epidemiológicos para determinar el tipo de virus antes de poder confirmar la gravedad y los detalles de la epidemia".

fuente de noticias:

- Informe oficial de Wuhan: 27 casos de neumonía de causa desconocida y 7 casos están en estado grave (Agencia Central de Noticias)
- Expertos de la Comisión Nacional de Salud y Medicina de China lanzaron un presunto brote de SARS en Wuhan (Agencia Central de Noticias)
- Neumonía inexplicable en Wuhan, la gente se preocupa nuevamente por el brote de SARS (Agencia Central de Noticias)

1 Leer el texto completo

Captura de pantalla (traducida al español) de un chat entre enfermeras en los primeros momentos de la pandemia, publicada en el medio chino The New Lens

En las entradas de ese chat se lee:
«—Se acaba de confirmar un caso de neumonía infectada por coronavirus en el distrito de Houhu del Segundo Hospital y las áreas circundantes del sur de China pueden estar en cuarentena. ¡Lávense las manos! ¡Mascarillas! ¡Guantes!».

«— El SARS ha sido básicamente confirmado, hermanas enfermeras, no salgan a deambular».

The News Lens 關鍵評論

Un día después, el 31 de diciembre, la Comisión de Salud de Wuhan emitió una notificación, esta vez, pública. Fue la primera dirigida a los ciudadanos. En ella declaraba que habían encontrado una relación entre los casos de neumonía y el mercado de mariscos de Huanan, en Wuhan.

La nota también resaltaba que no había evidencia alguna de la transmisión entre humanos y que tampoco había personal médico infectado; después hemos sabido que esto no era cierto. Indicaba que había veintisiete pacientes diagnosticados con «neumonía desconocida» y que siete de ellos se encontraban en estado grave.

Aquí es dónde la publicación se pone interesante, porque señala ya oficialmente el primer escenario relevante, del que hablaré, como merece, en próximas páginas: el mercado de mariscos de Wuhan.

Según el anuncio de la Comisión Provincial de Salud, los casos confirmados de neumonía estaban relacionados con el mercado local de mariscos de Huanan. La Comisión también publicó las primeras medidas de protección, que más adelante se extendieron al resto del mundo: «Use máscara quirúrgica para evitar infectar a otros; mantenga siempre sus manos limpias, especialmente antes de tocarse la boca, la nariz o los ojos, después de tocar instalaciones públicas como pasamanos o picaportes o cuando sus manos estén contaminadas con secreciones respiratorias, como después de toser o estornudar. Lávese las manos con agua y jabón líquido, frote durante al menos veinte segundos, enjuague con agua y seque con papel de seda o secador de manos. Si no hay instalaciones disponibles para lavarse las manos, incluso cuando sus manos no estén visiblemente sucias, use un desinfectante para manos a base de alcohol al 70 u 80 %, que también es un método efectivo. Cúbrase la boca y nariz con un pañuelo desechable al estornudar o toser, y deséchelo tras su uso en un bote de basura con tapa, y lávese bien las manos. Noticias de hoy». Sé que le suena.

Ese mismo día, el Gobierno chino notificó el brote a la oficina de la Organización Mundial de la Salud (OMS) en China, informando, también por primera vez, que se habían detectado casos de neumonía de etiología desconocida en la ciudad de Wuhan, provincia de Hubei.

La Comisión Municipal de Salud de Wuhan monitorea de cerca los grupos de neumonía en el continente. «No hay evidencia de transmisión entre humanos y no hay personal médico infectado».

CHP MONITOREA DE CERCA LOS GRUPOS DE NEUMONÍA EN EL CONTINENTE

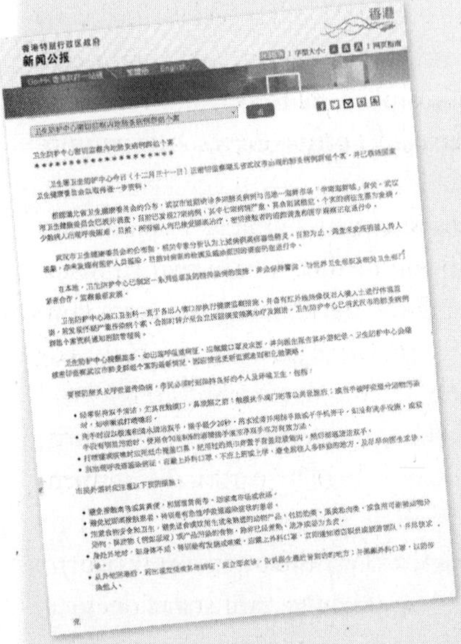

El Centro para la Protección de la Salud del Departamento de Salud está monitoreando de cerca el grupo de casos de neumonía en la ciudad de Wuhan, provincia de Hubei, hoy (31 de diciembre) y se comunica con el país.

Según comunica la Comisión Provincial de Salud de Hubei, existen varios casos confirmados recientemente de neumonía en Wuhan, que están relacionados con el mercado local de mariscos, Huanan Seafood City. La Comisión Municipal de Salud de Wuhan ha iniciado una investigación y hasta el momento ha identificado 27 casos, siete de los cuales se encuentran en estado grave y el resto permanece estable.

Los síntomas de los casos fueron principalmente fiebre y algunos pacientes tenían dificultad para respirar. En la actualidad, todos los pacientes han sido tratados de forma aislada y la investigación de seguimiento, así como la observación médica de los contactos cercanos están en curso.

Según anuncia la Comisión Municipal de Salud de Wuhan, los expertos creen que los casos anteriores son una neumonía viral. Hasta el momento, no se ha encontrado ninguna transmisión aparente de persona a persona. Tampoco se encuentra personal médico infectado. La detección del patógeno y la investigación de la causa de la infección están en curso.

A nivel local, el Centro para la Protección de la Salud ha formulado una serie de medidas para monitorear y prevenir enfermedades infecciosas, se mantendrá alerta, trabajando con la Organización Mundial de la Salud y los departamentos de Salud relevantes, para trabajar de cerca y monitorear su desarrollo.

La División de Salud Portuaria de CHP ha estado implementando medidas de vigilancia de la salud en todos los puertos de entrada y salida, y ha equipado las instalaciones con cámaras termográficas infrarrojas para monitorear la temperatura corporal de los viajeros entrantes.

Si se encuentra un caso sospechoso de una enfermedad infecciosa grave, se derivará de inmediato a un hospital público para tratamiento de aislamiento y seguimiento. El Centro para la Protección de la Salud ha notificado a la Autoridad Hospitalaria, del grupo de casos de neumonía en Wuhan.

El CHP recuerda a los viajeros que si tienen síntomas respiratorios, deben usar una máscara y buscar atención médica, e informar su historial de viaje al médico. El CHP continuará monitoreando de cerca la situación de los grupos de neumonía en Wuhan y actualizará las pautas de vigilancia y las estrategias de prueba de acuerdo con la situación.

Para prevenir la neumonía y las infecciones respiratorias, los miembros del público deben mantener una buena higiene personal y ambiental en todo momento, lo que incluye:

— Mantenga siempre sus manos limpias, especialmente antes de tocarse la boca, la nariz o los ojos, después de tocar instalaciones públicas como pasamanos o picaportes, o cuando sus manos estén contaminadas con secreciones respiratorias como después de toser o estornudar. Al lavarse las manos, lávese con agua y jabón líquido, frete durante al menos 20 segundos, enjuague con agua y seque con papel de seda o secador de manos. Si no hay instalaciones disponibles para lavarse manos, o cuando las manos no estén visiblemente sucias, usar un desinfectante para manos a base de alcohol al 70 u 80%, que también es un método efectivo.

— Cúbrase boca y nariz con un pañuelo desechable al estornudar o toser, después deseche los pañuelos usados en un bote de basura con tapa y lávese bien las manos.

— Cuando tenga síntomas de infección respiratoria, debe usar una máscara quirúrgica, abstenerse de ir al trabajo o a la escuela, evitar ir a lugares concurridos y buscar atención médica lo antes posible.

— Evite el contacto con aves o sus excrementos.

— Evite el contacto cercano con los pacientes, especialmente aquellos con síntomas de infección respiratoria aguda.

— Preste atención a la seguridad e higiene de los alimentos y vete comer o beber productos animales crudos o poco cocidos, incluidos leche, huevos y carne, o alimentos que puedan estar contaminados con secreciones, excreciones (como orina) o productos animales, a menos que hayan sido cocidos, lavados o debidamente pelados.

— Si está fuera de la ciudad, si no se siente bien, especialmente si tiene fiebre o tos, debe usar una máscara quirúrgica, informar de inmediato al personal del hotel o al líder del *tour* y buscar atención médica lo antes posible.

— Después de regresar a Hong Kong desde el extranjero, si tiene fiebre u otros síntomas, debe buscar atención médica de inmediato e informar al médico de dónde estuvo, y use una máscara quirúrgica para evitar infectar a otros.

31 de diciembre de 2019 (emitido a las 17:55 de Hong Kong)

Un día más tarde, la mañana del 1 de enero del 2020, tanto los comerciantes del mercado de mariscos de Wuhan como sus visitantes se encontraron con unos carteles pegados en las paredes de entrada al mercado que anunciaban su cierre.

La Administración de Supervisión del Mercado del Distrito de Wuhan, Jianghan, había obedecido al requerimiento directo de la

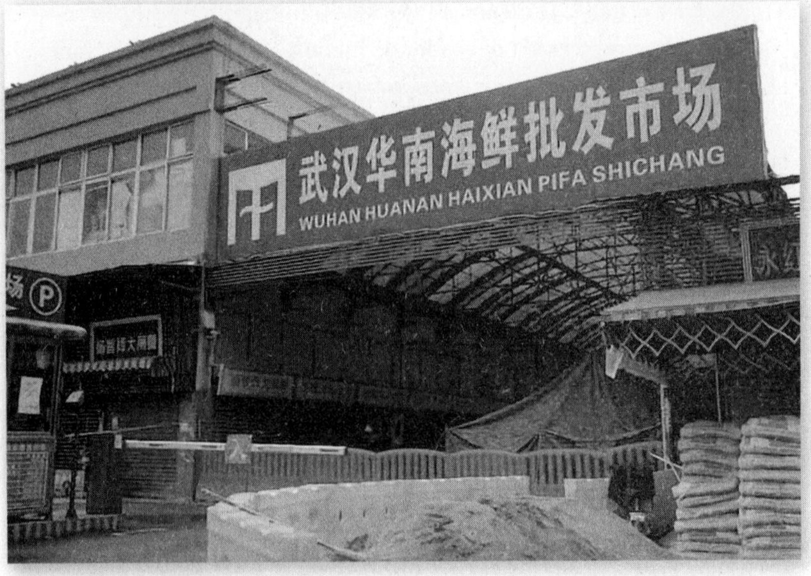

Vista de la entrada principal del mercado mayorista de mariscos de Wuhan.

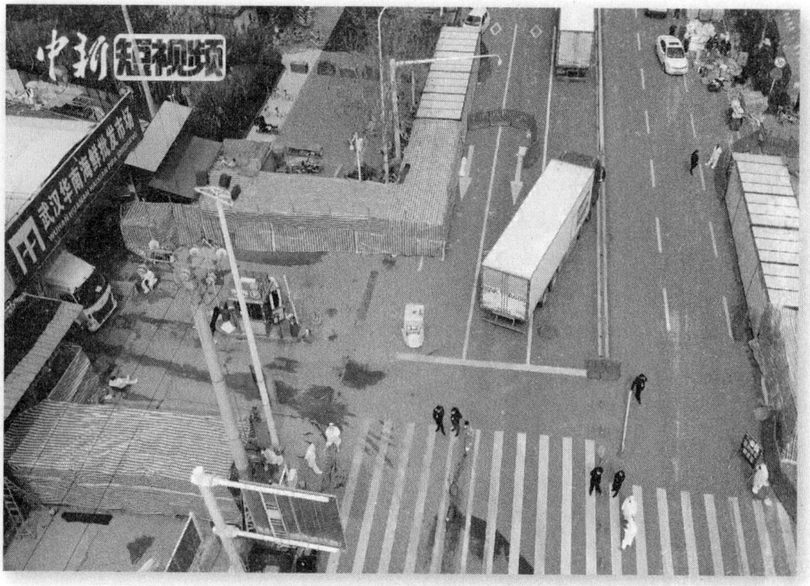

Equipos profesionales de esterilización realizan operaciones en el mercado en marzo de 2020 (www.chinanews.com/Wikipedia).

Oficina de Salud, que la instaba al cierre inmediato de las instalaciones y la puesta en cuarentena de las mismas.

El anuncio oficial decía que, de acuerdo con las «regulaciones sobre emergencias de salud pública», el Consejo de Estado y la Comisión Municipal de Salud de Wuhan sobre la situación de la epidemia de neumonía en la ciudad, después de la

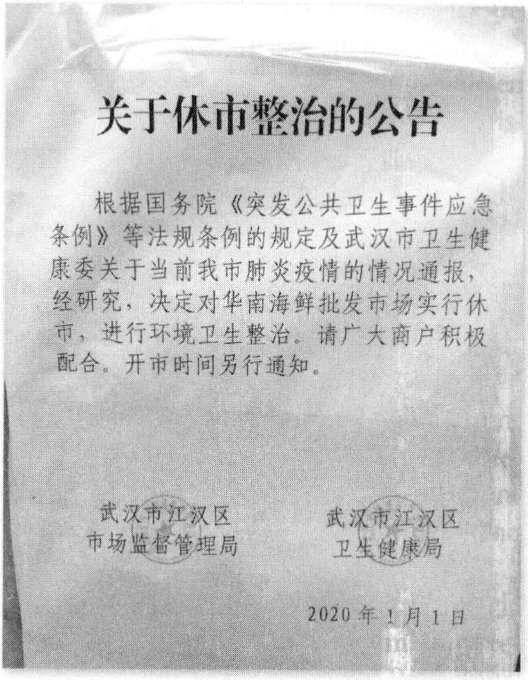

关于休市整治的公告

根据国务院《突发公共卫生事件应急条例》等法规条例的规定及武汉市卫生健康委关于当前我市肺炎疫情的情况通报，经研究，决定对华南海鲜批发市场实行休市，进行环境卫生整治。请广大商户积极配合。开市时间另行通知。

武汉市江汉区
市场监督管理局

武汉市江汉区
卫生健康局

2020年1月1日

Comunicado de cierre del mercado, 1 de enero de 2020.

investigación, se había decidido cerrar el mercado mayorista de mariscos de Huanan para el saneamiento ambiental. También se solicitaba la cooperación activa de sus comerciantes y se dejaba abierta la fecha de apertura.

Un apunte de este comunicado me llama poderosamente la atención y creo que se debe resaltar porque me suscita muchas preguntas. Dice: «... después de la investigación, se ha decidido cerrar el mercado». ¿Qué investigación? ¿Cuándo se hizo, si el comunicado había llegado un día antes? ¿Cómo saben ya que el origen es el mercado?, ¿desde cuándo lo saben?

Y la pregunta más perturbadora que se me ocurre en este punto tiene que ver con el párrafo que declara: «... se cierra el mercado para el saneamiento ambiental». ¿Saneamiento? ¿Van a limpiar el mercado, siendo, como he apuntado, uno de los dos escenarios principales y en ese momento el único que hasta entonces se había señalado como posible foco del origen?

Me explico. El escenario —o su equivalente, la escena del crimen— es el lugar donde han sucedido los hechos y eso es sagrado para cualquier investigador. Es de vital importancia para los buenos resultados de una investigación preservar la escena en la que se piensa que está el origen. Su análisis, en todos los aspectos, es determinante. Es un sacrilegio en toda regla no preservar la escena: esta se ha de acordonar, se han de sacar muestras y, después, asegurar la cadena de custodia con todo lo recogido. Así se procede.

El simple hecho de que las autoridades sospecharan que el origen de la entonces epidemia estaba en el mercado era en sí mismo un motivo suficiente para poner en marcha todo el protocolo.

En este caso, el mercado, la posible escena de la infección, el lugar del hecho criminal, hubiera sido de máxima relevancia para la investigación al estar caracterizado por una gran presencia de indicios, elementos y rastros que hubieran sido de un gran interés para poder identificar lo que allí sucedió y si hubo o no hecho delictivo. Es el foco de lo que ellos mismos ya han llamado en el comunicado «epidemia». ¿Por qué limpiarlo entonces?

Pero se limpió. Justo después del comunicado, se procedió a hacer una exhaustiva limpieza en todas las instalaciones del mercado. ¿Fue un acto precipitado por las circunstancias? ¿O fue algo intencionadamente apresurado? Puede que ambas cosas, a las que yo añadiría también la negligencia.

OTRAS PANDEMIAS

He estudiado varias pandemias y todas tienen algo en común. Todas empiezan con una confusión generalizada en el origen y en la causa que provoca la enfermedad. Y de eso, en principio, no se puede culpar a nadie —aunque a algunos puede que sí—.

La cosa suele empezar más o menos así: el personal sanitario comienza a recibir pacientes, más de los habituales y con síntomas muy parecidos. Saben que algo anda mal, que no está dentro de los parámetros normales, pero no saben qué es. Y, en la mayoría de casos, tampoco están informados sobre cómo deben actuar y qué protocolo seguir.

A finales del verano de 1976, en Filadelfia (EE. UU.), unos veteranos de la Legión Estadounidense volvían a sus casas después de asistir a una convención anual de tres días en el hotel Bellevue-Stratford. Tres días después de finalizada la convención, Ray Brennan, un capitán retirado de la Fuerza Aérea, falleció a los 61 años de un aparente ataque al corazón. Dos días más tarde, Frank Aveni, también legionario retirado, murió con 60 años, también de un aparente infarto. Al día siguiente fueron tres legionarios más, y veinticuatro horas más tarde fallecieron seis el mismo día. Todos los síntomas eran parecidos: cansancio, fiebre, dolor en el pecho y congestión pulmonar.

Al principio se dijo que la causa de sus muertes fue un infarto; después, neumonía, y también se habló de gripe porcina. En total hubo más de doscientos casos y veintinueve de ellos fallecieron.

Hubo confusión en los diagnósticos. Es evidente que nadie lo esperaba. Finalmente, el Centro para el Control de Enfermedades (CDC) de EE. UU. tardó seis meses en descubrir la causa del brote. Se identificó la bacteria y se descubrió que se había originado en la torre de enfriamiento del sistema de aire acondicionado del hotel. A la enfermedad hoy la conocemos como legionela. En seis meses se habían identificado la causa y el origen.

En 1999, las aves del zoo del Bronx de Nueva York (EE. UU.) comenzaron a morir. Al mismo tiempo, desde el cielo de la ciudad caían cientos de cuervos muertos sobre el asfalto.

Poco tiempo después, dos pacientes se presentaron en el Centro Médico del Hospital Flushing con parálisis repentina en brazos y piernas, desorientación y fiebre. A estos los siguieron cientos de infectados y se produjo la alerta en el Centro de Enfermedades Infecciosas del CDC en el distrito de Queens.

Las primeras hipótesis en el diagnóstico de la enfermedad apuntaron al botulismo, la meningitis y también la encefalitis viral. El número de pacientes fue creciendo y el desconcierto iba en aumento.

Hoy conocemos la afección con el nombre de «virus del Nilo Occidental» y se sabe que fue causada por las aves infectadas y los mosquitos fueron los que sirvieron de transmisores. También hubo una confusión generalizada en los primeros días, pero se consiguió aislar el virus e identificar la causa, así como el origen.

En 2009, unos enfermeros de Ciudad de México enfermaron. El brote se extendió a EE. UU. y Canadá, y se dieron algunos casos también en España, Alemania y Reino Unido.

La Organización Mundial de la Salud clasificó el brote como nivel de alerta cinco. El foco estaba en unas granjas de animales en el municipio de Perote, en el estado de Veracruz, y se diagnosticó como gripe-A. También aquí se consiguió identificar el origen y la causa.

Estos son solo algunos ejemplos de epidemias pasadas. Lo que quiero decir con esto es que, pese a la confusión que existe en los principios de cualquier brote o epidemia, en todos los casos que he expuesto, y podríamos hablar de muchos más, pasados unos meses se identificó el origen y se conoció la enfermedad.

Saber cuál es el origen de un brote es lo que puede evitar que la situación empeore, o, incluso, puede ser la clave para contener la epidemia y para impedir que se repita. En el caso que nos ocupa ahora, el del **SARS-CoV-2***, más de dos años y medio después no ha habido un comunicado oficial que nos confirme el origen de la pandemia generada por la enfermedad del COVID-19, que, a día de hoy, 11 de

***Patógeno (virus): SARS-CoV-2**
(síndrome respiratorio agudo grave).
Tipo: Coronavirus.
Enfermedad que causa: COVID-19 (*co-* para corona, *-vi-* para virus, -d para enfermedad (*disease*, en inglés) y -19 para cuando se identificó por primera vez.
Brote inicial: Wuhan, China.

diciembre de 2022 (día en el que entrego el libro a la editorial), y según datos oficiales de la Escuela de Medicina de la Universidad Johns Hopkins, ha causado más de de 648 929 926 casos confirmados y 6 652 255 fallecidos. Estas cifras, sin entrar en los devastadores efectos secundarios y las muertes que han provocado algunas de las medidas adoptadas para frenarlo. En eso nos detendremos más adelante.

No haber comunicado el origen del brote más de dos años y medio después no es, en absoluto, normal. Hay documentación suficiente para sacar conclusiones. ¿No será que no interesa asumir responsabilidades?

ORIGEN

Wuhan

Wuhan ha sido nuestro centro de atención durante toda la pandemia de SARS-CoV-2 (virus que provoca la enfermedad de la COVID-19) porque fue su epicentro.

Si usted viaja para conocer Wuhan, aterrizará en el aeropuerto de Tianhe, el más congestionado de China central, y tendrá que recorrer los veintiséis kilómetros que lo separan del centro de la ciudad.

Aunque, antes de la pandemia, Wuhan no era de las ciudades que más se conocían de China, no deja de ser una de las urbes más importantes del centro de la República Popular China y la capital de la provincia de Hubei. Hablo de una ciudad que sirve de hogar a unos once millones de habitantes. Para poner su tamaño en perspectiva, la superficie de Wuhan es de casi ocho mil quinientos kilómetros cuadrados, una cifra considerable si la comparamos con otras ciudades como Madrid (España), que tiene seiscientos cuatro kilómetros cuadrados; Nueva York (EE. UU.), con setecientos ochenta y cuatro; París (Francia), con ciento cinco; o Roma (Italia), con mil doscientos ochenta y cinco.

Colegios, universidades, rascacielos, espacios culturales, el Instituto de Virología y la estación de tren, Hankou (que es la más grande de la República Popular China), forman parte de su paisaje urbano. Wuhan es rica, sofisticada, moderna, y nada tiene que ver con la ciudad que aparecía en las noticias de todo el mundo durante los primeros días de la pandemia. Wuhan es todo eso, pero también es uno de los mayores núcleos científicos del mundo. Así lo demuestran sus cuatro parques de desarrollo científico y tecnológico, las más de trescientas instituciones de investigación y su citado Instituto de Virología, centro mundial líder en investigación sobre el coronavirus, del que pronto hablaré porque se trata del segundo escenario de esta investigación, que exploraremos más a fondo cuando hagamos la inspección ocular.

Wuhan es asimismo un gran núcleo económico, solo hace falta echar un vistazo a su vasto sistema de ferrocarril para el comercio, que une a la ciudad con el resto del mundo. De hecho, junto con Pekín y Shanghái, es una de las ciudades más importantes en cuanto a política, investigación, y economía se refiere. Lo que la convierte en importante también para el resto del mundo.

China

Si he hablado de Wuhan, no puedo obviar incluir en este —llamémoslo— *expediente* unas pinceladas sobre China, el país en el que se ha gestado esta pandemia.

Sus 1 403 500 365 millones de habitantes están gobernados por el Partido Comunista chino, que lidera con grandes restricciones en áreas como la libertad de prensa, el libre acceso a Internet, el derecho a tener hijos o la libertad de culto, por poner algunos ejemplos. Desde el año 2013, su presidente es Xi Jinping y su primer ministro Li Keqiang. Ellos han sido los protagonistas en la respuesta de China al COVID-19.

El Gobierno de China abordó la pandemia con una intervención autoritaria integral, implementando el bloqueo en las ciudades y estableciendo rápidamente hospitales «de cabina». Aun así, no pudo contener un número considerable de infecciones y muertes ni evitar que el virus se extendiese fuera de sus fronteras y provocara una pandemia mundial sin precedentes en la historia moderna.

Como he apuntado en el apartado anterior, China informó de la situación a sus ciudadanos el día 31 de diciembre. La transmisión de la enfermedad ocurrió en pocas semanas y se agravó con el movimiento masivo de la población durante el Año Lunar chino —el Año Nuevo—.

Más adelante veremos que también hubo otros factores determinantes para que la transmisión se propagara con tanta rapidez alrededor del mundo, y también analizaremos los documentos para ver si las fechas de detección de la enfermedad, según el Ejecutivo, coinciden con la realidad, que ya les adelanto que no.

Medidas adoptadas por el Comité Central del Partido Comunista de China

El Consejo de Estado y el despliegue estratégico del Comité Central del Partido Comunista de China (PCCh) incluyeron el cierre de ciudades, cuarentena, vigilancia de casos sospechosos y estrategias de reducción de riesgo.

Se impuso a los ciudadanos el «código de información de salud para la prevención de epidemias», un certificado electrónico obligatorio, con información de salud personal interoperable y reconocido, que posiblemente ha llegado para quedarse; es un arma infalible para

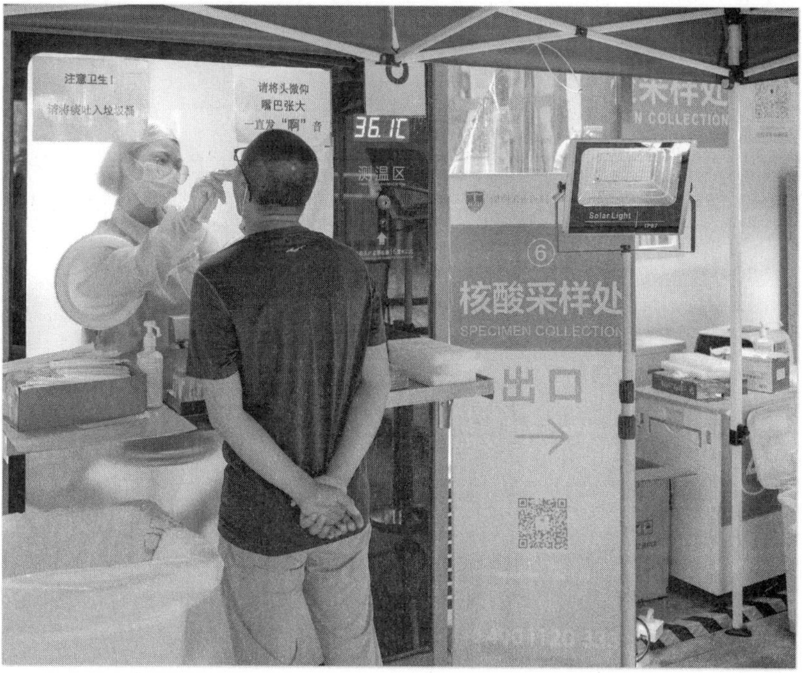

Pruebas de PCR en un hospital chino durante la pandemia, con protecciones de código cero y controles de aplicaciones de teléfonos con código QR. Shenzhen, julio de 2021.

,controlar más a la población, sin duda. Haciendo un paralelismo, es algo parecido al pasaporte COVID que se implementó en Europa, pero mucho más intrusivo para el ciudadano. No descarto aún que para la implantación del pasaporte COVID en Europa exista la misma intencionalidad en un futuro no muy lejano.

El código de salud chino, aún en vigor, debe presentarse en los centros comerciales, lugares de trabajo, estaciones de tren y aeropuertos, transporte público... Esto permite a las autoridades, a través del análisis de *big data*, saber dónde se encuentran las personas que están infectadas. El código posibilita la monitorización de la salud de cada persona. Por tanto, junto con el acceso y uso de los cuales disponen los departamentos gubernamentales de China sobre los datos personales contenidos en los teléfonos particulares de sus ciudadanos, es suficiente para plantear una preocupación pública y legítima sobre la privacidad y las libertades civiles. Al loro con este dato.

Este bloqueo prácticamente total duró setenta y seis días, del 23 de enero al 8 de abril de 2020.

La crisis de COVID-19 es la catástrofe de salud pública más grave que se ha producido desde la fundación de la República Popular China. Con todo, el papel de China en esta pandemia en curso no queda solo en ser el mero portador del virus al mundo. Existen sospechas. Muchas. Sigamos explorando para ver qué encontramos entre bambalinas.

DATOS RELEVANTES DE LAS PRIMERAS NOTICIAS

Cronología de las primeras noticias sobre el brote y de cómo iban llegando las noticias al mundo.

2019

— **30 DICIEMBRE:** Se filtra un aviso interno de la Comisión Municipal de Salud de Wuhan, emitido este mismo día, diciendo que había neumonía de «causa desconocida» en Wuhan y añadiendo: «Ningún individuo deberá divulgar información al mundo exterior».

— 31 DICIEMBRE: La Comisión Municipal de Salud de Wuhan informa públicamente de la situación por primera vez, comunicando que se habían encontrado 27 casos de «neumonía viral» en la ciudad, aunque no se había hallado evidencia de «transmisión de persona a persona» ni de infección entre el personal médico. Los funcionarios de salud en China afirman que lo están monitoreando para evitar que el brote se convierta en algo más grave. Este mismo día, la Comisión Nacional de Salud de China envía expertos a Wuhan.

2020

— 1 ENERO: Se cierra por cuarentena el mercado de mariscos de Huanan, de donde parte el brote según las autoridades. Se recogen muestras del mercado. La Oficina de Seguridad Pública Municipal de Wuhan informa que ocho personas están siendo investigadas y tratadas de acuerdo con la ley por publicar información falsa sobre la epidemia.

— 3 ENERO: La Comisión Municipal de Salud de Wuhan informa que ya se registran 44 casos de neumonía de causa desconocida, pero insisten en que no hay evidencia de transmisión entre personas. Li Wenliang, el primer médico —oftalmólogo— de Wuhan en revelar la epidemia al mundo exterior, es reprendido por la policía.

— 8 ENERO: La Comisión Nacional de Salud de China confirma que el nuevo coronavirus es el patógeno del brote. Empiezan a conocerse casos de personal médico infectado en Wuhan.

— 5 ENERO: China anuncia que los casos de neumonía desconocida detectada en Wuhan no son SARS ni MERS. En un comunicado, la Comisión de Salud Municipal de Wuhan dice que se ha iniciado una investigación sobre el brote.

— 7 ENERO: Las autoridades chinas confirman que han identificado el virus como un nuevo coronavirus, inicialmente denominado 2019-nCov por la OMS.

— 10 ENERO: China revela la secuencia completa del genoma del nuevo coronavirus.

— 11 ENERO: China reporta su primera muerte. Los medios estatales chinos informan sobre dicho fallecimiento. El hombre tenía

61 años y era cliente habitual del mercado de Wuhan, según las autoridades. Murió el día 9 de enero tras sufrir una insuficiencia respiratoria provocada por una neumonía grave.

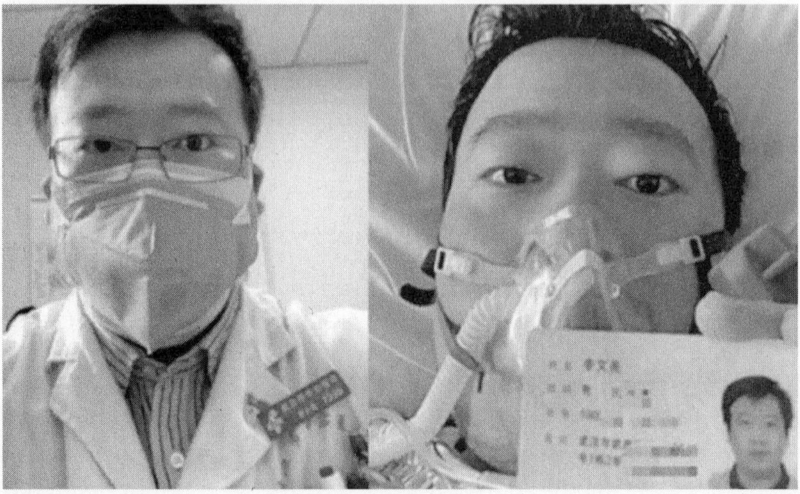

El oftalmólogo Li Wenliang, el médico que alertó del coronavirus y fue amonestado por «diseminar rumores».

— **17 ENERO:** China confirma que ha fallecido una segunda persona. EE. UU. implementa exámenes de detección de síntomas en los aeropuertos de San Francisco, Nueva York y Los Ángeles.

— **18 ENERO:** La Comisión Municipal de Salud de Wuhan reporta cuatro nuevos casos. En la comunidad de Baibuting, de la ciudad de Wuhan, se celebra el «banquete Wanja» y congrega a una gran cantidad de personas. Llega a Wuhan el segundo grupo de investigación chino.

— **20 ENERO:** Wuhan reporta 136 nuevos infectados y Pekín reporta casos por primera vez. Según el primer informe de situación de la OMS, se confirman los primeros casos fuera de China continental: Japón, Corea del Sur, Tailandia, y EE. UU.

Zhong Nanshan, jefe del grupo de expertos de la Comisión Nacional de Salud de China, admite por primera vez que el virus puede transmitirse «de persona a persona» y dice que más de una docena de profesionales sanitarios están infectados.

Los Institutos Nacionales de Salud anuncian que están trabajando en una vacuna contra el coronavirus.

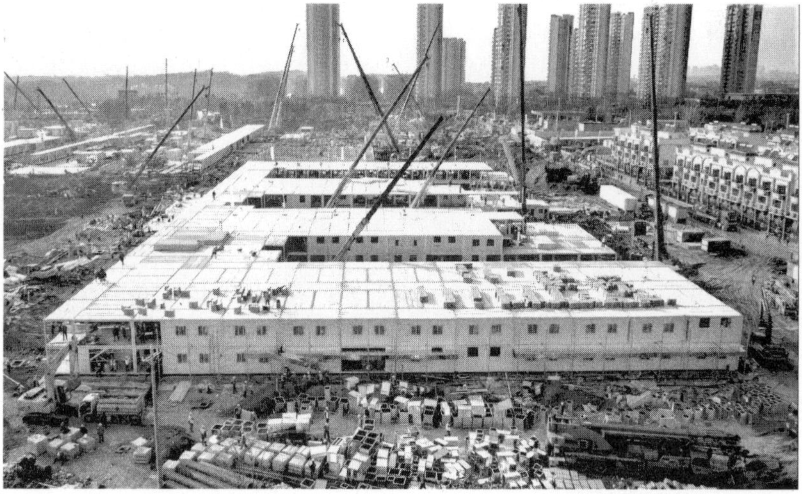

La construcción urgente del Hospital Huoshenshan.

Se celebra la gala del Festival de Primavera (Año Lunar o Año Nuevo chino).

— **21 ENERO:** El Comité Provincial de Hubei del Partido Comunista de China y el Gobierno provincial de Hubei realizan la representación de teatro «Festival de Primavera de la provincia de Hubei 2020»; más de cuarenta artistas de la Compañía Nacional de Canto y Danza de la provincia de Hubei participan en las representaciones.

— **22 ENERO:** El Instituto de Virología del cdc anuncia el análisis de muestras del mercado.

— **23 ENERO:** La Oficina de Cultura y Turismo de Pekín cancela todas las celebraciones del Año Nuevo Lunar, en un esfuerzo por contener la creciente propagación del virus. El mismo día se cierra Wuhan. Las autoridades chinas suspenden el tráfico de trenes, aviones y autobuses dentro de la ciudad.

Las cifras, según datos oficiales, son de 17 personas muertas y casi 600 infectados. También según datos oficiales, cinco millones de personas ya han abandonado la ciudad antes del cierre.

En un comité de emergencia, la OMS dice que el coronavirus aún no constituye una emergencia de salud pública de interés nacional.

— **24 ENERO:** En víspera del Año Nuevo Lunar, numerosos miembros del personal médico piden ayuda a través de las redes sociales;

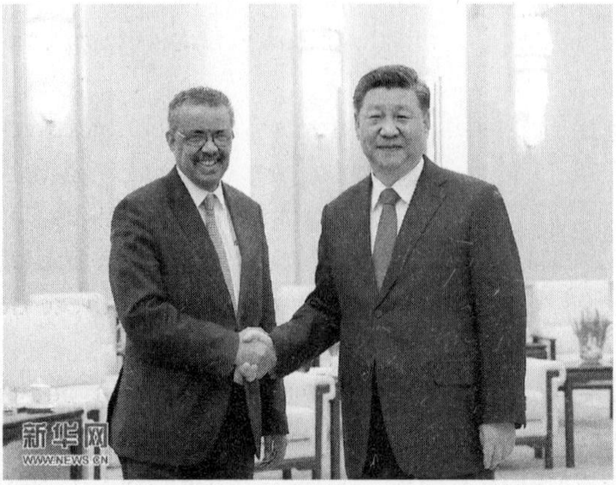
新华网
WWW.NEWS.CN

El presidente chino, Xi Jinping, con el director general de la OMS, Tedros Adhanom.

informan de que los materiales de protección de los que disponen son insuficientes. La afluencia de infectados ha provocado una escasez de camas en el hospital y muchos de los pacientes no encuentran dónde recibir tratamiento médico. Las autoridades anuncian la construcción urgente del Hospital Huoshenshan en siete días.

— **26 ENERO:** EE. UU. anuncia que cierra el consulado de Wuhan y se dispone a evacuar al personal diplomático. Un estudio publicado por *The Lancet* dice que el virus puede no tener su origen en el mercado, desafiando así la versión oficial china.

— **27 ENERO:** Li Keqiang, primer ministro chino, visita Wuhan para inspeccionar la epidemia y el Consejo de Estado anuncia la extensión de las vacaciones del Festival de la Primavera. Gran

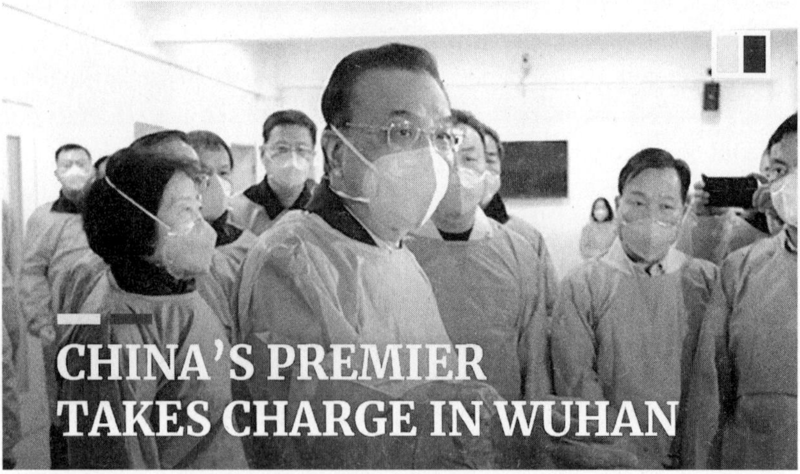
CHINA'S PREMIER
TAKES CHARGE IN WUHAN

El primer ministro Li Keqiang visita Wuhan (imagen de un vídeo informativo de South China Morning Post*).*

cantidad de ciudadanos de Wuhan abren sus ventanas para cantar el himno nacional.

— **28 ENERO:** El presidente chino, Xi Jinping, se reúne con el director general de la OMS, Tedros Adhanom, en Pekín. En la reunión acuerdan enviar un equipo de expertos internacionales, incluido personal de los Centros para el Control y la Prevención de Enfermedades de EE. UU., a China para investigar el brote de coronavirus.

— **29 ENERO:** La Casa Blanca anuncia la formación de un nuevo grupo de trabajo que ayudará a monitorear y contener la propagación del virus y que garantizará que los estadounidenses tengan información precisa y actualizada sobre salud.

— **30 ENERO:** EE. UU. reporta su primer caso confirmado de transmisión de persona a persona del coronavirus. La OMS declara una emergencia sanitaria mundial.

— **31 ENERO:** EE. UU. restringe los viajes desde China y suspende la entrada a los EE. UU. de cualquier ciudadano extranjero que haya viajado a China en los últimos 14 días, excluyendo a familiares directos de ciudadanos estadounidenses o residentes permanentes. Las cifras oficiales están en 213 fallecidos y casi 9800 infectados.

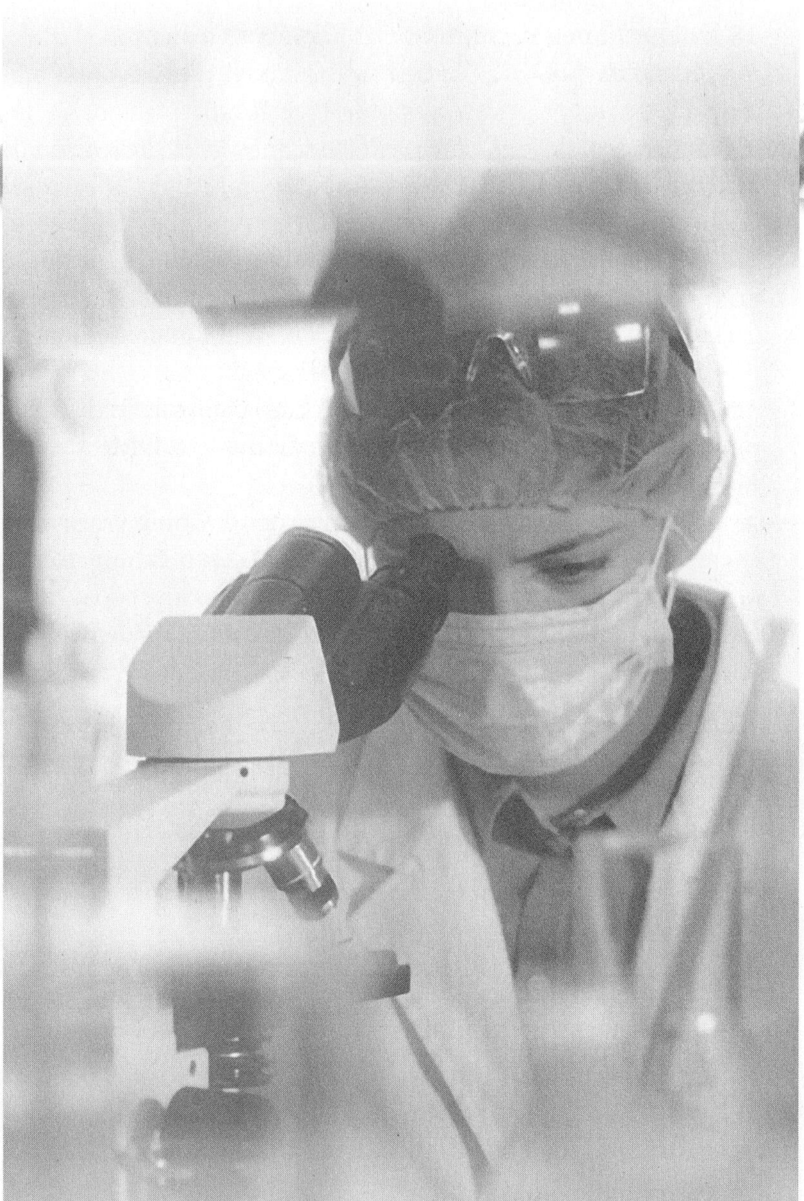

Inspección ocular

**Es la base fundamental de la investigación criminal.
No existe una buena investigación sin una inspección ocular bien hecha.
Se trata de observar y comprobar para esclarecer las circunstancias.**

HIPÓTESIS

Suposición que puede comprobarse mediante la investigación.

Como seguro que usted ya sabe llegados a este punto, existen dos principales teorías sobre el origen de la COVID-19. Una hace referencia al mercado de mariscos de Huanan, en Wuhan, como escenario natural; y la otra, a la fuga del virus de un laboratorio, también en Wuhan.

Hasta ahora, hemos visto que, tras el estallido de la pandemia, las autoridades chinas informaron que se habían producido muchos casos de una neumonía desconocida y que todos los enfermos tenían un nexo de unión: todos eran trabajadores o visitantes del mercado de mariscos de Wuhan y esa debía ser la versión oficial. De hecho, esa debía de ser la única versión que se le podía ofrecer al mundo.

Sin embargo, lo que a las autoridades chinas no les interesaba contar es que Wuhan también era la cuna del Instituto de Virología, centro líder en investigación sobre el coronavirus, y del Centro para el Control y Prevención de Enfermedades (WHCDC), que también alberga dos laboratorios del Gobierno. Y lo que, desde luego, no se tenía que haber obviado bajo ningún concepto es la posibilidad de que el virus hubiese escapado de forma accidental o intencionada de alguna de sus instalaciones.

Lo que quiero decir con esto es que, desde el principio, estos dos escenarios, el del mercado y el de la fuga del laboratorio, estaban sobre la mesa. Los dos eran posibles y ambos eran razonables, aunque la teoría de la emergencia natural —la versión oficial china— ha sido siempre la que más peso ha tenido, hasta el punto de que todo el que ha insinuado el otro escenario —el de la fuga del laboratorio—, como ya he dicho, ha sido considerado un conspirador y, de alguna manera, ha sido ridiculizado o incluso censurado. Eso en el mejor de los casos. Peor lo tenían los chinos que se atreviesen a plantear dicha teoría; algunos de ellos están en paradero desconocido, otros han sido condenados a prisión. De eso también hablaremos.

Dando vueltas a estos datos, no pude evitar hacerme algunas preguntas como estas: Esta catástrofe, ¿ha sido un desastre natural que podemos comparar con un tsunami o una erupción volcánica? ¿Ha sido producto de la naturaleza y un murciélago nos ha llevado a esta crisis mundial? ¿Alguien se ha comido un pangolín infectado y ha contagiado a quien lo comía y este, a su vez, a otros humanos? ¿O es, en cambio, el resultado de una fuga mientras realizaban investigaciones de alto riesgo lo que nos ha conducido al cataclismo?

En cualquier caso, ¿hay responsables de todas las muertes y atrocidades que se están viviendo en nombre de esta pandemia?

De momento, no hay pronunciamiento oficial transparente que responda a ninguna de estas cuestiones. El acceso a la información es complicado, ya se lo digo, y la mayor parte de las veces las pruebas han sido destruidas. Tampoco la ley mordaza que impera en China pone fácil el acceso a los testimonios o a las pruebas.

Al inicio de mi investigación me pareció obvio que, si el Gobierno chino estaba defendiendo de manera tan agresiva el escenario del mercado, que con toda seguridad sabía que no era cierto, la verdad oculta tenía que ser algo demasiado grave como para hacerla pública. Entonces, investigué sobre Wuhan y hablé con una persona que había vivido y trabajado allí durante dos años.

Como ya suponía, Wuhan está lejos de ser esa ciudad retrógrada y mugrienta que nos quieren vender, donde era fácil que pudiésemos imaginar a un montón de personas ignorantes comiendo sopa de pangolín y murciélago en puestos callejeros insalubres o a esas mismas personas viviendo en casas también destartaladas y sucias. Nada de eso se corresponde con la realidad. Wuhan es, remarcamos, una ciudad rica y sofisticada, de vanguardia en muchos sentidos.

Por otro lado, lo que averigüé es que, al mismo tiempo que el Gobierno chino nos enviaba esas imágenes absurdas del mercado y las calles sucias, una comunidad de científicos publicaba que ese tipo de SARS provenía de un murciélago muy específico, el *Rhinolophus affinis*, conocido como el murciélago herradura. Y esto era del todo curioso porque precisamente en Wuhan no hay murciélagos herradura —tampoco en los mercados—. Lo que sí existe en Wuhan son murciélagos herradura dentro de los laboratorios, que también albergan la colección más grande del mundo de coronavirus. Y todo esto se encuentra repartido entre el laboratorio de virología BSL4 de Wuhan y el laboratorio del Centro Chino para el Control y Prevención de Enfermedades del propio Gobierno.

En esos dos laboratorios se han llevado a cabo investigaciones, ensayos y manipulaciones del virus que lo han hecho mucho más transmisible y mucho más letal para los humanos. El porqué es cuestión aparte. Conforme a la versión oficial, el objetivo es estudiar y fabricar vacunas. Algo que tampoco entiendo. Verá, aunque fuese cierto, que lo dudo mucho, surge la gran pregunta: ¿para qué fabrican un virus, para después hacer una vacuna para curarlo, si el virus no existe? Quiero decir que, si no existe el virus, no hace falta cura para él, ¿cierto? De hecho, crear un virus que no existe en la naturaleza conlleva el riesgo de desencadenarlo. Y así, probablemente, ha sido.

De todos modos, según pude saber cuando mi indagación estaba mucho más avanzada, esas investigaciones poco tenían que ver con temas médicos y, al parecer, mucho con fines militares. Pero eso no se podía contar porque existe un tratado internacional que prohíbe el desarrollo de armas químicas y biológicas y se enfrentarían a cargos criminales por violar las leyes. Resulta fácil pensar, entonces, que la intención de lo que se cocía en los laboratorios podría ser la de fabricar los virus como armas. Si no, ¿por qué iban a crear un virus más infeccioso, más virulento y más peligroso?

La realidad es que estos dos laboratorios tenían que haber sido desde un principio investigados de manera transparente y China tenía que haber facilitado todo tipo de inspecciones. Lejos de ello, el Partido Comunista chino propició que cualquier científico o investigador que mirase en esa dirección fuese repudiado. Y cualquiera que revisase con detenimiento toda la evidencia que aquí exponemos se vería abocado a abrazar la idea de que una fuga, aunque fuera accidental, del laboratorio era más que plausible. El hermetismo del PCCh ha encubierto la información desde el principio y no ha permitido que se siga investigando.

No sería la primera vez que un virus se escapa del laboratorio. Sobre todo, si tenemos en cuenta que solo en China existen numerosos casos relevantes, algunos con grandes consecuencias, como los que tuvieron lugar en los años 2004, 2016 y 2019.

La falta de seguridad en los laboratorios es un ejemplo claro de evidencias incuestionables. Estas no dejan lugar a duda. Son claras y sin ambigüedades.

China tiene un entorno de bioseguridad extremadamente laxo, por lo menos hasta que se declaró la pandemia de la COVID-19. Después, como veremos, su regulación para la seguridad se ha reforzado, pero no era así en el momento del origen. Y me refiero exclusivamente a la aplicación de las regulaciones. Me explico: China puede que sea el país del mundo con más reglamento, hay muy pocos sectores que no estén regulados, pero el cumplimiento de estas normativas es otro cantar. Ocurre en casi todo: en el tráfico, en la regulación alimentaria, en la sanidad... Todo queda recogido, indicado y ordenado, bien anotado en su legislación, pero cómo se vigila el cumplimiento y cómo se hace cumplir son cuestiones que aún tienen que trabajar mucho.

He podido leer informes en los que desde 2004, año en el que una fuga de laboratorio en Pekín provocó una epidemia de síndrome agudo respiratorio grave (SARS), ya se alerta de los problemas de seguridad en algunos de los laboratorios de la República Popular China.

En el caso al que me estoy refiriendo del SARS del 2004, había involucrados dos investigadores que estaban trabajando con el virus del síndrome agudo respiratorio grave en un laboratorio de investigación del Centro para el Control y Prevención de Enfermedades de China en Pekín (CCDC). Bob Dietz, entonces portavoz de la Organización Mundial de la Salud en la capital china, lo hizo público el día 26 de abril de 2004 con la siguiente declaración:

> «Sospechamos que dos personas, una estudiante de posgrado de veintiséis años y un posdoctorado de treinta y un años, estaban infectadas, aparentemente en dos incidentes separados».

Es decir, que el SARS se escapó del laboratorio de virología en Pekín no en una, sino en dos ocasiones, cuando dos trabajadores se infectaron y enfermaron. Luego pensar en una fuga de laboratorio en Wuhan tampoco resulta tan conspiranoico como la propaganda nos ha hecho pensar, digo.

Ese brote del síndrome agudo respiratorio grave, originado en un laboratorio chino, derivó en ocho mil noventa y ocho infectados y setecientas setenta y cuatro muertes reportadas en treinta y siete países —la mayoría en China—, según la Organización Mundial de la Salud.

Una publicación en *BioMed Central*, del día 27 de abril de 2004, también recoge una parte de la rueda de prensa que dio el director regional de la Organización Mundial de la Salud, Shigeru Omi, para el Pacífico Occidental, muy crítico con las medidas de seguridad del centro: «La seguridad del laboratorio es un tema serio que debe abordarse. Tenemos que permanecer muy atentos».

Es obvio que la advertencia no fue tenida en cuenta, a tenor de los continuados avisos que se fueron manifestando con posterioridad.

Dos hipótesis

Ahora nos vamos a centrar en las dos hipótesis. La primera, la del origen natural y el mercado. La segunda, la de la fuga de un laboratorio, dentro de la cual caben a su vez dos posibilidades: que el responsable fuera el BSL4 de Wuhan o, mucho más oculta, que el detonante fuera el laboratorio del Centro para el Control y Prevención de Enfermedades (WHCDC), que es hacia donde me han llevado las conclusiones y las evidencias de esta investigación. Con gran probabilidad, se trató de una fuga accidental de su laboratorio. Tengo pocas dudas sobre ello.

Hipótesis 1: transmisión accidental del coronavirus del reino animal a los humanos o, lo que es lo mismo, a través de una zoonosis.

Como escenario de la transmisión se apunta al mercado de mariscos de Wuhan.

Para esta hipótesis se sostiene que la fuente original puede ser un determinado tipo de murciélago, concretamente el murciélago herradura. En la misma línea, otra de las opciones sugeridas en el origen animal es la mutación del virus y la participación de un animal huésped intermedio; en este caso, el pangolín.

Hipótesis 2: se sugiere la fuga accidental de un laboratorio biotecnológico de alta seguridad, bajo la sospecha de que la investigación y la manipulación de diferentes tipos de coronavirus que se llevaban a cabo en el laboratorio pudieron ser la causa de un accidente.

— **Hipótesis 2.1.:** como escenario se señala al laboratorio biotecnológico de alta seguridad de la ciudad de Wuhan (BSL4), dentro del Instituto de Virología de Wuhan, que se halla a doce kilómetros del mercado.

— **Hipótesis 2.2.:** fuga accidental del laboratorio de bioseguridad de nivel 3 del Centro para el Control y Prevención de Enfermedades de Wuhan (WHCDC), al realizar un traslado de domicilio de sus instalaciones en el mes de septiembre (oficialmente diciembre), junto al mercado de mariscos de Huanan.

HIPÓTESIS 1: mercado de mariscos de Huanan, en Wuhan

Mercado húmedo de Wuhan
Avenida Fazhan, Jianghan, Wuhan (Hubei, China)
50 000 metros cuadrados

Puestos en los que se venden verduras, frutas y diversos animales, vivos o muertos. El adjetivo de *húmedo* se debe a que, por el tipo de alimento que venden, sus suelos siempre están mojados, bien por el agua con la que sus vendedores limpian los puestos, bien por hielo que se derrite.

Es importante decir aquí que el mercado al que hacemos referencia nada tiene que ver con las primeras imágenes que salieron publicadas y que más tarde se demostró que no pertenecían al mercado de Wuhan. De hecho, ese mercado es tanto o más moderno que los occidentales. Quede claro que lo de *húmedo* es porque los productos frescos que venden necesitan hielo o riego continuado. Nada más.

Es posible que usted recuerde este mercado, al que las autoridades chinas han apuntado desde el principio como el origen de la pandemia (teoría secundada por una cantidad importante de científicos) como el «mercado de mariscos», el «mercado húmedo», «mercado mayorista de mariscos de Huanan», «mercado de animales» o «mercado de Wuhan». Todos son el mismo en lo que a esta pandemia se refiere, aunque denominado de forma distinta dependiendo del rigor de quien lo miente. Aquí me referiré a él como el mercado de mariscos.

Después de que los primeros resultados de los análisis de laboratorio estuviesen disponibles para las autoridades chinas y de que el Centro para el Control y la Prevención de Enfermedades (WHCDC) confirmara que había un foco de infección, el mercado de mariscos se cerró como principal medida sanitaria. El mismo día, esto es, el 1 de enero de 2020, se esterilizaron y se desinfectaron sus instalaciones.

Este hecho, precipitado sin duda, no dio opción a que investigadores ajenos a las autoridades chinas pudiesen inspeccionar el lugar y extraer sus propias muestras. De hecho, se reconoció que, a causa de la rapidez con la que se había procedido a la limpieza, no se había obtenido ningún tipo de prueba para analizar. Más tarde veremos que el Centro para el Control y la Prevención de Enfermedades de Wuhan (WHCDC) sí las recogió.

Perfil del mercado de mariscos

A continuación, describiremos el perfil del mercado de mariscos de Huanan, en Wuhan, en el momento en el que se producen los hechos, es decir, en diciembre de 2019.

El mercado de mariscos de Wuhan tiene una superficie de cincuenta mil metros cuadrados, el equivalente a doce acres —unos cuatro campos de fútbol, para hacernos una idea—, y cuenta con más de mil puestos de venta que abastecen, principalmente de pescado y marisco, tanto a residentes como a restaurantes. Eso lo convierte en el mercado mayorista de mariscos más grande del centro de China.

El mercado se encuentra enclavado en la zona más moderna de la ciudad, en el epicentro de la zona comercial, cerca de las comunidades residenciales, del Centro para el Control y Prevención de Enfermedades de Wuhan, y a un par de manzanas de la estación de tren de Hankou.

A finales del 2019, el mercado había pasado correctamente las inspecciones obligatorias oficiales. Este hecho notable, junto con las imágenes que se publicaron de las instalaciones del mercado —que no se correspondían ni mucho menos con la realidad y que el único objetivo que tenían era dar una apariencia de dejadez y suciedad en lo que en realidad era un mercado moderno—, me ha dado mucho que pensar.

Es cierto, por lo que he podido comprobar, que en el mercado se vendían varios tipos de carne de animales, pero ninguna especie de murciélago o pangolín figuraba entre los productos ofertados. Esto lo corroboran el Centro Chino para el Control y Prevención de Enfermedades y también la Organización Mundial de la Salud.

Así pues, el primer foco que recibe la atención mundial es este mercado de mariscos de Wuhan.

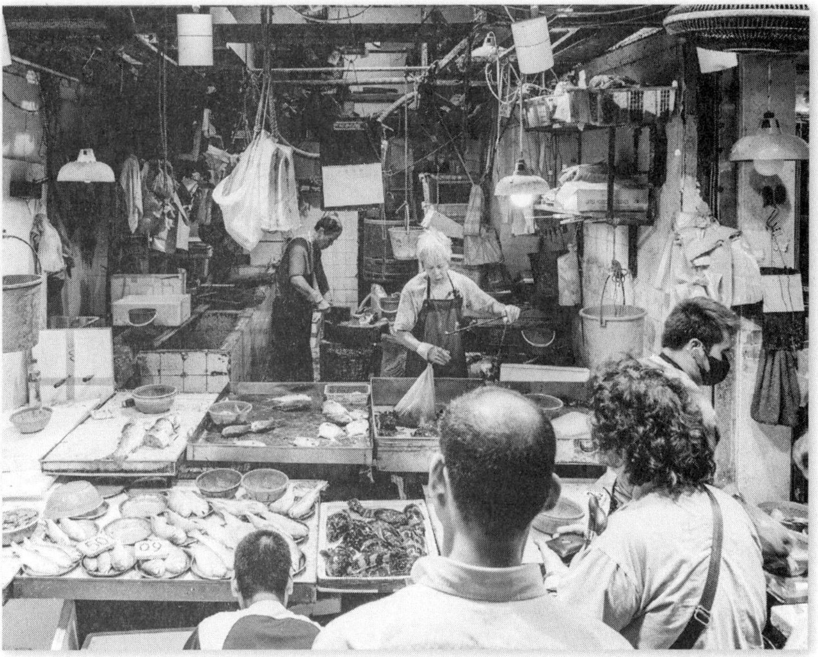

Un puesto de pescados y mariscos en un tradicional «mercado húmedo», el mercado callejero de Chun Yeung, en Hong Kong.

Como he apuntado antes, el día 31 de diciembre de 2019, en esa primera notificación pública que se hizo, la Comisión de Salud de Wuhan emitió un comunicado público diciendo que habían encontrado una relación entre los casos de una nueva neumonía y el lugar. Siguiendo las instrucciones de la Comisión de Salud, el mercado de mariscos fue cerrado el día 1 de enero de 2020 y, desde ese día, es el protagonista de la versión oficial sobre el origen de la pandemia.

Insisto en que, durante las primeras horas después del comunicado, se produjeron numerosas filtraciones de noticias, llevadas a cabo por el mismo personal sanitario de los hospitales en los que se había ingresado a algunos de los pacientes con la mencionada neumonía.

El personal sanitario que difundía clandestinamente los nuevos datos revelaba que no veían transparencia en lo que se les estaba comunicando desde el Gobierno. No me extraña. Cuando empecé a investigar y, lógicamente, comencé por la versión oficial, tampoco vi muy convincente que desde el anuncio, solo un día antes, ya tuviesen el origen identificado.

Durante días me centré en el mercado como supuesto escenario del foco, pero, a medida que avanzaba en la investigación, más preguntas me surgían. Pronto me di cuenta de que algo se escondía detrás de esa afirmación. Me quedó claro que había personas más que interesadas en que no se hiciesen preguntas en referencia al mercado. Pero, aun así, seguí tirando del hilo.

Me encontré con una publicación, fechada el día 26 de enero, del Instituto de Virología de Wuhan que anunciaba que el virus había podido ser aislado. Y, aquí empezó mi primer tropiezo en la investigación o, más bien, el primer gran interrogante de los muchos que me iban a brotar. Lo que había leído hasta el momento, primero, insinuaba que habían limpiado el recinto del mercado sin aclarar si se habían extraído muestras, y segundo, aseguraba que el virus no había podido ser aislado. Pues error. El mercado fue esterilizado, pero, eso sí, solo después de que un minucioso equipo del Centro para el Control y Prevención de Enfermedades de Wuhan (WHCDC) recogiese todo tipo de pruebas **con las que después sus científicos pudieron aislar el virus.**

De esta manera, todo quedaba guisado y cocinado por el Centro para el Control de Enfermedades, que es prácticamente lo mismo que decir por el Partido Comunista de China (PCCh), o sea, por el Gobierno.

El Centro para el Control y Prevención de Enfermedades de Wuhan informó que treinta y tres de las quinientas ochenta y cinco muestras ambientales recogidas en el mercado contenían el ácido nucleico del nuevo coronavirus y que el virus fue aislado con éxito de las muestras de cultivo positivas. Con estos datos, el WHCDC termina su informe diciendo que los resultados que han obtenido sugieren que el virus se había originado en ciertos animales salvajes y que estos se vendían en el mercado de mariscos.

Así que la especulación de que el origen fuera el mercado de mariscos ya era un hecho entre la población. Pero ¿esto era verdad? ¿Se vendían murciélagos herradura en los puestos del mercado de mariscos?

El caso es que, pocos días después de aparecer el informe, una revista científica, *Science*, sembró la duda general publicando un estudio que la revista *The Lancet*, una de las publicaciones médicas más prestigiosas del mundo, había efectuado. El titular de *Science* decía: «El mercado de mariscos de Wuhan puede no ser la fuente del nuevo virus que se propaga a nivel mundial». La descripción de los primeros casos sugería que el brote comenzó en otro lugar.

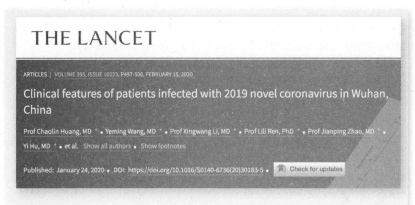
THE LANCET

ARTICLES | VOLUME 395, ISSUE 10223, P497-506, FEBRUARY 15, 2020

Clinical features of patients infected with 2019 novel coronavirus in Wuhan, China

Prof Chaolin Huang, MD • Yeming Wang, MD • Prof Xingwang Li, MD • Prof Lili Ren, PhD • Prof Jianping Zhao, MD • Yi Hu, MD • et al. Show all authors • Show footnotes

Published: January 24, 2020 • DOI: https://doi.org/10.1016/S0140-6736(20)30183-5 • Check for updates

The Lancet, 24 de enero de 2020

Los coronavirus son virus de ARN de sentido positivo no segmentados, envueltos, que pertenecen a la familia «Coronaviridae» y al orden de los Nidovirales. Están ampliamente distribuidos en humanos y otros mamíferos.

Aunque la mayoría de las infecciones por coronavirus en humanos son leves, las epidemias de los dos betacoronavirus, el coronavirus del síndrome respiratorio agudo grave (SARS-CoV) y el coronavirus del síndrome respiratorio de Oriente Medio (MERS-CoV), han causado más de 10 000 casos acumulados en las últimas dos décadas, con tasas de mortalidad del 10 % para el Sars-CoV y del 37 % para el MERS-CoV.

Los coronavirus ya identificados podrían ser solo la punta del iceberg, con eventos zoonóticos potencialmente más novedosos y graves por revelar.

El estudio de *The Lancet* había sido publicado el 24 de enero y se titula «Características clínicas de pacientes infectados con el nuevo coronavirus 2019 de Wuhan, China». Su principal autor, Huang Chaolin, es el vicedirector del Hospital de Jinyintan, que fue el primer hospital designado para tratar esa nueva neumonía en Wuhan, ya bautizada con el nuevo nombre de «coronavirus de 2019» (2019-nCov).

En este momento es cuando las piezas que desde el principio iban lanzando desde el Centro para el Control y Prevención de Enfermedades (WHCDC) dejaron de encajar.

El estudio publicado en *The Lancet* se convertía en el primero que desvinculaba la infección del mercado. Y eso no es todo. El reportaje de investigación exponía datos de gran importancia como que el primer paciente que se registró el día 1 de diciembre no estaba relacionado con el mercado de mariscos. Y continuaba mostrando evidencias de otros tres pacientes que se registraron el 10 de diciembre, de los cuales dos tampoco estaban relacionados con el mercado.

El estudio se basó en los resultados clínicos de cuarenta y un pacientes ingresados en hospitales, confirmados por el laboratorio, que se habían infectado con el nuevo 2019-nCoV. Las evidencias que arroja el trabajo son de lo mejor que se había estudiado hasta ese momento.

La primera evidencia que leo confirma la transmisión entre humanos, es decir, de persona a persona. Recordemos que, en ese primer comunicado, este hecho se negó.

La segunda evidencia que lanzan los autores del estudio (por cierto, compuesto por doctores, científicos y expertos chinos) es que, de los cuarenta y un pacientes, trece no tenían relación alguna con el mercado.

La tercera evidencia pone el punto de mira en los murciélagos, supuestamente a la venta en el mercado, y señala que no había murciélagos en todo el recinto. Esto también se confirma en el informe conjunto de la Organización Mundial de la Salud, China y el Centro para el Control y Prevención de Enfermedades de Wuhan, quienes, recordamos, fueron los únicos que tuvieron opción a la recogida de muestras.

La cuarta evidencia es que el supuesto «paciente cero» no estuvo en el mercado ni tampoco cerca de él. Lo que quiere decir que el paciente cero ya estaba infectado en noviembre, si tenemos en cuenta la infección, el periodo de incubación y la aparición de los primeros síntomas.

Y estas son las evidencias que encontramos moviéndonos en cifras y documentos oficiales.

Cinco días más tarde, *The Lancet*, amplió su estudio y dijo que, de noventa y nueve casos confirmados ya en el mismo Hospital de Jinyintan, cincuenta tampoco habían tenido presencia en el mercado.

Pero falta un dato muy importante, que trata sobre los asuntos regulatorios. Según el informe de investigación conjunto de la Organización Mundial de la Salud y China, las últimas inspecciones al mercado de mariscos se habían realizado en octubre y diciembre de 2019. Todo estaba en orden. Entonces, ¿por qué señalar al mercado?

Conclusión de la hipótesis del origen en el mercado de mariscos de Wuhan

Varios hechos contradicen la teoría de que el COVID-19 tuviera como origen el mercado de mariscos de Wuhan. Con base en las evidencias aquí mostradas, tenemos varios puntos que corroboran que esto no fue así. En primer lugar, no había murciélagos en el mercado. En segundo lugar, el 34 % de los primeros pacientes —una cantidad importante— no había tenido ningún contacto con el mercado. En tercer lugar, el primer paciente que se conoce con datos oficiales tampoco tuvo contacto con el mercado de mariscos y su fecha de infección es anterior a la de los contagios que las autoridades chinas declararon. Este dato está corroborado por el Gobierno chino.

Las inspecciones del mercado, realizadas entre octubre y diciembre de 2019, también estaban al día, y, en sus correspondientes informes, ni la Organización Mundial de la Salud ni China han incluido ninguna anomalía. Por tanto, parece claro que en el mercado de mariscos de Wuhan no se gestó el origen del nuevo virus y que este se había estado propagando entre la población antes de que comenzaran los casos supuestamente imputados a aquel, registrados sobre el 1 de diciembre según los datos que manejamos hoy. Sin restarle un ápice de importancia al hecho de que las autoridades dieron su primer aviso a la comunidad hospitalaria el día 30 de diciembre, aunque ya se habían detectado ingresos de personas con una neumonía desconocida.

Por tanto, que el origen de la pandemia fuera el mercado de mariscos no es una teoría, sino un castillo en el aire. Lo que sí podemos confirmar es que el mercado fue el lugar en el que los casos de contagio se amplificaron, pero de ningún modo fue el escenario en el que el virus cruzó por primera vez la barrera hacia los humanos.

HIPÓTESIS 2: La fuga del laboratorio

Aquí trataremos de evidenciar que la fuga del virus pandémico de un laboratorio de Wuhan no es una teoría de conspiranoicos, ni sin fundamento, ni mucho menos propia de negacionistas.

En cambio, sí ha sido negacionismo —en ocasiones también delito de encubrimiento o de omisión— no estudiar las pruebas que existen sobre la hipótesis de la fuga de laboratorio —que son muchas— y no valorar con minuciosidad la posibilidad de que el virus pandémico pudiera tener su origen en la fuga de alguno de los laboratorios de Wuhan en los que se llevaba años manipulando los coronavirus. Porque una investigación implica sondear el motivo, las causas y las implicaciones. Francamente, nada de esto se ha hecho.

Por tanto, para mí, la cuestión ya no es si el virus se escapó de un laboratorio, sino de qué laboratorio pudo fugarse. Vamos a intentar llegar al fondo de esta cuestión, y, para ello, necesitamos saber cómo es la seguridad dentro de estos centros.

La seguridad en los laboratorios

Desde enero de 2018, diplomáticos científicos de la embajada de EE. UU. en Pekín visitaban con regularidad las instalaciones del laboratorio BSL4 del Instituto de Virología de Wuhan, operativo

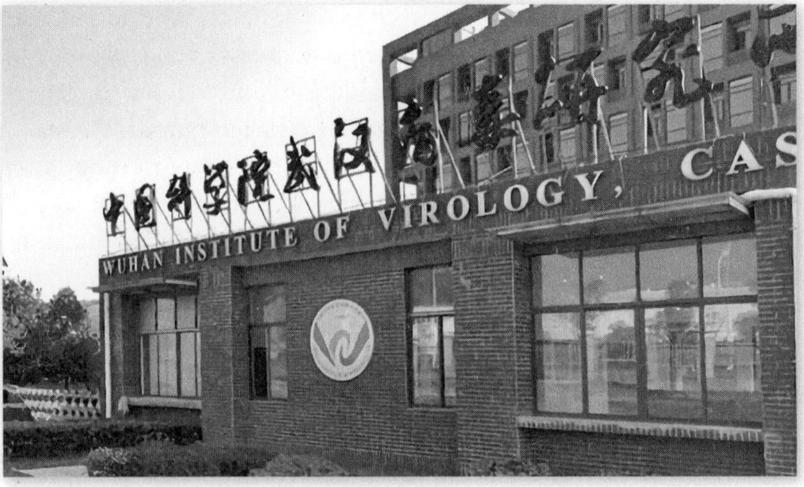

Entrada principal del Instituto de Virología de Wuhan (foto Ureem2805 / Wikipedia).

desde casi el fin de las obras de su construcción. La última de estas visitas se hizo el 27 de marzo de 2018: ese no fue un día corriente para Jamison Fouss, cónsul general en Wuhan, ni para Rick Switzer, consejero de Medio Ambiente, Ciencia y Tecnología de la embajada, los dos funcionarios que realizaron la inspección.

Lo que ambos vieron los dejó alarmados. Tanto que decidieron actuar y enviaron dos cables diplomáticos a Washington con el sello de material sensible, aunque no clasificado. Los cables de los diplomáticos avisaban de su preocupación y advertían de las faltas graves de seguridad dentro de uno de los laboratorios más peligrosos del mundo, el Instituto de Virología de Wuhan, con un nivel de seguridad BSL4. Pero las advertencias no quedaron solo en eso.

El primer cable remitido detalla que el trabajo de laboratorio que estaban llevando a cabo en esos momentos, sobre el coronavirus de murciélago y su potencial transmisión humana, representaba un riesgo importante de traducirse en una nueva pandemia similar a la ya sufrida del SARS. Insisto, esto fue el 27 de marzo de 2018.

Programa de Bioseguridad, Departamento de Enfermedades Transmisibles (Vigilancia y Respuesta), Organización Mundial de la Salud
20 Avenue Appia - 1211 Ginebra 27, Suiza

Manual para laboratorio de contención máxima.
Nivel de bioseguridad 4
El laboratorio de contención máxima, nivel de bioseguridad 4, está concebido para trabajar con microorganismos del grupo de riesgo 4. (...) Los laboratorios de contención máxima en funcionamiento deben estar sometidos al control de las autoridades sanitarias nacionales u otras apropiadas...

Código de prácticas
El código de prácticas correspondiente al nivel de bioseguridad 3 se aplica también a este nivel con las siguientes modificaciones:

Hay que aplicar la regla del trabajo realizado por dos personas, en virtud de la cual ninguna persona debe trabajar sola en el interior

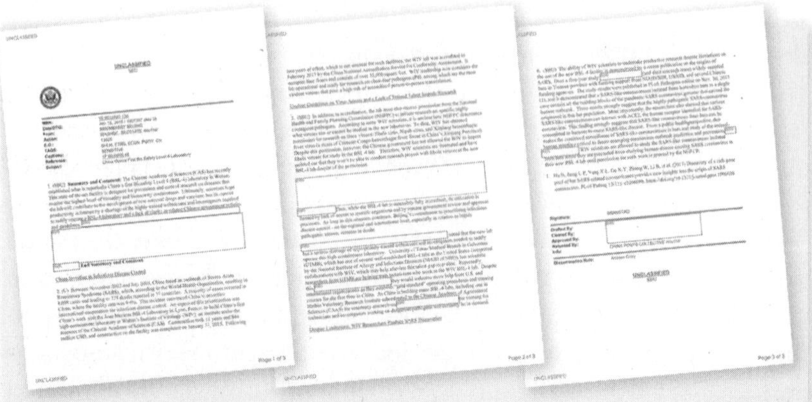

del laboratorio. Esto es particularmente importante y debe llevarse a cabo con ropa especial del nivel de bioseguridad 4.

Al entrar y al salir del laboratorio es imprescindible un cambio completo de ropa y calzado.

El personal debe recibir capacitación en procedimientos de evacuación de emergencia en caso de que un miembro del personal sufra lesiones o caiga enfermo.

Debe establecerse un método de comunicación entre el personal que trabaja dentro del laboratorio de nivel de bioseguridad 4 y el personal de apoyo que se encuentra fuera del laboratorio para la comunicación ordinaria y de emergencia.

En uno de los cables podemos leer algunos párrafos como este:

La Academia de Ciencias de China (CAS) ha establecido recientemente lo que supuestamente es el primer laboratorio de nivel de bioseguridad 4 de China, en Wuhan.

Esta instalación de última generación está diseñada para la investigación de prevención y control de enfermedades que requieren el más alto nivel de bioseguridad y contención de bioprotección.

En última instancia, los científicos esperan que el laboratorio contribuya al desarrollo de nuevos medicamentos y vacunas antivirales, pero su productividad actual está limitada por la escasez de los técnicos e investigadores altamente capacitados que se requieren para operar de manera segura en un laboratorio BSL4 y la falta de claridad en los aspectos relacionados como políticas y directrices del Gobierno chino…

Pautas poco claras sobre el acceso a virus y la falta de talento capacitado impiden la investigación.

Insisto de nuevo, marzo de 2018.

Sin duda, con este cable estaban alertando al Gobierno de EE. UU. de lo que sucedía en el laboratorio de Wuhan y, al mismo tiempo, pidiéndoles que prestasen máxima atención al consecuente riesgo.

Por lo que sé, desde EE. UU. no se dio respuesta a estos cables, aunque sí me consta que están siendo motivo de debate dentro de la Administración, primero de Trump y ahora de Biden. De hecho, el mismo expresidente Donald Trump fue uno de los pioneros en sospechar que la fuente principal del brote de coronavirus estaba, o bien en el laboratorio BSL4 del Instituto de Virología de Wuhan, o bien en el laboratorio del Centro para el Control y la Prevención de Enfermedades de Wuhan (WHCDC). Alguna información tendría Trump para decir esto.

Un año después, en junio del año 2019, George Fu Gao, virólogo y director del WHCDC, publicó un artículo en *Biosafety and Health* que, cuando lo leo, no sé distinguir si se trata de un aviso o es una premonición más que acertada. Sobre todo, si tenemos en cuenta el mes en el que lo divulgó y la fecha en la que se produjeron los primeros casos de la infección.

Gao escribe cosas como: «Las amenazas biológicas, ya sean de origen natural, accidental o deliberado, pueden dar lugar a desastres de alcance regional, nacional o incluso mundial si no se controlan adecuadamente. (...) Todos los países deben fomentar la preparación y mejorar los sistemas de vigilancia para predecir, identificar y responder a la próxima crisis de salud pública». Pero no se detiene ahí:

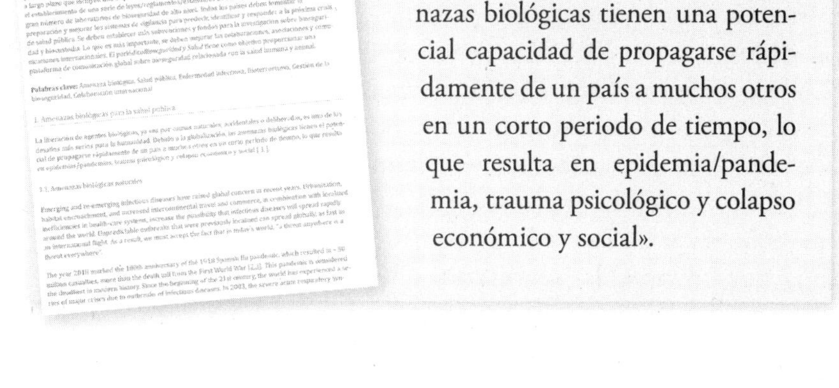
Elsevier Public Health Emergency Collection

Por un mundo mejor: estrategias de bioseguridad para proteger la salud mundial

Resumen

Palabras clave:

1. Amenazas biológicas para la salud pública

1.1. Amenazas biológicas naturales

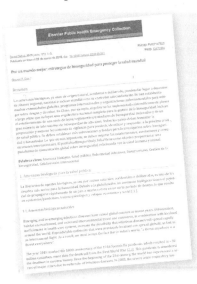

«La liberación de agentes biológicos, sea por causas naturales, accidentales o deliberadas, es uno de los riesgos más serios para la humanidad. Debido a la globalización, las amenazas biológicas tienen una potencial capacidad de propagarse rápidamente de un país a muchos otros en un corto periodo de tiempo, lo que resulta en epidemia/pandemia, trauma psicológico y colapso económico y social».

¿Les suenan de algo las consecuencias que George Fu Gao pronostica sobre el brutal efecto de una pandemia?

El equipo de investigación de la Comunidad de Inteligencia ofrece en su informe un testimonio importante de Yuan Zhiming, director del Laboratorio Nacional de Bioseguridad del WIV de Wuhan, que publicó en *Journal of Biosafety and Biosecurity*, en septiembre de 2019, bajo el título «Estado actual y desafíos futuros de los laboratorios de bioseguridad de alto nivel en China». En concreto, Zhiming se centra en el laboratorio BSL4 y señala diversos problemas que considera reseñables, como los inadecuados sistemas de bioseguridad y la deficiencia de capacidad profesional.

Tengo que añadir que no me esperaba encontrar este testimonio de Zhiming por escrito, teniendo en cuenta la opacidad y la falta de transparencia del Gobierno chino, así como las declaraciones pospandemia que el mismo Zhiming expuso a los medios, en las que aseguraba que era casi imposible señalar a uno de los laboratorios del Instituto de Virología como responsable de la fuga de un patógeno.

¿Cuándo mentía Zhiming? Está claro que en una de las dos declaraciones no dijo la verdad. ¿Por qué?

En el mismo escrito, Yuan Zhiming dejaba claro que su Ejecutivo debía proporcionarle más recursos para poder fortalecer la seguridad dentro del laboratorio. Y digo, a modo de reflexión: si, en un periodo de tres meses —esto es, de junio a septiembre del mismo año en que surge el brote de coronavirus—, tanto el director del Centro para el Control y Prevención de Enfermedades de Wuhan (WHCDC) como el director del Laboratorio Nacional de Bioseguridad del Instituto de Virología de Wuhan (WIV) se muestran preocupados (el primero ante la posibilidad de que un virus pueda escapar de un laboratorio, contagiar a los humanos y esparcirse por el mundo provocando una pandemia y el segundo a causa de las insuficientes medidas de seguridad dentro de los laboratorios y la incompetencia del personal de laboratorio), ¿qué podemos pensar?

Tenemos más. El 11 de enero de 2022, los republicanos en el Comité de Supervisión y Reforma de la Cámara de Representantes del Congreso de los EE. UU. le envían una carta a Xavier Becerra, secretario del Departamento de Salud y Servicios Humanos de EE. UU., en Washington, con relación a unos correos electrónicos que el *Washington Post* y *BuzzFeed News* habían obtenido a través de la Ley de Libertad de Información (FOIA) en junio de 2021.

Los correos electrónicos a los que hacían referencia incluían el contenido resumido de lo que había sido una conferencia telefónica, el día 1 de febrero de 2020, entre Anthony Fauci, director del Instituto Nacional de Alergias y Enfermedades Infecciosas de EE. UU. (NIAID), y quien era en ese momento su jefe, Francis Collins, director de los Institutos Nacionales de Salud (NIH).

El Comité de Supervisión no tuvo restricciones en el acceso a la revisión de los correos electrónicos, pero solo podía tomar apuntes de los mismos. Esas notas que fueron redactando, que recogían lo más relevante y, sobre todo, las inquietudes de los protagonistas, son precisamente las que le remitieron al secretario del Departamento de Salud:

> Los extractos de los correos electrónicos que hacemos públicos hoy revelan que se advirtió al doctor Fauci sobre dos cosas:
> — 1. La posibilidad de que el COVID-19 se filtrara del Instituto de Virología de Wuhan.
> — 2. La posibilidad de que el virus fuera intencionalmente manipulado genéticamente.
>
> Es imperativo que investiguemos si esta información se transmitió al resto del Gobierno y si esta información habría cambiado la respuesta de los EE. UU. a la pandemia.

Pues eso seguimos sin saberlo, porque Anthony Fauci no ha querido aclararlo. Peor aún: Fauci lo negó hasta que la evidencia y las pruebas fueron públicas. Sin embargo, continúa sin dar explicaciones claras.

Volviendo a los correos electrónicos, y según estos revelan, los virólogos Michael Farzan (descubridor del SARS) y Robert Garry (profesor de la Facultad de Medicina de la Universidad Tulane) hicieron saber a Fauci y a Collins que el virus podría haberse filtrado de un laboratorio de Wuhan, aunque no especificaron de cuál. Y que también podría haber sido manipulado genéticamente.

La revista electrónica de investigación *The Intercept*, conocida por informar sobre documentos publicados y estudiar minuciosamente las fuentes y el contenido de los mismos, también publicó un reportaje en relación con estos correos electrónicos. Unos días después de hacerlo, Robert Garry les escribió un correo diciendo que lo que se había dicho sobre sus preocupaciones se había sacado de contexto:

«Este fue un correo electrónico, entre muchos, que estaba compartiendo con mis colegas».

Pero, aun así, lo dijo. ¿No, señor Garry?

De todas formas, y al margen de ese descarado «donde dije digo, digo Diego», los correos electrónicos que salieron a la luz nos evidencian asuntos muy interesantes.

Farzan envió uno de los mensajes a Francis Collins, Anthony Fauci y Lawrence Tabak (director adjunto de los NIH). En él mostraba claramente su percepción sobre la manipulación genética y daba abiertamente su opinión diciendo que «una explicación probable podría ser algo tan simple como pasar CoV vivos del SARS en cultivos de tejidos a líneas celulares humanas durante un periodo prolongado de tiempo, creando accidentalmente un virus que estaría preparado para una transmisión rápida entre personas, a través de la ganancia del **sitio de furina*** y la adaptación al receptor ACE2».

*** Sitio de escisión de furina:**
Una enzima en la proteína *spike* del SARS-CoV-2 que aumenta la infección del virus en humanos.
Solo el betacoronavirus tiene esta estructura.

En el mismo correo, Robert Garry añade:

«Realmente no puedo pensar en un escenario natural plausible en el que se obtenga el virus del murciélago similar a nCoV, en el que se inserten exactamente cuatro aminoácidos y doce nucleótidos, que deben ser agregados todos al mismo tiempo para obtener esta función. (...) Simplemente no puedo entender cómo se logra esto en la naturaleza».

Pues parece ser que lo explica muy bien el señor Garry... aunque sea entre sus colegas.

Estos correos electrónicos se han conseguido a través de la Ley de Libertad de Información (FOIA), bajo la solicitud de los republicanos del Comité de Investigación de conformidad con la Regla de los Siete Miembros del Departamento de Salud y Servicios Humanos, que puso a disposición versiones no redactadas para una revisión a puerta cerrada, pero no disponibles para el público.

El personal del Comité, en la medida de sus posibilidades, transcribió a mano el contenido de los correos electrónicos y los extractos de esas transcripciones se reproducen a continuación.

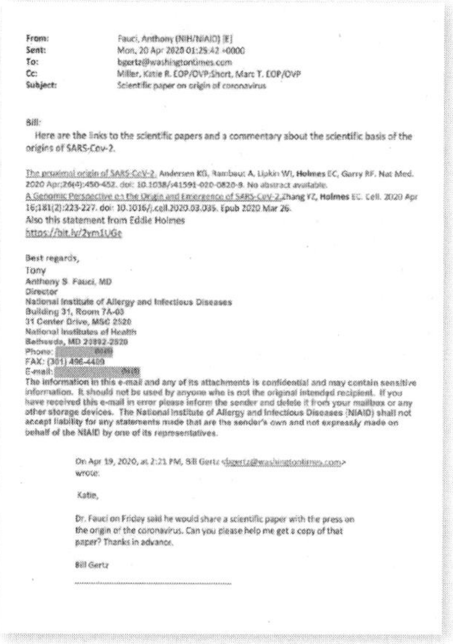

From: Fauci, Anthony (NIH/NIAID) [E]
Sent: Mon, 20 Apr 2020 01:25:42 +0000
To: bgertz@washingtontimes.com
Cc: Miller, Katie R. EOP/OVP;Short, Marc T. EOP/OVP
Subject: Scientific paper on origin of coronavirus

Bill:
Here are the links to the scientific papers and a commentary about the scientific basis of the origins of SARS-Cov-2.

The proximal origin of SARS-CoV-2. Andersen KG, Rambaut A, Lipkin WI, **Holmes** EC, Garry RF. Nat Med. 2020 Apr;26(4):450-452. doi: 10.1038/s41591-020-0820-9. No abstract available.
A Genomic Perspective on the Origin and Emergence of SARS-CoV-2.Zhang YZ, **Holmes** EC. Cell. 2020 Apr 16;181(2):223-227. doi: 10.1016/j.cell.2020.03.035. Epub 2020 Mar 26.
Also this statement from Eddie Holmes
https://bit.ly/2ym1UGe

Best regards,
Tony
Anthony S. Fauci, MD
Director
National Institute of Allergy and Infectious Diseases
Building 31, Room 7A-03
31 Center Drive, MSC 2520
National Institutes of Health
Bethesda, MD 20892-2520
Phone: [redacted]
FAX: (301) 496-4409
E-mail: [redacted]
The information in this e-mail and any of its attachments is confidential and may contain sensitive information. It should not be used by anyone who is not the original intended recipient. If you have received this e-mail in error please inform the sender and delete it from your mailbox or any other storage devices. The National Institute of Allergy and Infectious Diseases (NIAID) shall not accept liability for any statements made that are the sender's own and not expressly made on behalf of the NIAID by one of its representatives.

On Apr 19, 2020, at 2:21 PM, Bill Gertz <bgertz@washingtontimes.com> wrote:

Katie,

Dr. Fauci on Friday said he would share a scientific paper with the press on the origin of the coronavirus. Can you please help me get a copy of that paper? Thanks in advance.

Bill Gertz

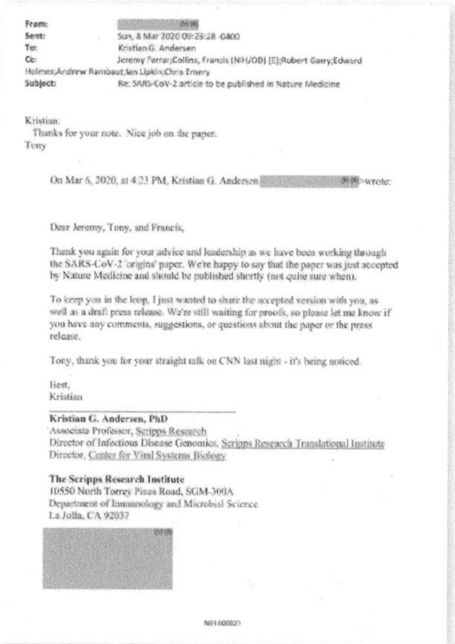

From: [redacted]
Sent: Sun, 8 Mar 2020 09:23:28 -0400
To: Kristian G. Andersen
Cc: Jeremy Farrar;Collins, Francis (NIH/OD) [E];Robert Garry;Edward Holmes;Andrew Rambaut;Ian Lipkin;Chris Emery
Subject: Re: SARS-CoV-2 article to be published in Nature Medicine

Kristian:
Thanks for your note. Nice job on the paper.
Tony

On Mar 6, 2020, at 4:23 PM, Kristian G. Andersen [redacted]>wrote:

Dear Jeremy, Tony, and Francis,

Thank you again for your advice and leadership as we have been working through the SARS-CoV-2 'origins' paper. We're happy to say that the paper was just accepted by Nature Medicine and should be published shortly (not quite sure when).

To keep you in the loop, I just wanted to share the accepted version with you, as well as a draft press release. We're still waiting for proofs, so please let me know if you have any comments, suggestions, or questions about the paper or the press release.

Tony, thank you for your straight talk on CNN last night - it's being noticed.

Best,
Kristian

Kristian G. Andersen, PhD
Associate Professor, Scripps Research
Director of Infectious Disease Genomics, Scripps Research Translational Institute
Director, Center for Viral Systems Biology

The Scripps Research Institute
10550 North Torrey Pines Road, SGM-300A
Department of Immunology and Microbial Science
La Jolla, CA 92037

[redacted]

NIH 000823

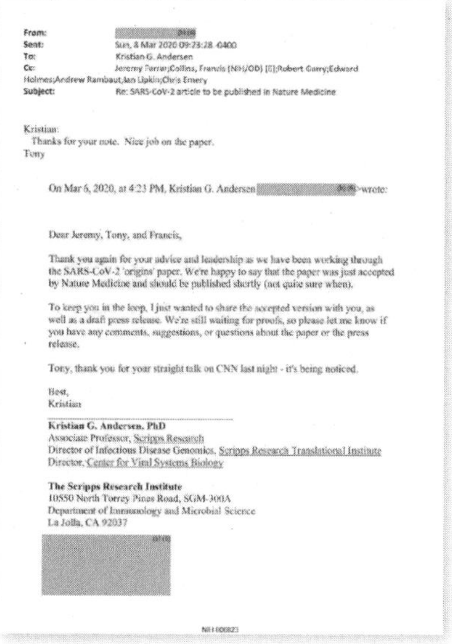

From: [redacted]
Sent: Sun, 8 Mar 2020 09:23:28 -0400
To: Kristian G. Andersen
Cc: Jeremy Farrar;Collins, Francis (NIH/OD) [E];Robert Garry;Edward Holmes;Andrew Rambaut;Ian Lipkin;Chris Emery
Subject: Re: SARS-CoV-2 article to be published in Nature Medicine

Kristian:
Thanks for your note. Nice job on the paper.
Tony

On Mar 6, 2020, at 4:23 PM, Kristian G. Andersen [redacted]>wrote:

Dear Jeremy, Tony, and Francis,

Thank you again for your advice and leadership as we have been working through the SARS-CoV-2 'origins' paper. We're happy to say that the paper was just accepted by Nature Medicine and should be published shortly (not quite sure when).

To keep you in the loop, I just wanted to share the accepted version with you, as well as a draft press release. We're still waiting for proofs, so please let me know if you have any comments, suggestions, or questions about the paper or the press release.

Tony, thank you for your straight talk on CNN last night - it's being noticed.

Best,
Kristian

Kristian G. Andersen, PhD
Associate Professor, Scripps Research
Director of Infectious Disease Genomics, Scripps Research Translational Institute
Director, Center for Viral Systems Biology

The Scripps Research Institute
10550 North Torrey Pines Road, SGM-300A
Department of Immunology and Microbial Science
La Jolla, CA 92037

[redacted]

NIH 000823

Sin embargo, la carta del Comité a Becerra no queda ahí, y ahonda en otra cuestión no menos polémica como es la financiación, por parte del Instituto de Alergias y Enfermedades Infecciosas de EE. UU. y los Institutos Nacionales de Salud de EE. UU., de los laboratorios de Wuhan, a través de la empresa EcoHealth Alliance, cuyo presidente es Peter Daszak. Este es un nombre que hay que recordar de aquí en adelante, porque es una de las figuras con más relevancia

From: Fauci, Anthony (NIH/NIAID) [E]
Sent: Sat, 1 Feb 2020 18:43:31 +0000
To: Kristian G. Andersen
Subject: RE: FW: Science: Mining coronavirus genomes for clues to the outbreak's origins

Thanks, Kristian. Talk soon on the call.

From: Kristian G. Andersen [redacted]>
Sent: Friday, January 31, 2020 10:32 PM
To: Fauci, Anthony (NIH/NIAID) [E] [redacted]
Cc: Jeremy Farrar [redacted]>
Subject: Re: FW: Science: Mining coronavirus genomes for clues to the outbreak's origins

Hi Tony,

Thanks for sharing. Yes, I saw this earlier today and both Eddie and myself are actually quoted in it. It's a great article, but the problem is that our phylogenetic analyses aren't able to answer whether the sequences are unusual at individual residues, except if they are completely off. On a phylogenetic tree the virus looks totally normal and the close clustering with bats suggest that bats serve as the reservoir. The unusual features of the virus make up a really small part of the genome (<0.1%) so one has to look really closely at all the sequences to see that some of the features (potentially) look engineered.

We have a good team lined up to look very critically at this, so we should know much more at the end of the weekend. I should mention that after discussions earlier today, Eddie, Bob, Mike, and myself all find the genome inconsistent with expectations from evolutionary theory. But we have to look at this much more closely and there are still further analyses to be done, so those opinions could still change.

Best,
Kristian

On Fri, Jan 31, 2020 at 18:47 Fauci, Anthony (NIH/NIAID) [E] [redacted]> wrote:

Jeremy/Kristian:
This just came out today. You may have seen it. If not, it is of interest to the current discussion.
Best,
Tony

From: Folkers, Greg (NIH/NIAID) [E] [redacted]
Sent: Friday, January 31, 2020 8:43 PM
Subject: Science: Mining coronavirus genomes for clues to the outbreak's origins

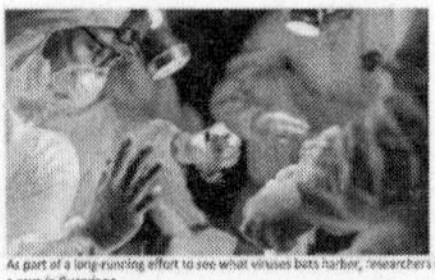

As part of a long-running effort to see what viruses bats harbor, researchers in China collect one from a cave in Guangdong.
EcoHealth Alliance

Mining coronavirus genomes for clues to the outbreak's origins

By Jon Cohen Jan. 31, 2020 , 6:20 PM

attaaaggtt tataccttcc caggtaacaa accaaccaac tttcgatctc ttgtagatct ...

That string of apparent gibberish is anything but: It's a snippet of a DNA sequence from the viral pathogen, dubbed 2019 novel coronavirus (2019-nCoV), that is overwhelming China and frightening the entire world. Scientists are publicly sharing an ever-growing number of full sequences of the virus from patients—53 at last count in the Global Initiative on Sharing All Influenza Data database. These viral genomes are being intensely studied to try to understand the origin of 2019-nCoV and how it fits on the family tree of related viruses found in bats and other species. They have also given glimpses into what this newly discovered virus physically looks like, how it's changing, and how it might be stopped.

"One of the biggest takeaway messages [from the viral sequences] is that there was a single introduction into humans and then human to human spread," says Trevor Bedford, a bioinformatics specialist at the University of Washington, Seattle. The role of Huanan Seafood Wholesale Market in Wuhan, China, in spreading 2019-nCoV remains murky, though such sequencing, combined with sampling the market's environment for the presence of the virus, is clarifying that it indeed had an important early role in amplifying the outbreak. The viral sequences, most researchers say, also knock down the idea the pathogen came from a virology institute in Wuhan.

In all, 2019-nCoV has nearly 29,000 nucleotides bases that hold the genetic instruction book to produce the virus. Although it's one of the many viruses whose genes are in the form of RNA, scientists convert the viral genome into DNA, with bases known in shorthand as A, T, C, and G, to make it easier to study. Many analyses of 2019-nCoV's sequences have already appeared on virological.org, nextstrain.org, preprint servers like bioRxiv, and even in peer-reviewed journals. The sharing of the sequences by Chinese researchers allowed public health labs around the world to develop their own diagnostics for the virus, which now has been found in 18 other countries. (*Science*'s news stories on the outbreak can be found here.)

When the first 2019-nCoV sequence became available, researchers placed it on a family tree of known coronaviruses—which are abundant and infect many species—and found that it was most closely related to relatives found in bats. A team led by Shi Zheng-Li, a coronavirus specialist at the Wuhan Institute of Virology, reported on 23 January on bioRxiv that 2019-nCoV's sequence was 96.2% similar to a bat virus and had 79.5% similarity to the coronavirus that causes severe acute respiratory syndrome (SARS), a disease whose initial outbreak was also in China more than 15 years ago. But the SARS coronavirus has a similarly close relationship to bat viruses, and sequence data make a powerful case that it jumped into people from a coronavirus in civets that differed from human SARS viruses by as few as 10 nucleotides. That's one reason why many scientists suspect there's an "intermediary" host species—or several—between bats and 2019-nCoV.

According to Bedford's analysis, the bat coronavirus sequence that Shi Zheng-Li's team highlighted, dubbed RaTG13, differs from 2019-nCoV by nearly 1100 nucleotides. On nextstrain.org, a site he co-founded, Bedford has created coronavirus family trees (example below) that include bat, civet, SARS, and 2019-nCoV sequences. (The trees are interactive—by dragging a computer mouse over them, it's easy to see the differences and similarities between the sequences.)

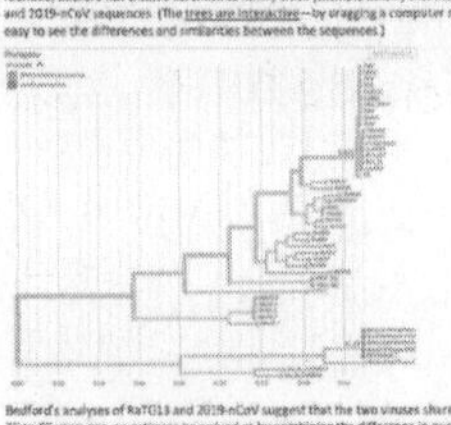

Bedford's analyses of RaTG13 and 2019-nCoV suggest that the two viruses shared a common ancestor 25 to 65 years ago, an estimate he arrived at by combining the difference in nucleotides between the viruses with the presumed rates of mutation in other coronaviruses. So it likely took decades for RaTG13-like viruses to mutate into 2019-nCoV.

Middle East respiratory syndrome (MERS), another human disease caused by a coronavirus, similarly has a link to bat viruses. But studies have built a compelling case it jumped to humans from camels. And the phylogenetic tree from Shi's bioRxiv paper (below) makes the camel-MERS link easy to see.

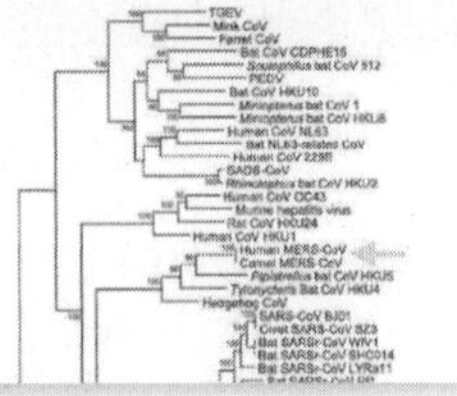

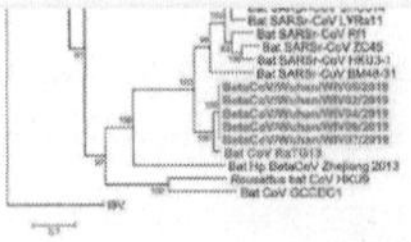

The longer a virus circulates in a human populations, the more time it has to develop mutations that differentiate strains in infected people, and given that the 2019-nCoV sequences analyzed to date differ from each other by seven nucleotides at most, this suggests it jumped into humans very recently. But it remains a mystery which animal spread the virus to humans. "There's a very large gray area between viruses detected in bats and the virus now isolated in humans," says Vincent Munster, a virologist at the U.S. National Institute of Allergy and Infectious Diseases who studies coronaviruses in bats, camels, and others species.

Strong evidence suggests the marketplace played an early role in spreading 2019-nCoV, but whether it was the origin of the outbreak remains uncertain. Many of the initially confirmed 2019-nCoV cases—27 of the first 41 in one report, 26 of 47 in another—were connected to the Wuhan market, but up to 45%, including the earliest handful, were not. This raises the possibility that the initial jump into people happened elsewhere.

According to Xinhua, the state-run news agency, "environmental sampling" of the Wuhan seafood market has found evidence of 2019-nCoV. Of the 585 samples tested, 33 were positive for 2019-nCoV and all were in the huge market's western portion, which is where wildlife were sold. "The positive tests from the wet market are hugely important," says Edward Holmes, an evolutionary biologist at the University of Sydney who collaborated with the first group to publicly release a 2019-nCoV sequence. "Such a high rate of positive tests would strongly imply that animals in the market played a key role in the emergence of the virus."

Yet there have been no preprints or official scientific reports on the sampling, so it's not clear which, if any, animals tested positive. "Until you consistently isolate the virus out of a single species, it's really, really difficult to try and determine what the natural host is," says Kristian Andersen, an evolutionary biologist at Scripps Research.

One possible explanation for the confusion about where the virus first entered humans is if there was a batch of recently infected animals sold at different marketplaces. Or an infected animal trader could have transmitted the virus to different people at different markets. Or, Bedford suggests, those early cases could have been infected by viruses that didn't easily transmit and sputtered out. "It would be hugely helpful to have just a sequence or two from the marketplace [environmental sampling] that could illuminate how many zoonoses occurred and when they occurred," Bedford says.

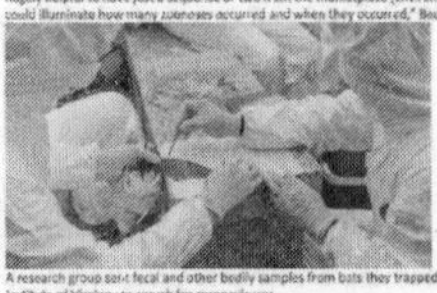

A research group sent fecal and other bodily samples from bats they trapped in caves to the Wuhan Institute of Virology to search for coronaviruses.
EcoHealth Alliance

In the absence of clear conclusions about the outbreak's origin, theories thrive, and some have been scientifically shaky. A sequence analysis led by Wei Ji of Peking University and published online by the *Journal of Medical Virology* received substantial press coverage when it suggested that "snake is the most probable wildlife animal reservoir for the 2019-nCoV." Sequence specialists, however, pilloried it.

Conspiracy theories also abound. A CBC News report about the Canadian government deporting Chinese scientists who worked in a Winnipeg lab that studies dangerous pathogens was distorted on social media to suggest that they were spies who had smuggled out coronaviruses. The Wuhan Institute of Virology, which is the premier lab in China that studies bat and human coronaviruses, has also come under fire. "Experts debunk fringe theory linking China's coronavirus to weapons research," read a headline on a story in *The Washington Post* that focused on the facility.

Concerns about the institute predate this outbreak. *Nature* ran a story in 2017 about it building a new biosafety level 4 lab and included molecular biologist Richard Ebright of Rutgers University, Piscataway, expressing concerns about accidental infections, which he noted repeatedly happened with lab workers handling SARS in Beijing. Ebright, who has a long history of raising red flags about studies with dangerous pathogens, also in 2015 criticized an experiment in which modifications were made to a SARS-like virus circulating in Chinese bats to see whether it had the potential to cause disease in humans. Earlier this week, Ebright questioned the accuracy of Bedford's calculation that there are at least 25 years of evolutionary distance between RaTG13—the virus held in the Wuhan virology institute—and 2019-nCoV, arguing that the mutation rate may have been different as it passed through different hosts before humans. Ebright tells *ScienceInsider* that the 2019-nCoV data are "consistent with entry into the human population as a natural accident."

Shi did not reply to emails from Science, but her longtime collaborator, disease ecologist Peter Daszak of the EcoHealth Alliance, dismissed Ebright's conjecture. "Every time there's an emerging disease, a new virus, the same story comes out: This is a spillover or the release of an agent or a bioengineered virus," Daszak says. "It's just a shame. It seems humans can't resist controversy and these myths, yet it's staring us right in the face. There's this incredible diversity of viruses in wildlife and we've just scratched the surface. Within that diversity, there will be some that can infect people and within that group will be some that cause illness."

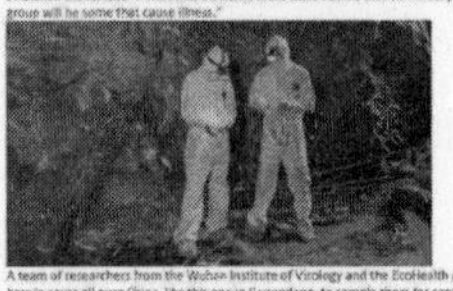

A team of researchers from the Wuhan Institute of Virology and the EcoHealth Alliance have trapped bats in caves all over China, like this one in Guangdong, to sample them for coronaviruses.
EcoHealth Alliance

Daszak and Shi's group have for 8 years been trapping bats in caves around China to sample their feces and blood for viruses. He says they have sampled more than 10,000 bats and 2000 other species. They have found some 500 novel coronaviruses, about 50 of which fall relatively close to the SARS virus on the family tree, including RaTG13—it was fished out of a bat fecal sample they collected in 2013 from a cave in Mogiang in Yunnan province. "We cannot assume that just because this virus from Yunnan has high sequence identity with the new one that that's the origin," Daszak says, noting that only a tiny fraction of coronaviruses that infect bats have been discovered. "I expect that once we've sampled and sampled and sampled across southern China and central China that we're going to find many other viruses and some of them will be closer [to 2019-nCoV]."

It's not just a "curious interest" to figure out what sparked the current outbreak, Daszak says. "If we don't find the origin, it could still be a raging infection at a farm somewhere, and once this outbreak dies, there could be a continued spillover that's really hard to stop. But the jury is still out on what the real origins of this are."

Posted in:

- Asia/Pacific
- Health
- Coronavirus

doi:10.1126/science.abb1256

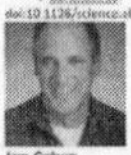

Jon Cohen

Jon is a staff writer for *Science*.

- Email Jon
- Twitter

Disclaimer: Any third-party material in this email has been shared for internal use under fair use provisions of U.S. copyright law, without further verification of its accuracy/veracity. It does not necessarily represent my views nor those of NIAID, NIH, HHS, or the U.S. government.

en las investigaciones de coronavirus que se realizaban en Wuhan. De hecho, estas investigaciones podían realizarse porque Daszak, a través de su empresa, era quien proporcionaba las subvenciones para financiarlas.

Y, dice así este extracto de la carta:

> A pesar de que el doctor Fauci afirmó lo contrario en múltiples ocasiones, de hecho, estaba al tanto de la relación monetaria entre el NIAID y el NIH de EE. UU. (...), antes del 27 de enero de 2020.
>
> El doctor Fauci también sabía que el NIAID trabajó con EcoHealth para diseñar una política de subvenciones para eludir la moratoria con respecto a la investigación sobre **ganancia de función*** en ese momento.
>
> Esta nueva política, diseñada por EcoHealth y acordada por NIAID, permitió a EcoHealth completar experimentos peligrosos con nuevos coronavirus de murciélago con muy poca supervisión, que de otro modo habrían sido bloqueados por la moratoria.
>
> En enero de 2020, el doctor Fauci también sabía que EcoHealth no cumplía con los términos de su subvención que financió al laboratorio BSL4 del Instituto de Virología de Wuhan. Además, era consciente de que EcoHealth debía presentar un informe de progreso

*** Ganancia de función.**
«Ganancia de función» es un concepto utilizado para describir un cambio en cualquier organismo a través de cualquier proceso que haga que adquiera una nueva función. Ciertos experimentos de ganancia de función han generado preocupación debido a su potencial para aumentar el peligro que representa para los humanos un agente infeccioso, como un virus.

Estas preocupaciones se han acentuado por la incertidumbre sobre el origen del virus SARS-CoV-2, responsable de la pandemia de COVID-19, y los indicios que apuntan a que el virus SARS-CoV-2 pudo haber sido creado en un laboratorio como producto de una investigación de ganancia de función.

Consejo Nacional de Investigación Médica y de Salud de Australia [NHMRC, por sus siglas en inglés].

anual al NIAID antes del 30 de septiembre de 2019 y no lo había hecho.

Posteriormente, el Comité se enteró de que EcoHealth no remitió estos informes, presumiblemente para ocultar un experimento de ganancia de función realizado con nuevos coronavirus de murciélago infecciosos y potencialmente letales.

Esta segunda cuestión abordada en la carta de los republicanos del Comité de Investigación, enviada bajo el membrete del Congreso de los EE. UU., deja claro que, en enero de 2020, Anthony Fauci sabía que el Instituto de Alergias y Enfermedades Infecciosas había estado financiando a la EcoHealth de Peter Daszak y que tenía como beneficiario al Instituto de Virología de Wuhan. También deja claro que Fauci sabía que EcoHealth no cumplía con los informes requeridos para las subvenciones y que en los laboratorios de Wuhan se estaban llevando a cabo prácticas de ganancia de función subvencionadas por ellos.

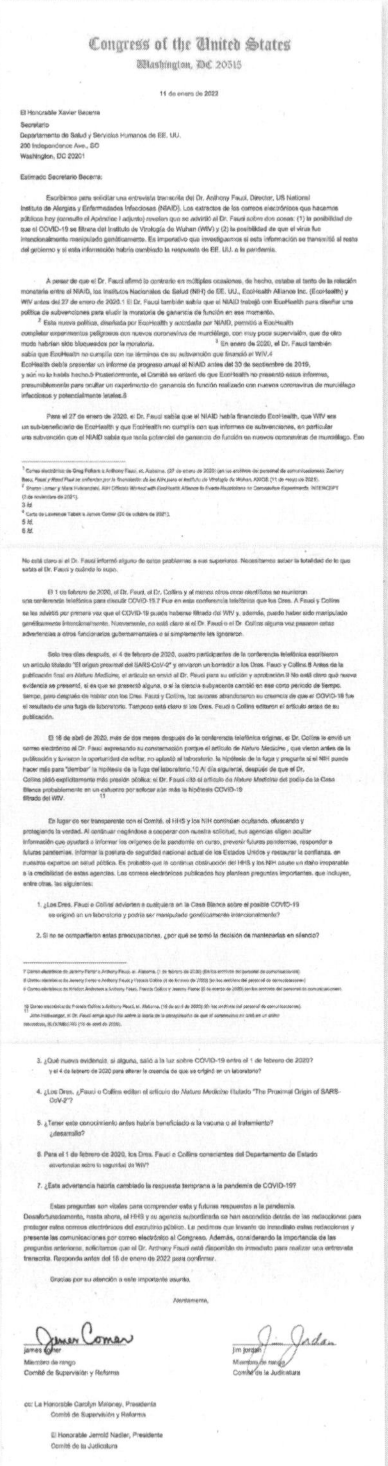

Congress of the United States
Washington, DC 20515

11 de enero de 2022

El Honorable Xavier Becerra
Secretario
Departamento de Salud y Servicios Humanos de EE. UU.
200 Independence Ave., SO
Washington, DC 20201

Estimado Secretario Becerra:

Escribimos para solicitar una entrevista transcrita del Dr. Anthony Fauci, Director, US National Instituto de Alergias y Enfermedades Infecciosas (NIAID). Los extractos de los correos electrónicos que hacemos públicos hoy (consulte el Apéndice I adjunto) revelan que se advirtió al Dr. Fauci sobre dos cosas: (1) la posibilidad de que el COVID-19 se filtrara del Instituto de Virología de Wuhan (WIV) y (2) la posibilidad de que el virus fue intencionalmente manipulado genéticamente. Es imperativo que investiguemos si esta información se transmitió al resto del gobierno y si esta información habría cambiado la respuesta de EE. UU. a la pandemia.

A pesar de que el Dr. Fauci afirmó lo contrario en múltiples ocasiones, de hecho, estaba al tanto de la relación monetaria entre el NIAID, los Institutos Nacionales de Salud (NIH) de EE. UU., EcoHealth Alliance Inc. (EcoHealth) y WIV antes del 27 de enero de 2020.1 El Dr. Fauci también sabía que el NIAID trabajó con EcoHealth para diseñar una política de subvenciones para eludir la moratoria de ganancia de función en ese momento.

[2] Esta nueva política, diseñada por EcoHealth y acordada por NIAID, permitió a EcoHealth completar experimentos peligrosos con nuevos coronavirus de murciélago, con muy poca supervisión, que de otro modo habrían sido bloqueados por la moratoria. [3] En enero de 2020, el Dr. Fauci también sabía que EcoHealth no cumplía con los términos de su subvención que financió el WIV.4 EcoHealth debía presentar un informe de progreso anual al NIAID antes del 30 de septiembre de 2019, y aún no lo había hecho.5 Posteriormente, el Comité se enteró de que EcoHealth no presentó estos informes, presumiblemente para ocultar un experimento de ganancia de función realizado con nuevos coronavirus de murciélago infecciosos y potencialmente letales.6

Para el 27 de enero de 2020, el Dr. Fauci sabía que el NIAID había financiado EcoHealth, que WIV era un sub-beneficiario de EcoHealth y que EcoHealth no cumplía con sus informes de subvenciones, en particular una subvención que el NIAID sabía que tenía potencial de ganancia de función en nuevos coronavirus de murciélago. Eso

[1] Correo electrónico de Greg Folkers a Anthony Fauci, et. Alabama. (27 de enero de 2020) (en los archivos del personal de comunicaciones); Zachary Basu, *Fauci y Rand Paul se enfrentan por la financiación de los NIH para el Instituto de Virología de Wuhan*, AXIOS (11 de mayo de 2021).
[2] Sharon Lerner y Mara Hvistendahl, *NIH Officials Worked with EcoHealth Alliance to Evade Restrictions on Coronavirus Experiments*, INTERCEPT (3 de noviembre de 2021).
3 *Id.*
[4] Carta de Lawrence Tabak a James Comer (20 de octubre de 2021).
5 *Id.*
6 *Id.*

No está claro si el Dr. Fauci informó alguno de estos problemas a sus superiores. Necesitamos saber la totalidad de lo que sabía el Dr. Fauci y cuándo lo supo.

El 1 de febrero de 2020, el Dr. Fauci, el Dr. Collins y al menos otros once científicos se reunieron una conferencia telefónica para discutir COVID-19.7 Fue en esta conferencia telefónica que los Dres. A Fauci y Collins se les advirtió por primera vez que el COVID-19 puede haberse filtrado del WIV y, además, puede haber sido manipulado genéticamente intencionalmente. Nuevamente, no está claro si el Dr. Fauci o el Dr. Collins alguna vez pasaron estas advertencias a otros funcionarios gubernamentales o si simplemente las ignoraron.

Solo tres días después, el 4 de febrero de 2020, cuatro participantes de la conferencia telefónica escribieron un artículo titulado "El origen proximal del SARS-CoV-2" y enviaron un borrador a los Dres. Fauci y Collins.8 Antes de la publicación final en *Nature Medicine*, el artículo se envió al Dr. Fauci para su edición y aprobación.9 No está claro qué nueva evidencia se presentó, si es que se presentó alguna, o si la ciencia subyacente cambió en ese corto período de tiempo. tiempo, pero después de hablar con los Dres. Fauci y Collins, los autores abandonaron su creencia de que el COVID-19 fue el resultado de una fuga de laboratorio. Tampoco está claro si los Dres. Fauci o Collins editaron el artículo antes de su publicación.

El 16 de abril de 2020, más de dos meses después de la conferencia telefónica original, el Dr. Collins le envió un correo electrónico al Dr. Fauci expresando su consternación porque el artículo de *Nature Medicine*, que vieron antes de la publicación y tuvieron la oportunidad de editar, no aplastó al laboratorio. la hipótesis de la fuga y pregunta si el NIH puede hacer más para "derribar" la hipótesis de la fuga del laboratorio.10 Al día siguiente, después de que el Dr. Collins pidió explícitamente más presión pública: el Dr. Fauci citó el artículo de *Nature Medicine* del podio de la Casa Blanca probablemente en un esfuerzo por sofocar aún más la hipótesis COVID-19 filtrado del WIV. 11

En lugar de ser transparente con el Comité, el HHS y los NIH continúan ocultando, ofuscando y protegiendo la verdad. Al continuar negándose a cooperar con nuestra solicitud, sus agencias eligen ocultar información que ayudará a informar los orígenes de la pandemia en curso, prevenir futuras pandemias, responder a futuras pandemias, informar la postura de seguridad nacional actual de los Estados Unidos y restaurar la confianza. en nuestros expertos en salud pública. Es probable que la continua obstrucción del HHS y los NIH cause un daño irreparable a la credibilidad de estas agencias. Los correos electrónicos publicados hoy plantean preguntas importantes, que incluyen, entre otras, las siguientes:

1. ¿Los Dres. Fauci o Collins advierten a cualquiera en la Casa Blanca sobre el posible COVID-19 se originó en un laboratorio y podría ser manipulado genéticamente intencionalmente?

2. Si no se compartieron estas preocupaciones, ¿por qué se tomó la decisión de mantenerlas en silencio?

7 Correo electrónico de Jeremy Farrar a Anthony Fauci, et. Alabama. (1 de febrero de 2020) (En los archivos del personal de comunicaciones).
8 Correo electrónico de Jeremy Farrar a Anthony Fauci y Francis Collins (4 de febrero de 2020) (en los archivos del personal de comunicaciones).
9 Correo electrónico de Kristian Andersen a Anthony Fauci, Francis Collins y Jeremy Farrar (8 de marzo de 2020) (en los archivos del personal de comunicaciones.

10 Correo electrónico de Francis Collins a Anthony Fauci, et. Alabama. (16 de abril de 2020) (En los archivos del personal de comunicaciones).
11 John Hollinberger, *El Dr. Fauci arroja agua fría sobre la teoría de la conspiración de que el coronavirus se creó en un atino laboratorio*, BLOOMBERG (18 de abril de 2020).

3. ¿Qué nueva evidencia, si alguna, salió a la luz sobre COVID-19 entre el 1 de febrero de 2020? y el 4 de febrero de 2020 para alterar la creencia de que se originó en un laboratorio?

4. ¿Los Dres. ¿Fauci o Collins editan el artículo de *Nature Medicine* titulado "The Proximal Origin of SARS-CoV-2"?

5. ¿Tener este conocimiento antes habría beneficiado a la vacuna o al tratamiento? ¿desarrollo?

6. Para el 1 de febrero de 2020, los Dres. Fauci o Collins conscientes del Departamento de Estado advertencias sobre la seguridad de WIV?

7. ¿Esta advertencia habría cambiado la respuesta temprana a la pandemia de COVID-19?

Estas preguntas son vitales para comprender esta y futuras respuestas a la pandemia. Desafortunadamente, hasta ahora, el HHS y su agencia subordinada se han escondido detrás de las redacciones para proteger estos correos electrónicos del escrutinio público. Le pedimos que levante de inmediato estas redacciones y presente las comunicaciones por correo electrónico al Congreso. Además, considerando la importancia de las preguntas anteriores, solicitamos que el Dr. Anthony Fauci esté disponible de inmediato para realizar una entrevista transcrita. Responda antes del 18 de enero de 2022 para confirmar.

Gracias por su atención a este importante asunto.

Atentamente,

James Comer
james comer
Miembro de rango
Comité de Supervisión y Reforma

Jim Jordan
Jim jordan
Miembro de rango
Comité de la Judicatura

cc: La Honorable Carolyn Maloney, Presidenta
Comité de Supervisión y Reforma

El Honorable Jerrold Nadler, Presidente
Comité de la Judicatura

Carta de los republicanos del Comité de Supervisión de la Cámara de Representantes.

Lo que más me indigna de todo este tejemaneje es que en el encabezado de todas las subvenciones que tanto el NIAID como el NIH de EE. UU. estaban otorgando, con Anthony Fauci a los mandos, se especificaba cada una de las propuestas de los trabajos que pensaban realizar, y eso es de dominio público. No hay excusa para negarlo. Los beneficiarios de todas y cada una de las subvenciones que se concedieron exponían de forma clara el objetivo de su investigación, con el fin de aclarar qué se planeaba hacer con el dinero que recibirían, ya que era un requisito para acceder a la financiación. Por ejemplo, en las solicitudes de las subvenciones otorgadas en los años 2018 y 2019 se detallaba que eran para realizar investigaciones de CoV y de la **proteína *spike****:

* ***Spike***:
La principal proteína que se encuentra en la envoltura del virus y tiene la capacidad de unirse solo a ciertos receptores en la célula huésped, como los receptores ACE2 humanos.

«Se probarán las predicciones de la transmisión entre especies de CoV. Los modelos predictivos de la variedad de huéspedes se probarán experimentalmente utilizando genética inversa, ensayos de unión a receptores y pseudovirus y experimentos de infección de virus en una variedad de cultivos celulares de diferentes especies y de ratones humanizados. Usaremos datos de secuencias de la proteína *spike*, tecnología de clones infecciosos, en experimentos de infección *in vitro* e *in vivo*...».

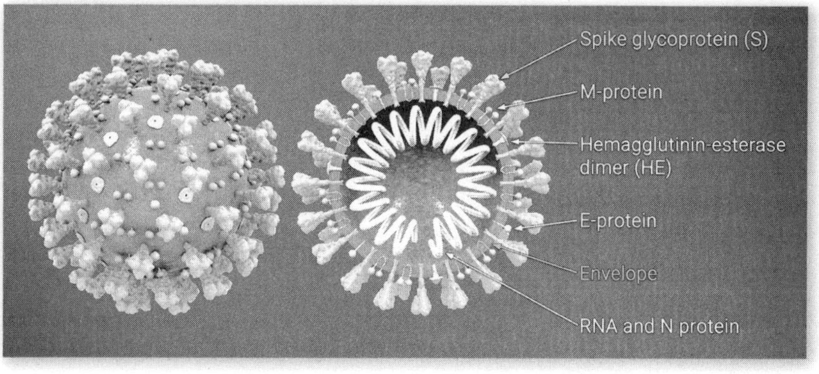

Estructura del coronavirus (fuente: www.scientificanimations.com / Wikipedia).

¿Y esto qué quiere decir? Pues que Shi Zhengli, la directora de los experimentos, se proponía crear nuevos coronavirus con la mayor infectividad posible para las células humanas. Lo dejó bien claro en el enunciado de sus propuestas: esos experimentos se iban a realizar gracias a la subvención que se estaba solicitando.

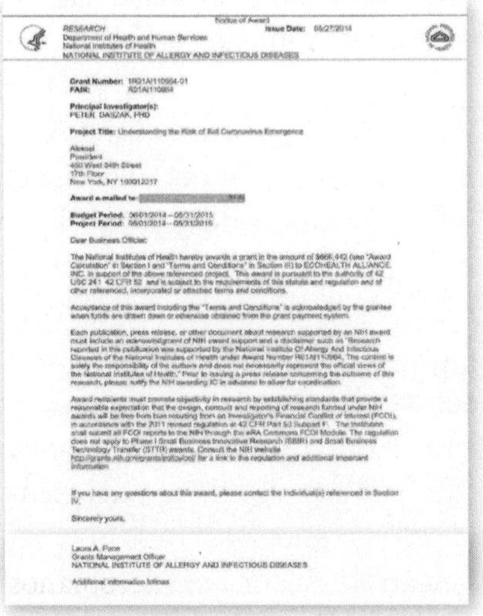
Notice of Award

RESEARCH
Department of Health and Human Services
National Institutes of Health
NATIONAL INSTITUTE OF ALLERGY AND INFECTIOUS DISEASES

Issue Date: 05/27/2014

Grant Number: 1R01AI110964-01
FAIN: R01AI110964

Principal Investigator(s):
PETER DASZAK, PHD

Project Title: Understanding the Risk of Bat Coronavirus Emergence

Award e-mailed to: [redacted]

Budget Period: 06/01/2014 – 05/31/2015
Project Period: 06/01/2014 – 05/31/2019

Dear Business Official:

The National Institutes of Health hereby awards a grant in the amount of $666,442 (see "Award Calculation" in Section I and "Terms and Conditions" in Section III) to ECOHEALTH ALLIANCE, INC. in support of the above referenced project.

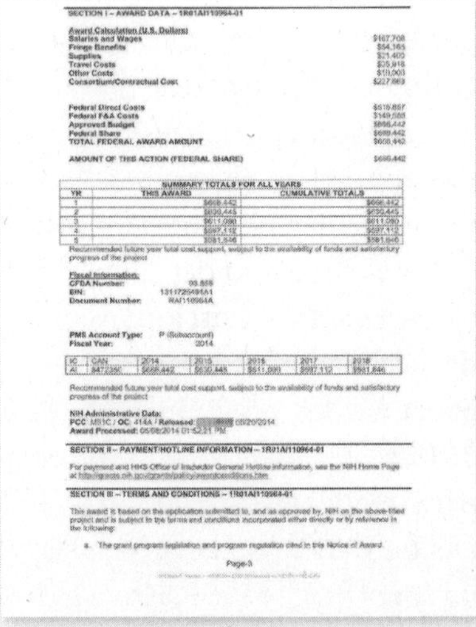
SECTION I – AWARD DATA – 1R01AI110964-01

Award Calculation (U.S. Dollars)

Salaries and Wages	$167,708
Fringe Benefits	$54,165
Supplies	$21,400
Travel Costs	$35,918
Other Costs	$10,000
Consortium/Contractual Cost	$227,869
Federal Direct Costs	$516,887
Federal F&A Costs	$149,555
Approved Budget	$666,442
Federal Share	$666,442
TOTAL FEDERAL AWARD AMOUNT	$666,442
AMOUNT OF THIS ACTION (FEDERAL SHARE)	$666,442

SUMMARY TOTALS FOR ALL YEARS		
YR	THIS AWARD	CUMULATIVE TOTALS
1	$666,442	$666,442
2	$630,445	$630,445
3	$611,090	$611,090
4	$597,112	$597,112
5	$581,646	$581,646

Recommended future year total cost support, subject to the availability of funds and satisfactory progress of the project

Fiscal Information:
CFDA Number: 93.855
Document Number: RAI110964A

PMS Account Type: P (Subaccount)
Fiscal Year: 2014

IC	CAN	2014	2015	2016	2017	2018
AI	8472350	$666,442	$630,445	$611,090	$597,112	$581,646

Recommended future year total cost support, subject to the availability of funds and satisfactory progress of the project

SECTION II – PAYMENT/HOTLINE INFORMATION – 1R01AI110964-01

SECTION III – TERMS AND CONDITIONS – 1R01AI110964-01

La investigación que se acometía y el hecho de que fuera financiada por el NIAID y el NIH de EE. UU. eran asuntos tan graves que, en julio de 2020, en medio de la pandemia de COVID-19 y por expresa orden de la Casa Blanca, se comunicó a EcoHealth que se le retiraba cualquier tipo de subvención. Peter Daszak recibió el requerimiento a través de una carta:

> «Como usted sabe, los NIH han recibido informes de que el Instituto de Virología de Wuhan, un receptor secundario de EcoHealth Alliance, ha estado realizando investigaciones en sus instalaciones en China que plantean serias preocupaciones de bioseguridad y, como resultado, crean amenazas para la salud y el bienestar del público en China y otros países, incluido EE. UU.».

Pero el daño ya estaba hecho. En julio del 2020, el mundo entero estaba sufriendo las consecuencias del COVID-19. Y yo me pregunto: ¿se podía haber evitado?, ¿con qué fin estaban fabricando un virus altamente contagioso en el laboratorio? Y, sobre todo, ¿quién manda en los laboratorios de Wuhan?

Quién manda en los laboratorios de Wuhan

Una de las cosas que llamaron mi atención al principio de la investigación fue saber que en el Instituto de Virología de Wuhan (WIV) y en el Centro para el Control y Prevención de Enfermedades de Wuhan (WHCDC) operan un comité del Partido Comunista Chino y miembros del ejército, el Ejército Popular de Liberación (EPL).

Pero voy por partes.

Hablé con Michael McCaul, el miembro de más alto rango del Comité de Inteligencia de la Cámara de EE. UU., y me dijo que él y su equipo pudieron identificar a ocho miembros del partido ligados al laboratorio del Instituto de Virología de Wuhan BSL4 y al laboratorio del Centro para el Control de Enfermedades Infecciosas del CDC de Wuhan. Se trata de los investigadores Liu Qiaojiue y Shen Xurui, del Centro de Enfermedades Emergentes Infecciosas; Zhang Xiaowei y Yang Mengsi, del Centro de Investigación de Microbiología y Nanobiología; Wu Yan y Wang Qingxing, del Centro de Investigación de Virus Moleculares y Patología; y Tang Shuang y He Lihong, del Centro de Investigación de Recursos Microbianos y Bioinformática.

Según el equipo de investigación de McCaul, estos funcionarios realizan su función como investigadores al mismo tiempo que sirven a los comités de propaganda del Partido Comunista Chino. Es decir, son científicos al mismo tiempo que sirven a la política de su Gobierno y, por ende, a sus militares.

También es cierto que este hecho no sorprende en China y para nada se trata de un caso aislado. Por supuesto, el partido es la máxima prioridad para los casi ochenta millones de personas que lo integran. La mayoría son reclutados entre los jóvenes que destacan en las universidades: así resulta más fácil mantenerlos bajo su control. De hecho, el partido es tan importante para ellos que lo sitúan, en palabras de Xi Jinping, en primera posición en el orden necesario de lealtad personal, seguido por el país, la gente y la ley. Los jóvenes que son captados participan en pequeñas ligas en las que ponen en juego su inteligencia para poder conseguir puestos de relevancia en universidades, laboratorios, empresas… Y, entre los jóvenes que más sobresalen, después de haber demostrado su pericia y sus habilidades dentro de los trabajos que les han sido asignados, también son elegidos aquellos que formarán parte del Congreso del Partido o aquellos que serán incluidos en algún comité. De todo esto, cómo no, se encuentra una información bastante limitada.

En cualquier caso, y por muy normal que esto sea en China, no deja de tener su importancia. Sin ir más lejos, la directora general del Instituto de Virología de Wuhan, Wang Yanyi, pertenece al partido Zhi Gong —uno de los ocho partidos políticos minoritarios en China, controlados por el PCCh— desde el año 2010, y desde el 2018 es también la directora adjunta del Comité Municipal del partido en Wuhan. Y, como digo, este es un dato que, aunque relevante, no debería de sorprender si tenemos en cuenta que hasta que se construyó, en colaboración franco-china, el laboratorio BSL4, todos los laboratorios BSL3 existentes en la República Popular China, no solo en Wuhan, estaban siendo controlados por el Ejército. Es más, el primer ministro francés, Jean-Pierre Raffarin, quien estuvo ratificando el acuerdo del proyecto para la construcción del laboratorio BSL4 de Wuhan —junto con el entonces presidente de Francia, Jacques Chirac—, mostró públicamente sus dudas sobre si la República Popular China haría un mal uso de las instalaciones del nuevo laboratorio, con un programa de guerra biológica. Sin embargo, y pese a las dudas, Francia selló el acuerdo.

Así mismo, el 1 de diciembre de 2020, a las 18:55, la Oficina de Supervisión General del Centro para el Control y Prevención de Enfermedades publicó una información procesal que deja claras cuáles son las principales responsabilidades de la Comisión Municipal de la Salud de Wuhan:

> «El Comité de Salud implementa los principios, políticas, decisiones y despliegues del Comité Central del Partido, y del Comité Provincial del Partido, en el trabajo de salud; implementa los requisitos de trabajo del Comité Municipal del Partido, se adhiere y fortalece la dirección centralizada y unificada del Partido en salud y trabaja en el proceso de desempeño de sus funciones.
> Ahora el director es Zheng Yun».

Cuando leí esta información tuve curiosidad por visitar la página del actual director Zheng Yun en el WHCDC. Con una claridad meridiana apunta que el señor Yun «se unió a la obra en agosto de 1989 y al Partido Comunista de China en febrero de 1993».

Con esto hemos comprobado cómo la política dirige a la ciencia en los laboratorios, pero ¿y los militares?

Militares en los laboratorios de Wuhan

En febrero del 2020 —ya en pandemia—, Chen Wei, general del Ejército Popular de Liberación chino, aterrizó en Wuhan y tomó el control del laboratorio BSL4, hasta entonces liderado por el virólogo Zhang Yong Zhen.

La general Chen Wei es investigadora en la Academia de Ciencias Médicas Militares en Pekín. En enero de 2018 fue nombrada miembro del XIII Comité Nacional de la Conferencia Consultiva Política del Pueblo Chino (CCPPCh). Según la Comisión de Revisión de Seguridad Económica entre Estados Unidos y China, la Conferencia Consultiva es un «organismo de coordinación crítico que reúne a representantes de otros grupos de interés de China y está dirigido por un miembro de la máxima autoridad con competencias sobre la toma de las decisiones del más alto nivel de China: el Comité del Partido Comunista chino».

Conforme consta en un informe de Seguridad Nacional, en una hoja informativa desclasificada (publicada por el Departamento de Estado el 15 de enero de 2021) se puede leer que, en los años previos a la pandemia, los investigadores del Instituto de Virología de Wuhan participaron en investigaciones clasificadas, que incluían experimentos con animales, en nombre del Ejército Popular de Liberación de China. El informe confirma que el WIV tenía múltiples conexiones con los investigadores del EPL antes de la pandemia de COVID-19. Algunos de aquellos eran mencionados en el sitio web en inglés del citado Instituto de Virología.

El Comité Académico del Laboratorio Estatal Clave de Virología en el Instituto de Investigación de Wuhan, que pertenece al Centro para el Control y Prevención de Enfermedades (WHCDC), incluyó a un director adjunto de la Segunda Universidad Médica Militar y a un miembro del Hospital Militar 302 de China.

El Comité Científico Asesor del Centro de Enfermedades Infecciosas Emergentes de Wuhan tuvo entre sus miembros a un investigador del Instituto de Veterinaria Militar de la Academia de Ciencias Médicas Militares.

El sitio web mencionado se eliminó, en plena pandemia, el 28 de mayo de 2020, junto con las listas del comité.

EVIDENCE OF A LAB LEAK

Academic Committee of State key laboratory of virology, WIV, CAS

Director: Zihe RAO, Tsinghua University, China.

Deputy Directors: Hongyang WANG, The Second Military Medical University, China.

Hongbin SHU, Wuhan University, China.

Members:

Jianfang GUI, Institute of Hydrobiology, Chinese Academy of Sciences, China.

Fusheng WANG, 302 Military Hospital of China, China.

Hualan CHEN, Harbin Veterinary Research Institute, Chinese Academy of Agricultural Sciences, China.

Zhenghong YUAN, Fudan University, China.

Ningshao XIA, Xiamen University, China.

Linqi ZHANG, Tsinghua University, China.

Musheng ZENG, Sun Yat-sen University, China.

Jianguo WU, Wuhan University, China.

Xinwen CHEN, Wuhan Institute of Virology, Chinese Academy of Sciences, China.

Ke LAN, Wuhan University, China.

Fig. 3: Archived Versions of the WIV Committees Page

El Instituto de Virología de Wuhan, concretamente su laboratorio BSL4, y el laboratorio del WHCDC tienen entre sus miembros a cargos del Ejército de Liberación Popular chino.

La aparición de la general en el laboratorio no ha estado exenta de desmentidos, como era de esperar. Pero la noticia fue publicada en China. Incluso fue divulgada por *Douban*, una página web conocida por sus censuras a cualquier crítica que se le haga al Partido Comunista chino. El titular no deja lugar a dudas: «La general de división Chen Wei, la principal experta en armas biológicas de China, se hace cargo del laboratorio de virus BSL4 de Wuhan».

Abierta la veda a causa de esta información sobre la militarización del laboratorio, y teniendo en cuenta el medio de comunicación que lo filtraba, no tardó en ser un secreto a voces y otros medios se

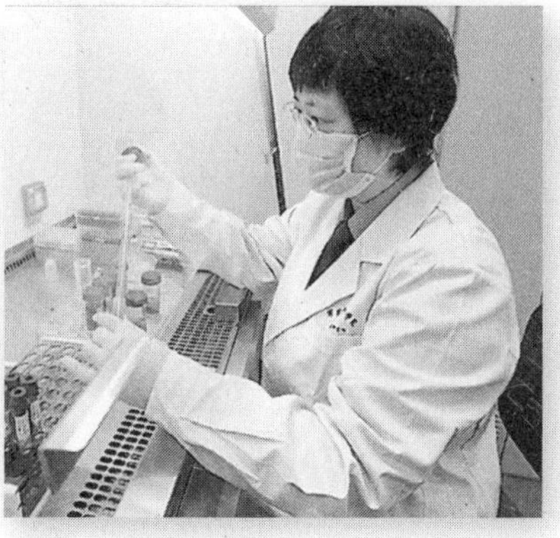

La general Chen Wei, la principal experta en armas biológicas de China, se hizo cargo del laboratorio de virus BSL4 de Wuhan en 2019.

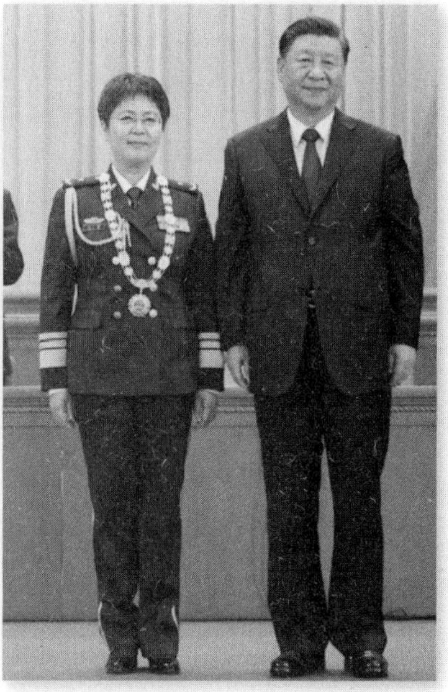

atrevieron a publicar más datos. El siguiente párrafo es el que expresa mejor, y sin tapujos, lo que todos ya pensaban:

> «La medida revela posibles vínculos entre el laboratorio de virus BSL4 y el Ejército. Esta conexión hace que la preocupación previa del mundo exterior sobre el desarrollo de armas químicas por parte del Ejército chino en el BSL4 de Wuhan aparezca con razón».

Que la noticia fuese difundida, aunque con discreción, por un medio afín al Partido, incluso copiada por otras publicaciones, es sinónimo de confirmación, en este caso. Pero, además, esta revelación quedó demostrada por el equipo de peritos que trabajó en el informe de Seguridad Nacional de EE. UU., que pidió el testimonio de un ex alto funcionario estadounidense que no solo asistió a tal efecto, sino que añadió que la general Chen realmente tomó el control del laboratorio BSL4 en el último trimestre de 2019 y no en el mes de febrero de 2020.

¿Por qué el Ejército tomaba el mando del laboratorio? ¿Es posible que el virus ya estuviera entre la población o se escapó a partir de ese momento? ¿Se esperaba algún evento fuera de lo normal en el laboratorio para que se requiriera la presencia de un científico de alto cargo militar en la dirección del centro?

Coronavirus: ¿un arma de guerra biológica?

Un día, al abrir el correo electrónico, me encontré con un documento remitido desde Alemania. Estaba escrito en chino y me lo enviaba una persona de confianza que también estaba investigando los orígenes del COVID-19. En este caso me pidió confidencialidad y yo tengo que respetarla. El documento estaba en chino, pero a quien me lo envió le habían hecho un resumen en inglés. Cuando lo leí, me pareció importante que me lo tradujeran completo y, sin duda, fue una acertada decisión. Titulado «El origen antinatural del SARS y las nuevas especies de virus creados por el hombre como armas biológicas genéticas», sugiere que la Tercera Guerra Mundial se librará con este tipo de armamento.

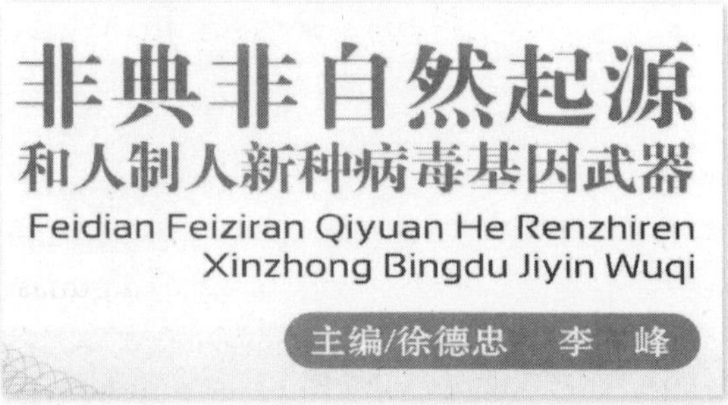

El informe fue escrito en el año 2015 por dieciocho científicos militares, expertos en armas y funcionarios de salud chinos, quienes afirman que se avecina una «nueva era de armas genéticas» —relacionadas con una familia de virus llamados Coronaviridae— en la cual se «manipulará y liberará artificialmente, de una manera nunca vista, un virus causante de una enfermedad humana emergente». Los funcionarios también destacan que el ataque con estas armas biológicas causaría el «colapso del sistema médico enemigo». Es decir, los autores del informe describen perfectamente el escenario de una guerra biológica.

En la actualidad, de toda la diversidad armamentística militar de defensa, las armas biológicas son la amenaza más letal, ofensiva y temida que existe. Este documento resulta de suma relevancia, y ya no solo por el contenido, sino por la fecha en la que se escribió, 2015, estando China ya adherida al tratado de la Convención sobre Armas Biológicas. De hecho, desde 1984, China forma parte de la Convención de Armas Biológicas (BWC), que prohíbe expresamente «el desarrollo, producción, adquisición, transferencia, almacenamiento y uso de armas biológicas y tóxicas». Otra cosa muy diferente es que cumpla.

Lo cierto es que China poseía un programa de guerra biológica ofensiva anterior a su adhesión a la Convención sobre Armas Biológicas en 1984, al cual, lógicamente, se vio obligada a renunciar tras su adhesión. Así consta en diferentes dosieres del Departamento de Estado de EE. UU.

Buceando entre informes y documentos que hiciesen referencia a la traición de China a la Convención de Armas Biológicas, encontré un par de cosas interesantes.

En un documento oficial del departamento de Estado de los EE. UU., concretamente en la parte v de su resumen ejecutivo de la *Adhesión y cumplimiento de los acuerdos y compromisos de control de armas, no proliferación y desarme* —lo que viene siendo un informe de cumplimiento, del año 2020—, quedó registrado que «durante el periodo del informe, la República Popular China participó en actividades biológicas con posibles aplicaciones de doble uso, algunas de las cuales plantean preocupaciones con respecto al cumplimiento del artículo I de la BWC». Incluye también la siguiente confesión:

> «Además, Estados Unidos no tiene suficiente información para determinar si China eliminó su programa de guerra biológica evaluado, como lo requiere el artículo II de la Convención».

Es obvio que las dudas quedan reflejadas, y, además, por escrito. Aunque, en este sentido, aún es más alarmante una de las afirmaciones que aparecen, más adelante, en el mismo informe, mediante la cual se reconoce que «la cuestión del cumplimiento de China con la Convención sobre Armas Biológicas ha sido motivo de preocupación durante muchos años, aunque las evaluaciones han cambiado con el tiempo». Insisto en que esto se plasmó por escrito en el año 2020.

Pero esta circunstancia no era nueva y ya había alarmas desde mucho antes. En el año 2005, por ejemplo, Estados Unidos declaró durante la evaluación que China mantenía algunos elementos con capacidad ofensiva de guerra biológica, lo que violaba sus obligaciones adquiridas en la Convención sobre Armas Biológicas.

Imagino que no fue muy castigada la desobediencia cuando leo que, en 2020, Estados Unidos continúa señalando que las declaraciones voluntarias a la Convención sobre Armas Biológicas que

China había presentado no documentaban que se hubiera eliminado el programa o cualquier munición biológica restante de conformidad con el artículo II de la Convención sobre Armas Biológicas.

Yo creo bastante en eso de crimen y castigo. Si no hay acción punitiva, tampoco habrá reacción rectificativa, aunque esto es una opinión personal. Una buena muestra de ello es que la Asociación para el Control de Armas, en su última hoja informativa de marzo del año 2022, recoge otro informe del Departamento de Estado «sobre el cumplimiento de los acuerdos y compromisos de control de armas, no proliferación y desarme» que denuncia que China se dedica a la investigación biológica.

Aun así, China ha declarado que ha destruido todas las instalaciones de producción de agentes de armas químicas y que solo realiza investigaciones de guerra química defensiva. Por lo que entiendo, para el asunto que nos ocupa, que China sí realiza investigaciones de guerra química, por más que estas sean únicamente con un fin de defensa.

Hasta que no hablé con el doctor Francis Boyle, creador de la Ley de Armas Biológicas, no fui consciente del peligro al que nos estábamos enfrentando.

Francis Boyle es profesor de Derecho Internacional en la Facultad de Derecho de la Universidad de Illinois. Como he dicho, él redactó la legislación nacional de implementación de los Estados Unidos, conocida como la Ley Antiterrorista de Armas Biológicas de 1989, para la Convención de Armas Biológicas, que fue aprobada por unanimidad por ambas cámaras del Congreso de los Estados Unidos y después promulgada por el entonces presidente George H. W. Bush.

Boyle lo tiene claro. Él cree que el virus es potencialmente letal y que se trata de un arma de guerra biológica ofensiva o, al menos, de un agente de guerra biológica de doble uso genéticamente modificado con propiedades de ganancia de función. Boyle también piensa que el virus se escapó de un laboratorio de Wuhan y que es por todas estas razones, en conjunto, por lo cual el Gobierno chino trata de ocultar la verdad. Boyle también arremete contra la Organización Mundial de la Salud y sostiene que, pese a no hacerlo público, saben muy bien todo lo que está ocurriendo.

El contenido de los documentos que he enumerado en este apartado y este testimonio me parecen escalofriantes. Sumo y sigo.

Identificación del laboratorio

En 2019 había unos veinte laboratorios de bioseguridad en Wuhan. Una cantidad notable, sin duda, pero no lo es tanto teniendo en cuenta que la intención de China era liderar la investigación en el mundo.

En cualquier caso, aquí me voy a centrar en las dos subhipótesis de la fuga asociadas a los dos centros sospechosos de haber filtrado el virus: el laboratorio BSL4 del Instituto de Virología de Wuhan (WIV) y el laboratorio BSL2 del Centro para el Control y Prevención de Enfermedades (WHCDC).

Así pues, voy a evidenciar los datos que tengo disponibles hasta ahora de los dos laboratorios principales y sus implicaciones.

HIPÓTESIS 2.1. INSTITUTO DE VIROLOGÍA DE WUHAN. LABORATORIO BSL4.
Xiao Hong Shan N.º 44. 430071 Wuhan

El Instituto de Virología de Wuhan (WIV), fundado en 1956 como Laboratorio de Microbiología, es un centro de investigación ubicado en el distrito de Jiangxia de Wuhan que ha operado bajo la administración de la Academia de Ciencias de China.

El WIV ocupa dos campus: uno de ellos alberga el Laboratorio Nacional de Bioseguridad de Wuhan (WNBL), dentro del Parque Científico de Zhengdian, que empezó a funcionar en nivel 4 de seguridad (BSL4) en 2018 (aunque se terminó de construir en 2015); y el otro lo ocupa la sede del Instituto, situada en el parque Xiahongshan, en el distrito Wuchang de Wuhan.

El Laboratorio Nacional de Bioseguridad lo compone un gran complejo de edificios que acoge más de una veintena de laboratorios de bioseguridad de nivel 2, dos de bioseguridad 3 y uno de bioseguridad 4 que ocupa algo más de 3000 m^2 y se considera una colaboración chino—francesa.

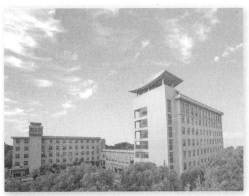

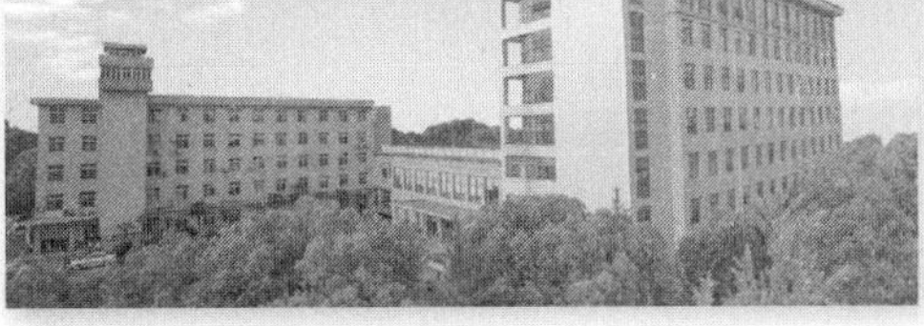

El Instituto nunca ha iniciado investigación sobre el origen del coronavirus.

El perfil del Instituto de Virología de Wuhan (WIV)

El Instituto de Virología de Wuhan está dirigido por la Academia de Ciencias de China, que a su vez depende del Consejo de Estado de la República Popular China.

En su interior se encuentra el primer laboratorio de bioseguridad de nivel 4 (BSL4) en China, que es el de máxima seguridad y fue inaugurado en 2015. Lo siguen dos laboratorios de nivel 3 (BSL3), otros veinte laboratorios de nivel dos (BSL2), el Centro de Recolección de Cultivos de Virus (que es el banco de virus más grande de Asia y que cuenta con más de mil quinientas cepas de patógenos), el Centro Chino de Enfermedades Infecciosas Emergentes, el Centro de Recursos de Virología y Bioinformática de China, el Centro de Microbiología Ambiental y Aplicada, el Departamento de Bioquímica Analítica y Biotecnología y el Departamento de Virología Molecular.

Tras su creación bajo el auspicio de la Academia en 1956, en 1961 se convirtió en el Instituto de Microbiología del Sur de China y un año más tarde pasó a llamarse Instituto de Microbiología de Wuhan. En 1970, se volvió a actualizar su nombre como Instituto de Microbiología de la Provincia de Hubei y pasó a ser dirigido por la Comisión de Ciencia y Tecnología de Hubei. Estuvo ocho años bajo la dirección de la Comisión y volvió a formar parte de la Academia adoptando el nombre por el que aún hoy se lo conoce, Instituto de Virología de Wuhan.

En el año 2003, después de que una gran parte de Asia fuese golpeada por una epidemia de neumonía atípica, SARS, la Academia de Ciencias de China aprobó la construcción del primer laboratorio de bioseguridad de nivel 4, que se situó dentro del Instituto. El laboratorio BSL4 se levantó, en efecto, con la colaboración de Francia, que en 1999 había inaugurado el suyo propio en Lyon. Pero los problemas entre China y Francia fueron numerosos.

La construcción de seguridad de un laboratorio de nivel 4 es compleja y, sobre todo, el diseño de sus compartimentos estancos tiene que dejarse en manos muy expertas. Sin embargo, China quería tener autonomía plena para elegir el arquitecto que debía llevar a cabo la obra, y este desacuerdo es solo un ejemplo de los muchos roces franco—chinos que se llegaron a conocer. Hubo más, y los veremos, pero, en resumen, casi todos tenían que ver con la seguridad.

Con todo, en 2015, la edificación del misterioso búnker de tres mil metros cuadrados —el más grande del mundo, por el momento— del Laboratorio Nacional de Bioseguridad nivel 4, erguido sobre una losa antisísmica y con un presupuesto que rondaba los cuarenta y cinco millones de dólares, llegó a su fin. Finalmente, el proyecto fue emprendido por ingenieros franceses y chinos y el laboratorio se puso en funcionamiento en enero de 2018, aunque intuyo que algunas investigaciones empezaron ya en 2015.

Sepamos un poco más sobre el laboratorio BSL4 de Wuhan y su seguridad.

Adentrarse en un laboratorio de bioseguridad de nivel 4 es acceder a las entrañas de la ciencia. Es como ver el escenario de una película que muy pocos conocen.

En concreto, el BSL4 de Wuhan es uno de los cincuenta y nueve laboratorios que existen en el mundo —repartidos en veintitrés países— que manejan los virus más letales. Está diseñado para que los investigadores que operan en su interior puedan trabajar de manera segura con los patógenos más peligrosos del planeta.

Laboratorio BSL4 de Wuhan

2 laboratorios de bioseguridad celular.
1 laboratorio de recolección y uso de cultivos (virus).
1 laboratorio de animales de tamaño pequeño.
1 laboratorio de animales de tamaño mediano.
1 sala de disección.
1 unidad de tratamiento de aguas residuales.
4 esterilizadores de doble puerta.
14 sistemas de ventilación y aire acondicionado.
4 duchas químicas.
1 sistema de filtración de alta eficacia.

El BSL4 de Wuhan consta de dos laboratorios de bioseguridad celular, un laboratorio de animales pequeños, un laboratorio de animales medianos y un laboratorio de recolección y uso de cultivos, es decir, de virus.

En total, el BSL4 tiene cuatro plantas. En la planta baja encontramos los equipos de tratamiento de aguas residuales. Ojo con esto, que las aguas residuales de un laboratorio de nivel 4 no son un asunto baladí dentro de las medidas de seguridad, ya que están repletas de numerosos desechos tóxicos. El segundo piso es la zona central de experimentos, donde se encuentran tres laboratorios de nivel celular, dos laboratorios de animales, una sala de conservación de bacterias (virus) y una sala de disección.

Tal y como explica la Academia de Ciencias China, el personal del laboratorio ha de llevar un conjunto protector de presión que lo mantenga aislado del medio ambiente. A través del mismo sistema que se emplea con los astronautas en el espacio, el aire les llega por una tubería que se controla desde la estación de suministro de aire respirable.

Antes de salir del laboratorio contaminado, los investigadores deben completar un procedimiento de descontaminación mediante una ducha química. Las aguas residuales y tóxicas de la ducha se conducen hasta la estación de tratamiento de aguas residuales a

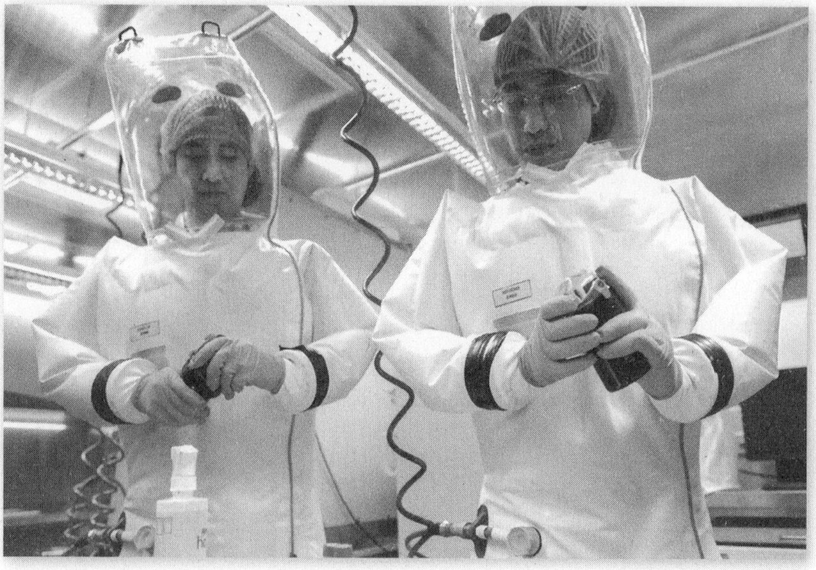

Virólogos trabajando en el Instituto de Virología de Wuhan (foto de la página web del instituto, www.whiov.cas.cn / Xiao Yuzhou / China Daily*).*

través de un sistema de recolección de tuberías de alcantarillado de doble capa y se desinfectan a una temperatura de 135 °C.

En cuanto al aire, el BSL4 tiene un sistema de filtrado de doble capa que garantiza que el aire contaminado del laboratorio se expulsa solo después de haber sido depurado con un filtro HEPA. Los desechos sólidos infecciosos se desinfectan primero en una olla de esterilización de alta presión y después se incineran.

La Academia China de Ciencias dice que las paredes de la zona experimental principal están fabricadas de acero inoxidable de gran resistencia a la corrosión y están unidas mediante una tecnología de soldadura láser.

MANUAL DE BIOSEGURIDAD EN EL LABORATORIO

Cuadro 2. ***Relación de los grupos de riesgo con los niveles de bioseguridad, las prácticas y el equipo***

GRUPO DE RIESGO	NIVEL DE BIOSEGURIDAD	TIPO DE LABORATORIO	PRÁCTICAS DE LABORATORIO	EQUIPO DE SEGURIDAD
1	Básico Nivel 1	Enseñanza básica, investigación	TMA	Ninguno; trabajo en mesa de laboratorio al descubierto
2	Básico Nivel 2	Servicios de atención primaria; diagnóstico, investigación	TMA y ropa protectora; señal de riesgo biológico	Trabajo en mesa al descubierto y CSB para posibles aerosoles
3	Contención Nivel 3	Diagnóstico especial, investigación	Prácticas de nivel 2 más ropa especial, acceso controlado y flujo direccional del aire	CSB además de otros medios de contención primaria para todas las actividades
4	Contención máxima Nivel 4	Unidades de patógenos peligrosos	Prácticas de nivel 3 más cámara de entrada con cierre hermético, salida con ducha y eliminación especial de residuos	CSB de clase III o trajes presurizados junto con CSB de clase II, autoclave de doble puerta (a través de la pared), aire filtrado

Dr. A. Asamoah-Baah
Subdirector General
Enfermedades Transmisibles
Organización Mundial de la Salud
Ginebra (Suiza)

ORGANIZACIÓN MUNDIAL DE LA SALUD
Ginebra
2005

El tercer piso del BSL4 está destinado al chorro de aire y a los conductos de ventilación y la cuarta planta es para los equipos HVAC y la tubería colectora para aire comprimido y ventilación.

Solo me queda por añadir, y con esto termino el perfil del BSL4, que cuando la mayor parte de las personas hablan del Instituto Virológico de Wuhan pensando que hablan de un laboratorio en concreto, en realidad, se están refiriendo a unos veinte centros. Ese es el motivo por el que especifico que el BSL4 es uno de los laboratorios que se hallan dentro del recinto del Instituto. Por mi parte, ya.

La base de datos que desaparece

Un dato importante que tener en cuenta es que el día 12 de septiembre de 2019, a las 00:00, hora local, la Universidad de Wuhan emitió un comunicado diciendo que se iba a realizar una inspección en el Instituto de Virología de Wuhan. Pero la inspección nunca llegó a producirse.

Entre las 2:00 y las 3:00 de la madrugada, hora local, la base de datos del Laboratorio de Virología dejó de funcionar y nunca se aportó una explicación lógica sobre por qué había sucedido. En cambio, sí hubo alguna excusa. Fue lanzada unos días después, por parte de la directora del BSL4, Shi Zhengli, cuyos argumentos se evidenciaron contradictorios en todas las ocasiones en las que se le preguntó. La versión a la que más recurrió sugería que la base de datos se desconectó por razones de seguridad.

La base de datos del Instituto de Virología de Wuhan contenía una información detallada y muy valiosa sobre cada muestra de patógenos recopilados de murciélagos y ratones. Recogía, entre otras referencias, el tipo de animal, dónde se recolectó, si fue aislado... Más de veinte mil entradas clave que hubiesen aportado mucha información. Tal vez demasiada como para seguir activa. Podemos decir que era un recurso clave para saber con seguridad cuántos tipos de muestras se encontraban referenciadas en el Instituto y las secuencias de los virus con los que trabajaban, tanto en el BSL4 del Instituto de Virología como en el BSL2 del Centro para el Control y Prevención de Enfermedades de Wuhan.

Cada cual que entienda lo que quiera.

HIPÓTESIS 2.2. LABORATORIOS DEL CENTRO PARA EL CONTROL Y PREVENCIÓN DE ENFERMEDADES (WHCDC) DE WUHAN

288 de Machang Road, Wuhan

Unos de los escenarios que más me han preocupado desde el principio como posibles orígenes del virus han sido los laboratorios ubicados en el Centro para el Control y Prevención de Enfermedades de Wuhan (WHCDC).

Me explico: cuando empecé a recabar información sobre los laboratorios de Wuhan, me encontré con serias dificultades en general, pero siempre había un hilo del que tirar: publicaciones, testimonios, incluso algo de información oficial sobre sus instalaciones y sobre algunos de los logros que se habían obtenido entre sus muros. Sin embargo, del laboratorio más oficial de todos, el que pertenecía directamente al Gobierno, no había prácticamente nada actualizado, a excepción de meras explicaciones sobre cómo funcionaban en lo referente a la protección de los ciudadanos y también sobre cómo tenía que actuar el personal sanitario ante posibles amenazas de epidemias. También hallé muchas regulaciones y sanciones publicadas en su página. Pero eso era todo.

El día que hablé con Richard Ebright, un microbiólogo de la Universidad Rutgers, mis sospechas cobraron sentido. Lo primero que me dijo fue que viera el vídeo que habían emitido los medios estatales chinos, junto con la emisora estatal china CCTV, el 10 de diciembre de 2019, en el que se veía a expertos del Centro para el Control y Prevención de Enfermedades de Wuhan recolectando muestras de virus de murciélagos herradura en cuevas de la provincia de Hubei.

El vídeo, de 7:20 minutos, se titula «Juventud en estado salvaje» y estaba destinado a promover la investigación de virus y el liderazgo de China en este campo. Pues bien, en el minuto 6:54, al final, hay una explicación que dice de forma textual: «Cerca de 2000 tipos de virus han sido descubiertos por las autoridades chinas de los CDC [Centros para el Control y la Prevención de Enfermedades] en los últimos doce años». Casi los mismos que hasta entonces se habían contabilizado…

Si tiene suerte y no lo han eliminado, podrá verlo a través del código código QR que acompaña a la selección de fotogramas.

El caso es que Tian Junhua, el científico que lidera la investigación de los murciélagos herradura en esta producción (recuerdo aquí que se trata del murciélago *Rhinolophus affinis*, huésped original del SARS y cuya carne, por cierto, no se consume), afirma algo que es totalmente incongruente con las imágenes que se pueden ver: «Si nuestra piel está expuesta, puede entrar fácilmente en contacto con excrementos de murciélago que contaminan todo, lo que es bastante arriesgado». Durante toda su expedición, tal y como puede comprobar en el vídeo y en las fotografías, Tian y su equipo no llevan los EPI adecuados para entrar en esa cueva plagada de murciélagos herradura y recolectar muestras para la investigación. Y mi pregunta es: si sabe lo arriesgado que es entrar en esa cueva sin la debida protección, ¿por qué lo hace? La respuesta es fácil: porque así lo han hecho siempre.

Es más, si ya he indicado lo imprudente que puede ser no llevar la debida protección para la recogida de muestras, mucho más peligroso es llevar a cabo su estudio en un laboratorio de bioseguridad de nivel dos (BSL2), como es el que encuentra en las instalaciones del WHCDC. Según me dice Ebright, la manipulación de estos virus tan amenazantes en laboratorios con un bajo perfil de seguridad conlleva un alto riesgo de infección accidental.

Lo que expreso con esto es que la falta de protección que podemos comprobar durante toda la grabación (que resulta más evidente en imágenes de primer plano como las de los minutos 4:53, 5:01

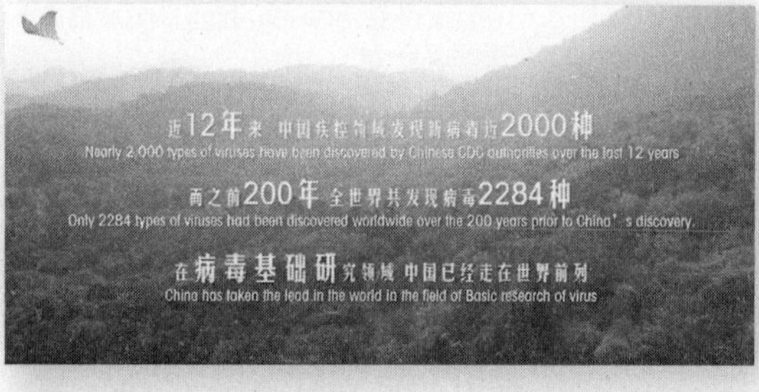

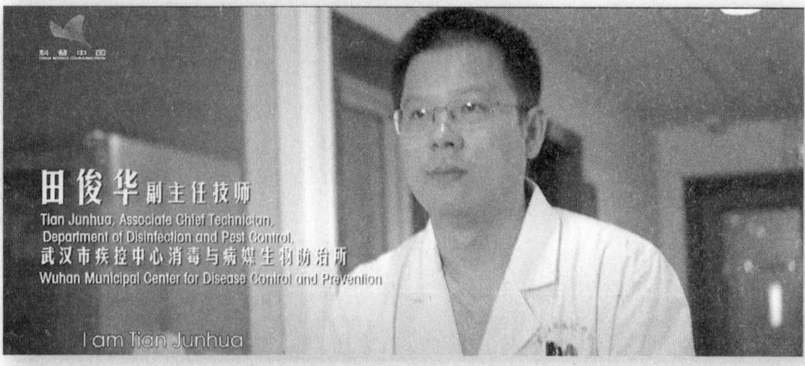
田俊华 副主任技师
Tian Junhua, Associate Chief Technician,
Department of Disinfection and Pest Control,
武汉市疾控中心消毒与病媒生物防治所
Wuhan Municipal Center for Disease Control and Prevention
I am Tian Junhua

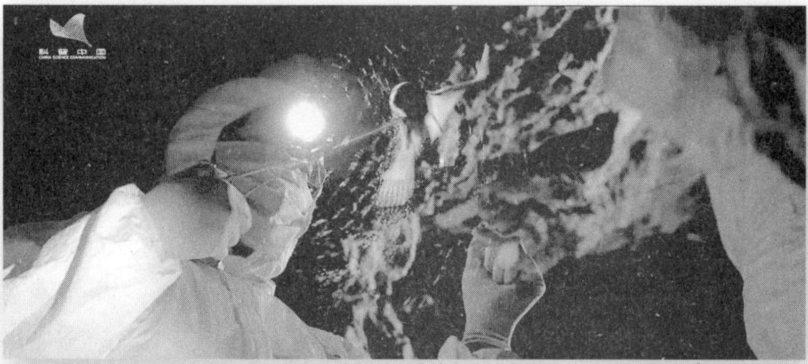
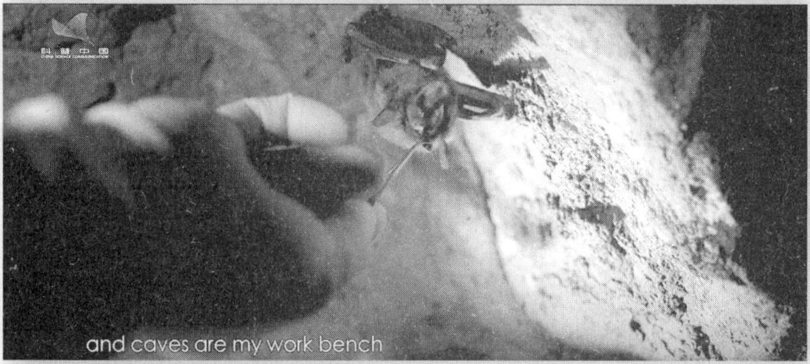
and caves are my work bench
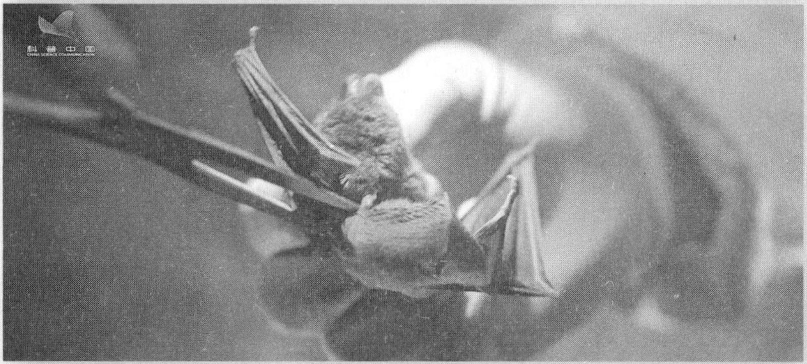
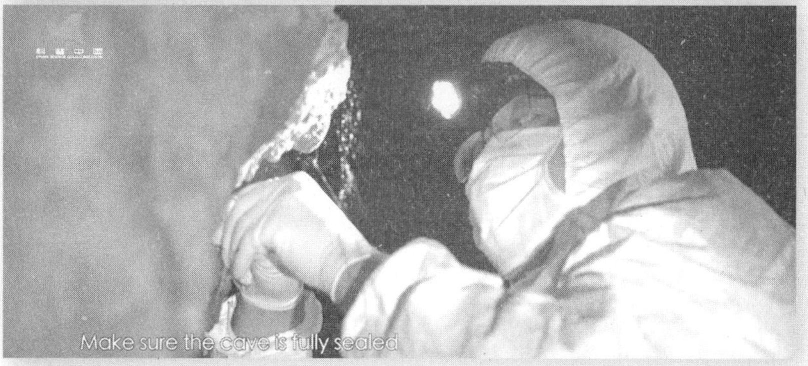
Make sure the cave is fully sealed

y 5:08) resulta determinante para conocer el riesgo que corrían, que formaba parte de su forma habitual de trabajo. Vemos perfectamente cómo las prácticas que acometen Tian y su equipo son prácticas operativas inseguras, en las que la piel de la cara y las muñecas quedan desprotegidas y tampoco llevan gafas ni protectores faciales.

Otro momento importante en el vídeo se da cuando Tian explica: «Entre todas las criaturas conocidas, los murciélagos destacan por albergar multitud de virus en su interior. En su organismo podemos encontrar la mayoría de los virus responsables de enfermedades humanas como la rabia, el SARS y el ébola».

Dicho esto, y aunque los 7:20 minutos de duración arrojan una gran cantidad de información sobre la inseguridad con la que trabajan los científicos, lo que me parece realmente interesante de este minidocumental es precisamente lo que no dice. Por ejemplo, no nos dice cuáles fueron los hallazgos de esa investigación y para qué se estaba desarrollando. Este sería un dato significativo. Más significativo aún es que, tras el lanzamiento del vídeo ese diciembre de 2019, y hasta la fecha, nadie del Centro para el Control y Prevención de Enfermedades de Wuhan ha dado explicaciones sobre si esos virus recogidos de los murciélagos herradura están relacionados con el coronavirus. Como tampoco se han pronunciado, incluido Tian Junhua y su equipo, sobre qué hicieron con las muestras y sobre el lugar donde se encuentran ahora. De hecho, las autoridades del WHCDC negaron cualquier actividad de almacenamiento o de laboratorio relacionada con virus de murciélagos, según quedó recogido en el informe de la Organización Mundial de la Salud (OMS), publicado en marzo de 2021.

No sé qué pensará usted sobre esto, pero el hecho de que la OMS incluyese estas declaraciones del WHCDC en su informe, sin mediar más palabra, me parece muy revelador. Sobre todo, después de leer un estudio realizado por el científico Botao Xiao, del que ahora hablaré con más profundidad, en el que confirma que el WHCDC «albergó animales en laboratorios con fines de investigación, incluidos los murciélagos».

A principios del 2018, la OMS publicó una lista de enfermedades prioritarias para su investigación, que incluía el SARS, y el Centro para el Control y Prevención de Enfermedades de Wuhan priorizó sus estudios para la prevención del temido SARS y de los virus similares. Y es que este es uno de los objetivos del Centro.

Es obvio que este apunte en el documento de la Organización Mundial de la Salud es una prueba más que corrobora cómo la investigación OMS-China que se llevó a cabo no fue ni imparcial ni transparente.

Los laboratorios del WHCDC se trasladan junto al mercado de mariscos en el mes de septiembre de 2019

En este mismo informe de la Organización Mundial de la Salud fue donde encontré otra de las evidencias, tal vez la más importante, que revela un dato que no ha trascendido y al que no interesa dar ninguna difusión.

Muy de pasada y casi al final de sus últimas líneas, el escrito recoge que las instalaciones del laboratorio de pruebas con nivel de bioseguridad 2 (BSL2) se trasladaron desde su antigua ubicación en el 24 de Jianghan North Road a la nueva dirección en el 288 de Machang Road, en Wuhan, a menos de trescientos metros del mercado de mariscos y del Union Hospital, que es donde tuvieron lugar los primeros brotes de personal médico infectado.

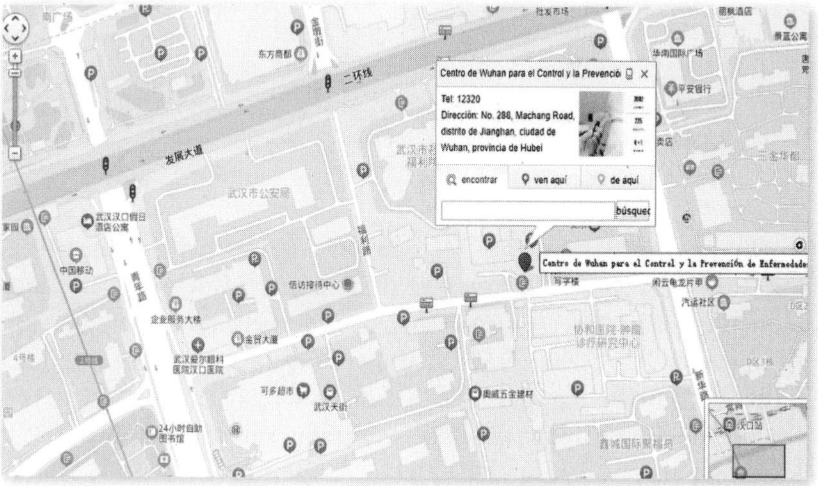

Ojo que esto es muy relevante. Por un lado, sabemos que los laboratorios se trasladaron, con el evidente peligro que eso conlleva, y por otro, que sus nuevas instalaciones se encuentran justo al lado del mercado donde, en teoría, surgieron los primeros infectados.

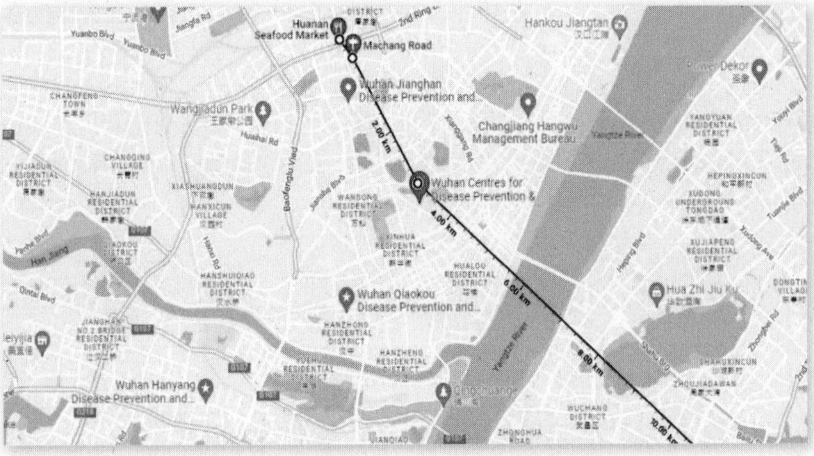

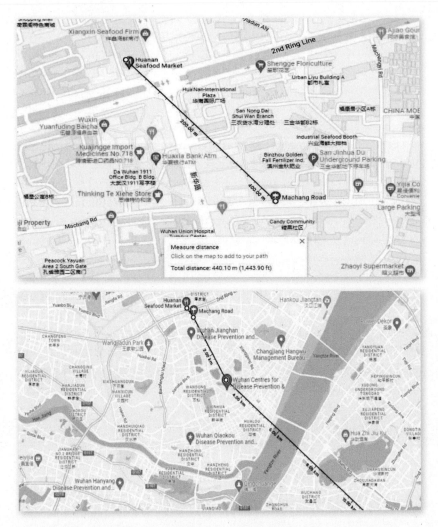

Según el informe de la OMS, la fecha oficial del traslado fue el día 2 de diciembre de 2019, y se declara textualmente: «Tales movimientos pueden ser disruptivos para las operaciones de cualquier laboratorio». Un párrafo más abajo se señala que «el laboratorio del CDC de Wuhan, que se mudó el 2 de diciembre de 2019, no informó de interrupciones ni incidentes causados por la mudanza».

Lo que no nos dice la OMS en el informe es que el 2 de diciembre de 2019 fue el día en el que el laboratorio de las nuevas instalaciones empezó a funcionar de forma oficial tras el traslado. Y el escrito no recoge algo tan determinante como que este tipo de mudanzas requieren dos meses de preparación y esto situaría el inicio del traslado de material peligroso entre finales de septiembre y principios del mes de octubre. Justo la fecha en la que empiezan a aparecer los primeros infectados.

No obstante, existe un informe de impacto ambiental, que se recoge bajo la Ley de Evaluación de Impacto Ambiental de la República Popular China, para el proyecto integral de construcción del laboratorio del Centro para el Control y Prevención de Enfermedades (WHCDC), en el que con todo no queda claro cómo se aprobó que esta nueva construcción, que debía albergar laboratorios BSL2 y BSL3, se hiciera en un área del centro de la población. El mismo documento también ofrece otro dato curioso: las instalaciones se empezaron a utilizar de manera apresurada antes de haber obtenido la aprobación pertinente.

Ante esta información empecé a preguntarme cómo habían procedido para transferir todo el material peligroso de una instalación a otra. Mover un laboratorio y su contenido es una operación compleja, aunque este sea de un nivel de bioseguridad BSL2 y BSL3, y precisa de unas autorizaciones obligatorias. Tampoco he conseguido que me informasen de qué hicieron con el material de desecho, tanto químico como biológico, ni si descontaminaron correctamente los equipos que trasladaban de ubicación para dejarlos libres de peligro.

La única cosa que puedo decir con seguridad es cómo se debería hacer. He preguntado cómo se afrontaría en Europa un traslado así y me confirman que suelen comenzar con bastante antelación.

Trasladar la ubicación de un laboratorio BSL2 y BSL3

Antes siquiera de que comience la mudanza hay que contar con la colaboración de un especialista en seguridad y con la División de Protección Ambiental. Unas ocho semanas antes hay que contactar con los servicios de reubicación y manejo de patógenos y comenzar a clasificar y desechar los materiales no deseados.

Cuatro semanas antes se procede a la descontaminación del laboratorio. Dos semanas antes se descontamina la campana de extracción de humos químicos y la cabina de seguridad biológica. Cuarenta y ocho horas antes del traslado deben intervenir los servicios de ingeniería de mantenimiento para desconectar el gabinete de seguridad biológica; también se ha de programar la autorización final para certificar que el laboratorio ya está libre de peligro.

De todo lo que en el traslado suceda se responsabilizará al director del laboratorio —en este caso Shi Zhengli—, quien debe garantizar que todos los elementos que conllevan peligros biológicos, químicos y físicos han sido debidamente descontaminados, asegurados y empaquetados para evitar la exposición al riesgo de cualquier persona involucrada en la mudanza, incluido el personal del laboratorio, cuyos integrantes se encargan de retirar todos los productos que suponen una amenaza para proceder a la mencionada descontaminación, limpieza y empaquetamiento del material. Se les exigirá, eso sí, vestirse con un equipo de protección individual, que incluye guantes resistentes a productos químicos, pantalla de protección ocular y calzado adecuado.

En cuanto al traslado de los materiales biológicos, entre los que se encuentran agentes microbianos, sangre, tejidos, fluidos y animales potencialmente infecciosos, deberá estar documentado y registrado, contando con el Comité Institucional de Bioseguridad.

Es importante tener en cuenta que, aunque todo ya haya llegado a las nuevas instalaciones, no debe ponerse en funcionamiento el nuevo laboratorio hasta que se recertifique que todo se encuentra en un correcto estado. Queda prohibido el trabajo de investigación hasta que la recertificación, tanto de la nueva instalación como del material trasladado, esté hecha y hasta que se haya actualizado su registro. Esto no es rápido y requiere un tiempo aproximado de dos meses.

Testigo de la OMS en Wuhan

Sobre este laboratorio del Centro para el Control y Prevención de Enfermedades de Wuhan (WHCDC), Peter Ben Embarek (científico danés, especializado en seguridad alimentaria y zoonosis y exmiembro de la comisión de expertos de la investigación OMS-China que se realizó como un estudio conjunto entre los días 14 de enero y 10 de febrero de 2021) hizo unas declaraciones asombrosas para un documental del canal tv2 de la televisión danesa, emitido el 12 de agosto de 2021, que recogió con detalle el *Washington Post*.

Para abrir boca, Embarek confirmó lo que era un secreto a voces sobre cómo manipularon los funcionarios chinos a todo el comité de la OMS que viajó hasta Wuhan para pasar sus primeros catorce días en cuarentena y solo poder investigar de manera dirigida otros diez.

Les ocultaron información y los presionaron para que abandonaran la hipótesis de la fuga del laboratorio. En concreto, Embarek reconoce que a él le instigaron funcionarios chinos para que el informe final de la OMS incluyese la frase: «Es extremadamente improbable que el virus se filtrara de un laboratorio de Wuhan».

Embarek, que en realidad supervisó al equipo de expertos internacionales, dijo que al menos un empleado de las instalaciones del Centro para el Control y la Prevención de Enfermedades de Wuhan, distinto al mencionado mil veces BSL4 del Instituto de Virología de Wuhan, dio positivo por anticuerpos COVID-19.

En el laboratorio del Centro para el Control y Prevención de enfermedades de Wuhan se investigan enfermedades con murciélagos. Y consta también como uno de los laboratorios en los que la doctora Shi Zhengli había trabajado. Tenemos que recordar que el BSL4 de Wuhan empezó a funcionar años después de que Shi comenzara sus investigaciones con murciélagos en el 2004, como enseguida veremos, y las intensificara en el año 2012.

Tomando como hipótesis la posible fuga del virus del laboratorio del WHCDC, me hice con un estudio del profesor Botao Xiao, de la Universidad Tecnológica del Sur de China en Cantón (Guangzhou), y de Lei Xia, experto del Hospital Tianyou afiliado a la Universidad de Ciencia y Tecnología de Wuhan, que publicaron en coautoría en ResearchGate —red social para trabajos científicos y académicos—, titulado «Los posibles orígenes del coronavirus 2019-nCoV».

Los investigadores señalaban que el nuevo coronavirus provino de un laboratorio de Wuhan: «El laboratorio del cdc está a unos trescientos metros del mercado de mariscos. Tienen un laboratorio de investigación BSL2, casi camuflado. Se investiga con murciélagos, hacen búsqueda de patógenos. (...) Tenían más de seiscientos murciélagos capturados con propósito de investigación». Y continúa la conclusión del informe diciendo que dos científicos se infectaron en diferentes días y que ambos, conscientes del peligro, se pusieron en cuarentena voluntariamente. Lo que no aclara es a cuántas personas contagiaron los investigadores enfermos.

El estudio de Botao y Lei no estuvo exento de polémica. Incluso ResearchGate se retractó rápidamente del trabajo que habían realizado los científicos y eliminó el informe de la página.

Sin embargo, un dato que me parece relevante es que el trabajo de los dos académicos estaba financiado por la Fundación Nacional de Ciencias Naturales de China, que a su vez depende del Ministerio de Ciencia y Tecnología de China.

Resulta curioso que precisamente estas dos instituciones no solo no se pronunciaron en contra del trabajo de Botao y Lei, sino que propusieron al día siguiente —concretamente el Ministerio— fortalecer la gestión de los laboratorios de virus para garantizar la bioseguridad, hecho que provocó directamente la reacción del líder central del Gobierno, Xi Jinping, que planteó por primera vez el tema de la bioseguridad y exigió que se incorporara inmediatamente al sistema de seguridad nacional.

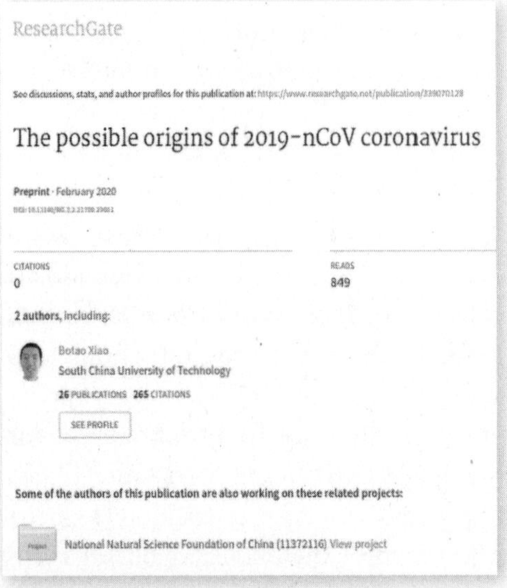
ResearchGate

See discussions, stats, and author profiles for this publication at: https://www.researchgate.net/publication/[illegible]

The possible origins of 2019-nCoV coronavirus

Preprint · February 2020

DOI: [illegible]

2 authors, including:

Botao Xiao
South China University of Technology

Estudio del profesor Botao Xiao, de la Universidad Tecnológica del Sur de China en Cantón (Guangzhou), y de Lei Xia, experto del Hospital Tianyou afiliado a la Universidad de Ciencia y Tecnología de Wuhan, publicado en ResearchGate.

Xi Jinping, secretario general del Comité Central del PCCh, presidente del Estado, presidente de la Comisión Militar Central y director del Comité Central de Reforma de Profundización Integral, presidió la duodécima reunión del Comité Central de Reforma de Profundización Integral en la tarde del 14 de febrero y pronunció un importante discurso. Hizo hincapié en la importancia de garantizar la seguridad y la salud de las personas por parte del Gobierno (...), enfatizó que es necesario fortalecer la protección legal de la salud pública y evaluar cuidadosamente la revisión y mejora de leyes y reglamentos como la Ley de la Prevención y Control de Enfermedades Infecciosas.

Desde la perspectiva de proteger la salud de las personas, salvaguardar la seguridad nacional y mantener la estabilidad del país en el largo plazo, se debe incorporar la bioseguridad al sistema de seguridad nacional, planificar sistemáticamente la construcción de un sistema nacional de prevención y control de riesgos de bioseguridad...

Si se leen con atención las pocas páginas que han conseguido burlar la censura del trabajo de investigación de Botao Xiao, se entiende con claridad meridiana que el laboratorio del WHCDC alojaba murciélagos previamente recolectados, incluido el *Rhinolophus affinis* (el murciélago herradura), que es el señalado como fuente principal del COVID-19.

También se puede leer en el escrito que en el laboratorio del WHCDC se les realizaban cirugías a estos animales y se recolectaban muestras del tejido para la extracción y secuenciación de ADN y ARN. Estas muestras, gran fuente de patógenos, eran desechadas.

Si tenemos en cuenta estas afirmaciones, junto con la falta de seguridad en los laboratorios, es fácil deducir que el virus se escapó durante el traslado de un edificio a otro —este último ubicado además junto al mercado de mariscos y junto al Jinyintan y el Union Hospital, donde enfermaron los primeros médicos—. También hablé de este tema con Richard Ebright y me dijo que había pruebas más que suficientes para apoyar el estudio de Xiao. Él tampoco tiene dudas.

Siguiendo con Embarek, el científico también hace hincapié en que el laboratorio del CDC se trasladó cerca del mercado de mariscos solo unos días antes del brote.

Aunque la OMS anota como fecha del traslado el día 2 de diciembre, tengo que aclarar que ese es el día en el que empezó a funcionar en las nuevas instalaciones. La mudanza en sí, el traslado de material peligroso de una instalación a otra, como hemos visto, llevó su tiempo y se estuvo realizando durante semanas, aunque no he conseguido saber la fecha exacta del inicio.

Embarek dice en el mencionado documental que a ningún científico de la OMS de los que viajaron hasta Wuhan se les permitió ver los datos del traslado, ni siquiera pudieron hablar de ello. Los funcionarios chinos les dijeron que esa hipótesis era imposible y que no se detendrían en ella.

Deduzco que es por ese motivo por el que, en el informe de la OMS-China, la mudanza de este laboratorio, un hecho más que relevante, solo aparece de soslayo al final del documento. Pero aparecer, aparece.

Revisando la documentación anexa —miles de páginas— que utilizó el equipo de investigación de la Comunidad de Inteligencia de EE. UU. y el Departamento de Seguridad Nacional, hallé un apunte que mencionaba a unos investigadores de Wuhan que enfermaron.

No había mucha más información sobre este tema y me dirigí a la fuente principal, que es el sitio web oficial del Gobierno de los EE. UU. Allí, archivado, encontré un documento titulado *Ficha informativa: actividad en el Instituto de Virología de Wuhan*. En su punto número uno se puede leer:

> El Gobierno de EE. UU. tiene motivos para creer que varios investigadores del Instituto de Virología de Wuhan enfermaron antes de otoño de 2019, antes del primer caso identificado oficialmente del brote, con síntomas relacionados tanto con el COVID-19 como con enfermedades estacionales comunes.
>
> Esto plantea dudas sobre la credibilidad de la afirmación de Shi Zhengli (científica del Instituto de Virología de Wuhan y directora del Centro para el Control y Prevención de Enfermedades de Wuhan) de que hubo «cero infecciones» entre el personal y los estudiantes de SARS-CoV-2 o virus relacionados con el SARS.

Busqué información sobre el punto en el que la ficha informativa mencionaba las declaraciones de Shi y la encontré. En una entrevista de junio de 2021 que el *New York Times* le hizo a Shi Zhengli, en la que le preguntaban abiertamente si alguno de sus investigadores había enfermado, Shi respondió tajante: «En el Instituto de Virología de Wuhan no se ha encontrado tal caso».

Sin embargo, pese a la contundente aseveración de Shi, en el informe del comité se recoge el testimonio de un virólogo holandés que formó parte del equipo de investigación de la Organización Mundial de la Salud, que afirma que varios investigadores de laboratorio sí enfermaron.

Sobre esto hay gran hermetismo. No es fácil encontrar datos y solo podemos limitarnos a seguir el rastro y relacionar las pistas.

Le pregunté a Michael McCaul si él tenía información sobre los investigadores enfermos del laboratorio y me confirmó que existen documentos al respecto pero que, de momento, están clasificados

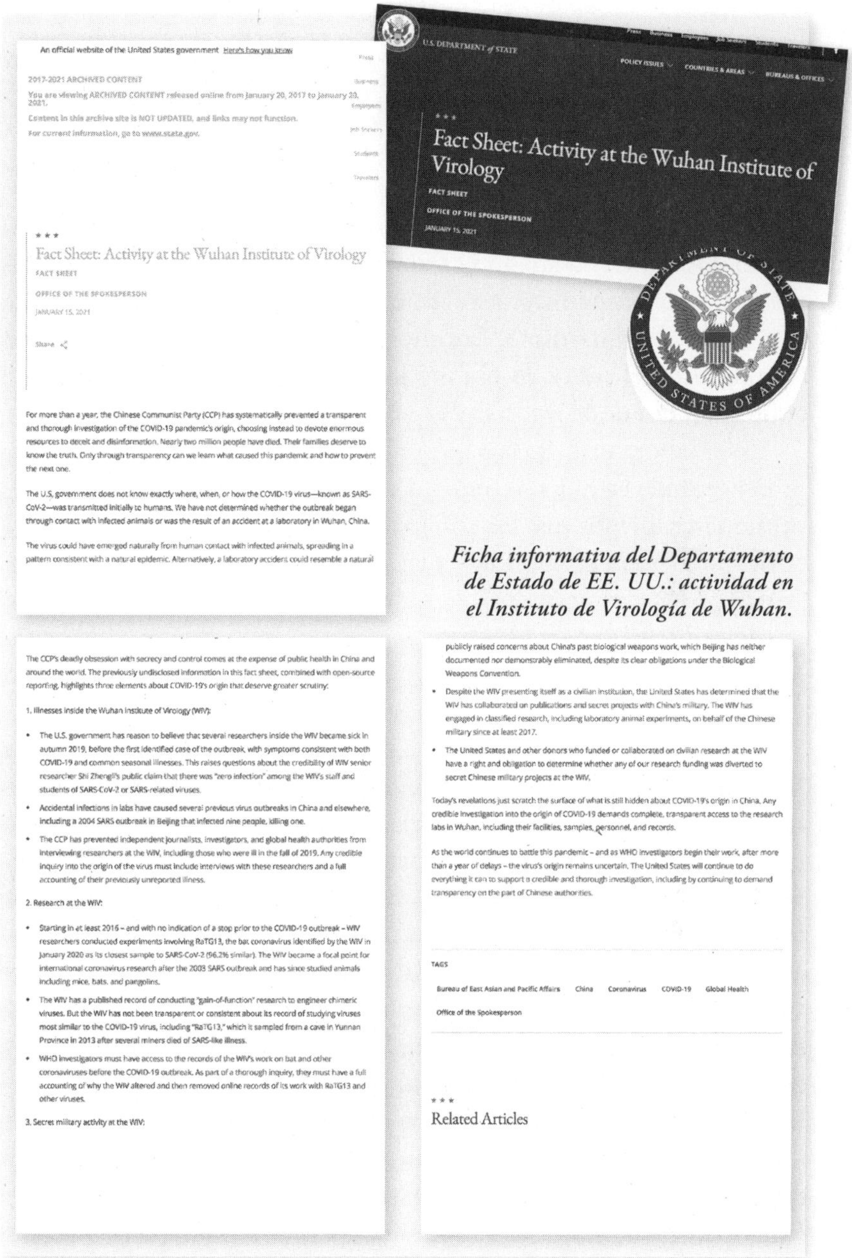

U.S. DEPARTMENT of STATE

POLICY ISSUES · COUNTRIES & AREAS · BUREAUS & OFFICES

* * *

Fact Sheet: Activity at the Wuhan Institute of Virology

FACT SHEET

OFFICE OF THE SPOKESPERSON

JANUARY 15, 2021

DEPARTMENT OF STATE · UNITED STATES OF AMERICA

An official website of the United States government Here's how you know

2017-2021 ARCHIVED CONTENT

You are viewing ARCHIVED CONTENT released online from January 20, 2017 to January 20, 2021.

Content in this archive site is NOT UPDATED, and links may not function.

For current information, go to www.state.gov.

* * *

Fact Sheet: Activity at the Wuhan Institute of Virology

FACT SHEET

OFFICE OF THE SPOKESPERSON

JANUARY 15, 2021

Share

For more than a year, the Chinese Communist Party (CCP) has systematically prevented a transparent and thorough investigation of the COVID-19 pandemic's origin, choosing instead to devote enormous resources to deceit and disinformation. Nearly two million people have died. Their families deserve to know the truth. Only through transparency can we learn what caused this pandemic and how to prevent the next one.

The U.S. government does not know exactly where, when, or how the COVID-19 virus—known as SARS-CoV-2—was transmitted initially to humans. We have not determined whether the outbreak began through contact with infected animals or was the result of an accident at a laboratory in Wuhan, China.

The virus could have emerged naturally from human contact with infected animals, spreading in a pattern consistent with a natural epidemic. Alternatively, a laboratory accident could resemble a natural

The CCP's deadly obsession with secrecy and control comes at the expense of public health in China and around the world. The previously undisclosed information in this fact sheet, combined with open-source reporting, highlights three elements about COVID-19's origin that deserve greater scrutiny:

1. Illnesses inside the Wuhan Institute of Virology (WIV):

- The U.S. government has reason to believe that several researchers inside the WIV became sick in autumn 2019, before the first identified case of the outbreak, with symptoms consistent with both COVID-19 and common seasonal illnesses. This raises questions about the credibility of WIV senior researcher Shi Zhengli's public claim that there was "zero infection" among the WIV's staff and students of SARS-CoV-2 or SARS-related viruses.
- Accidental infections in labs have caused several previous virus outbreaks in China and elsewhere, including a 2004 SARS outbreak in Beijing that infected nine people, killing one.
- The CCP has prevented independent journalists, investigators, and global health authorities from interviewing researchers at the WIV, including those who were ill in the fall of 2019. Any credible inquiry into the origin of the virus must include interviews with these researchers and a full accounting of their previously unreported illness.

2. Research at the WIV:

- Starting in at least 2016 – and with no indication of a stop prior to the COVID-19 outbreak – WIV researchers conducted experiments involving RaTG13, the bat coronavirus identified by the WIV in January 2020 as its closest sample to SARS-CoV-2 (96.2% similar). The WIV became a focal point for international coronavirus research after the 2003 SARS outbreak and has since studied animals including mice, bats, and pangolins.
- The WIV has a published record of conducting "gain-of-function" research to engineer chimeric viruses. But the WIV has not been transparent or consistent about its record of studying viruses most similar to the COVID-19 virus, including "RaTG13," which it sampled from a cave in Yunnan Province in 2013 after several miners died of SARS-like illness.
- WHO investigators must have access to the records of the WIV's work on bat and other coronaviruses before the COVID-19 outbreak. As part of a thorough inquiry, they must have a full accounting of why the WIV altered and then removed online records of its work with RaTG13 and other viruses.

3. Secret military activity at the WIV:

publicly raised concerns about China's past biological weapons work, which Beijing has neither documented nor demonstrably eliminated, despite its clear obligations under the Biological Weapons Convention.

- Despite the WIV presenting itself as a civilian institution, the United States has determined that the WIV has collaborated on publications and secret projects with China's military. The WIV has engaged in classified research, including laboratory animal experiments, on behalf of the Chinese military since at least 2017.
- The United States and other donors who funded or collaborated on civilian research at the WIV have a right and obligation to determine whether any of our research funding was diverted to secret Chinese military projects at the WIV.

Today's revelations just scratch the surface of what is still hidden about COVID-19's origin in China. Any credible investigation into the origin of COVID-19 demands complete, transparent access to the research labs in Wuhan, including their facilities, samples, personnel, and records.

As the world continues to battle this pandemic – and as WHO investigators begin their work, after more than a year of delays – the virus's origin remains uncertain. The United States will continue to do everything it can to support a credible and thorough investigation, including by continuing to demand transparency on the part of Chinese authorities.

TAGS

Bureau of East Asian and Pacific Affairs · China · Coronavirus · COVID-19 · Global Health · Office of the Spokesperson

* * *

Related Articles

Ficha informativa del Departamento de Estado de EE. UU.: actividad en el Instituto de Virología de Wuhan.

y no se pueden hacer públicos. Aun así, corroboró las palabras del virólogo holandés: hubo trabajadores enfermos.

Teniendo en cuenta la respuesta que acababa de darme el líder de la investigación del comité de la cámara, me surgen estas preguntas. La primera es obvia: ¿por qué se mantiene en secreto la identidad de los científicos enfermos? Y seguidamente: ¿en qué laboratorio trabajaban esos científicos? ¿Cómo se enfermaron?

¿Qué dicen sobre esto las evidencias?

En resumen, las evidencias apuntan a que las instalaciones de los laboratorios del Centro para el Control de Enfermedades Infecciosas del CDC de Wuhan son trasladadas a una nueva ubicación, situada a unos diez kilómetros de la antigua, junto al mercado de mariscos —foco original señalado por el Gobierno chino— y también junto al hospital donde se infectan los primeros sanitarios.

En el laboratorio trasladado se encontraban patógenos altamente peligrosos. También, cómo ya se ha comprobado en numerosas ocasiones, sabemos que los sistemas de seguridad en China fallan y el riesgo que ello comporta, y más aún durante una mudanza y durante la puesta en marcha de un nuevo laboratorio, actividades que precisan de unas medidas de seguridad extremas. No es difícil pensar que, en esa manipulación, alguno de los científicos pudo resultar contaminado de forma accidental.

También sabemos que el líder del Ejecutivo chino propuso una ley de seguridad nacional para regular la bioseguridad en los laboratorios de todo el país, y esto lo hizo después de que dos investigadores censurados publicasen un estudio en el que señalaron directamente a los laboratorios del Centro para el Control y Prevención de Enfermedades (WHCDC) como posible fuente del brote.

Por otro lado, el traslado del laboratorio, un hecho más que relevante, no es mencionado ni sugerido por ninguna institución, a excepción de un par de líneas en el informe conjunto de OMS-China sobre los orígenes del SARS-CoV-2; un hecho que me resulta muy llamativo. Parece decir «lo incluyo para que no se diga», ¿no?

Otro dato que no podemos obviar es el hecho de que Shi Zhengli trabajaba simultáneamente en este laboratorio y en el BSL4 del Instituto de Virología de Wuhan y ya hemos probado con qué tipo de patógenos operaba, así como que muchas de las muestras de sus experimentos podían encontrarse en el laboratorio del CDC.

Y, por último, y muy importante, el traslado de las instalaciones del laboratorio del CDC coincide con los primeros infectados y el inicio del brote de coronavirus.

En mi opinión, estas evidencias quedan ratificadas.

Perfil del laboratorio del Centro Chino para el Control y Prevención de Enfermedades de Wuhan (WHCDC)

Este centro de investigación pertenece al Centro Chino para el Control y Prevención de Enfermedades de Wuhan (organización gubernamental y nacional). Está ubicado a unos trescientos metros, en línea recta, del mercado de mariscos de Huanan y depende directamente del Gobierno.

Recordemos que los científicos chinos fueron los únicos que recopilaron las primeras muestras que se extrajeron del mercado antes de ser limpiado y desinfectado por la orden que ellos mismos determinaron. Nadie más tuvo acceso a esta información.

Las instalaciones de los CDC están equipadas con un laboratorio de nivel de bioseguridad 3 y uno de nivel de bioseguridad 2. Los edificios que ocupan en la actualidad empezaron a construirse en 2016 y se pusieron en funcionamiento en 2019.

El Instituto de Patógenos del Centro para el Control de Enfermedades consta de cuatro departamentos: una sala de patógenos respiratorios, una sala de patógenos intestinales, una sala de patógenos vectoriales y una sala de microbiología de la salud. Y lo más relevante de todo es que este CDC de Wuhan estudia, principalmente, los coronavirus de murciélago. Curioso.

CÓMO LLEGA EL VIRUS AL RESTO DEL MUNDO

Desde mediados de septiembre, justo después de que la base de datos del Instituto de Virología desapareciese, se empezó a detectar un tráfico superior al habitual en los hospitales cercanos al mercado de mariscos (el Hospital de Jinyintan y el Union Hospital) y al nuevo laboratorio del Centro para el Control y Prevención de Enfermedades de Wuhan.

Son estos dos hospitales los que reciben a los primeros pacientes oficiales —sobre todo el Hospital de Jinyintan—, a finales del mes de diciembre, y también el lugar donde se infectan los primeros sanitarios.

Teniendo en cuenta los estudios realizados por los investigadores de la Escuela de Salud Pública de la Universidad de Boston y de la Escuela de Medicina de Harvard, durante esos días de septiembre,

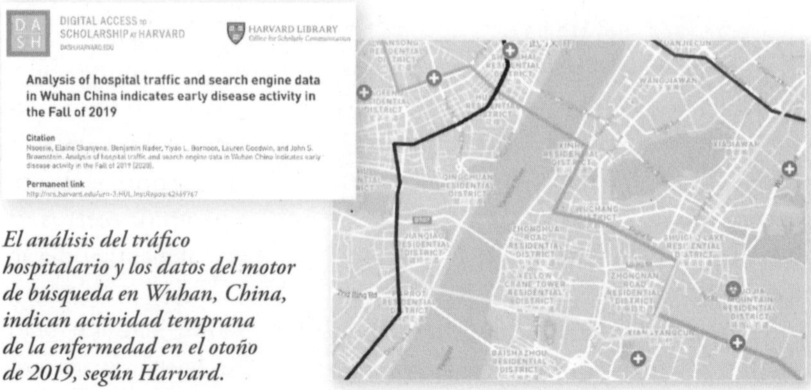

El análisis del tráfico hospitalario y los datos del motor de búsqueda en Wuhan, China, indican actividad temprana de la enfermedad en el otoño de 2019, según Harvard.

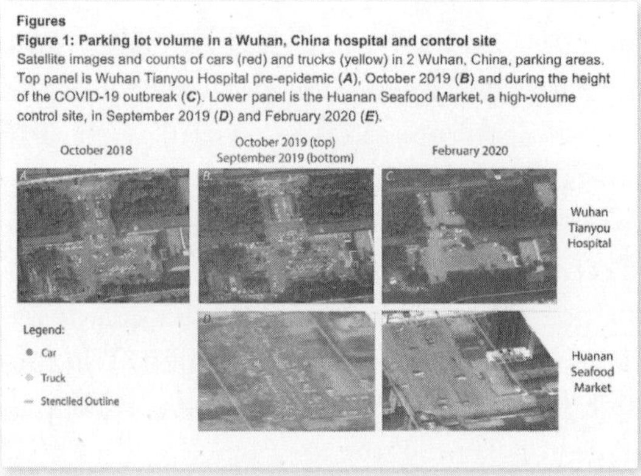

Figures
Figure 1: Parking lot volume in a Wuhan, China hospital and control site
Satellite images and counts of cars (red) and trucks (yellow) in 2 Wuhan, China, parking areas. Top panel is Wuhan Tianyou Hospital pre-epidemic (A), October 2019 (B) and during the height of the COVID-19 outbreak (C). Lower panel is the Huanan Seafood Market, a high-volume control site, in September 2019 (D) and February 2020 (E).
October 2018
October 2019 (top)
September 2019 (bottom)
February 2020
Wuhan Tianyou Hospital
Legend:
Car
Truck
Stenciled Outline
Huanan Seafood Market

Volumen del estacionamiento en un hospital y sitio de control de Wuhan, China.

Imágenes satelitales y recuentos de automóviles y camiones en dos áreas de estacionamiento.

en la red de búsquedas china Baidu aumentaron los términos de búsqueda relacionados con los síntomas típicos, según informó el propio CDC, del COVID-19: tos, dificultad para respirar, fiebre y diarrea.

Otro dato que me parece significativo, aunque está documentado en 2017 (no he encontrado referencias más recientes, aunque es probable que existan), es la cantidad de personas que viajan en el metro de la ciudad de Wuhan.

Según la prensa china, el flujo de pasajeros del metro de Wuhan rompe récords constantemente. En *Citianjin News Jin Baoxun*, el reportero Zhang Jiqing escribe que, según la información contrastada por la compañía del metro de Wuhan, el tráfico alcanzó casi los ocho millones de viajes el día 2 de abril. El número es muy alto si tenemos en cuenta que son once millones de habitantes. Por ejemplo, en Madrid, una ciudad de casi seis millones de personas, hay alrededor de dos millones de viajes al día. Aquí tenemos el titular:

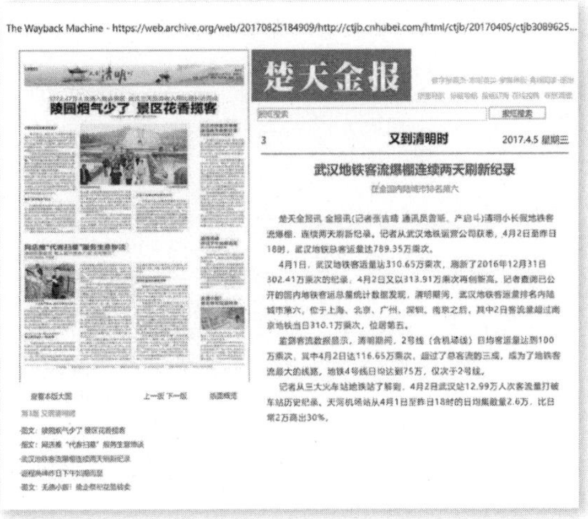
The Wayback Machine - https://web.archive.org/web/20170825184909/http://ctjb.cnhubei.com/html/ctjb/20170405/ctjb3089625...

楚天金报

3 又到清明时 2017.4.5 星期三

武汉地铁客流爆棚连续两天刷新纪录

楚天金报讯 金报讯(记者张吉晴 通讯员曾斯、产启斗)清明小长假地铁客流爆棚，连续两天刷新纪录。记者从武汉地铁运营公司获悉，4月2日至昨日18时，武汉地铁总客运量达789.35万乘次。

4月1日，武汉地铁客运量达310.65万乘次，刷新了2016年12月31日302.41万乘次的纪录，4月2日又以313.91万乘次再创新高。记者查阅已公开的国内地铁客运总量统计数据发现，清明期间，武汉地铁客运量排名内陆城市第六，位于上海、北京、广州、深圳、南京之后，其中2日客流量超过南京地铁当日310.1万乘次，位居第五。

监测客流数据显示，清明期间，2号线（含机场线）日均客运量达到100万乘次，其中4月2日达116.65万乘次，超过了总客流的三成，成为了地铁客流最大的线路，地铁4号线日均达到75万，仅次于2号线。

记者从三大火车站地铁站了解到，4月2日武汉站12.99万人次客流量打破车站历史纪录、天河机场站从4月1日至昨日18时的日均集散量2.6万，比日常2万高出30%。

¿Por qué este dato es interesante? Porque aporta información importante sobre la cantidad de personas que se mueven a diario en ese transporte. Si el COVID-19 ya estaba entre la población, es evidente que esa fue una potente vía de transmisión. Obviamente, los hospitales estaban conectados por las líneas de transporte público.

Juegos Mundiales Militares de 2019

Y llegamos a una fecha clave, que es el 18 de octubre de 2019, día en el que se inauguraron en Wuhan los VII Juegos Mundiales Militares del Consejo Internacional de Deportes Militares. Son similares a los Juegos Olímpicos, pero los atletas que participan son militares.

Ciento nueve países enviaron a nueve mil trescientos ocho de sus mejores atletas, para competir en trescientos veintinueve eventos en veintisiete deportes. Para que todo funcionase bien, el Gobierno de la República Popular China contrató a doscientos treinta y seis mil voluntarios, que, según la Agencia de Seguridad de EE. UU., fueron alojados en noventa hoteles. También, se habilitaron las tres estaciones de tren y se contrató a unos dos mil quinientos conductores.

Durante las competiciones, que tuvieron lugar en más de treinta puntos distintos de Wuhan y la provincia de Hubei, muchos atletas internacionales enfermaron y fueron ingresados en diferentes hospitales. Los síntomas que presentaban eran los mismos que, tal y como meses después se demostró, provocaba la enfermedad del COVID-19.

Las personas iban enfermando, pero el mundo parecía seguir sordo y ciego. ¿Por qué?

La consecuencia inmediata de estos contagios fue que muchos de estos atletas, o sus acompañantes, regresaron a sus países de origen

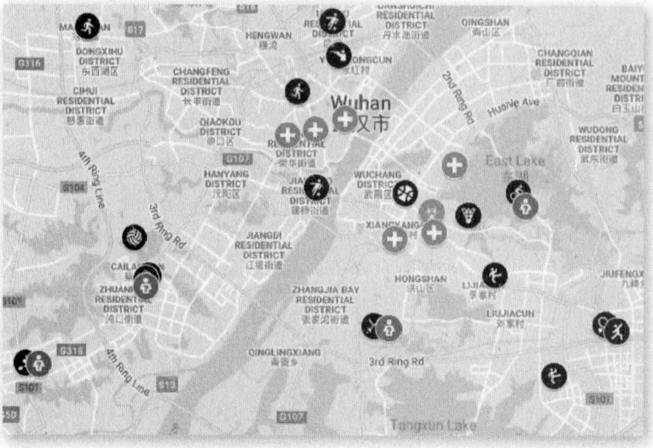

Plano de los hospitales donde fueron atendidos los atletas, los lugares donde tuvo lugar alguna competición de los Juegos Olímpicos y las zonas residenciales de los atletas.

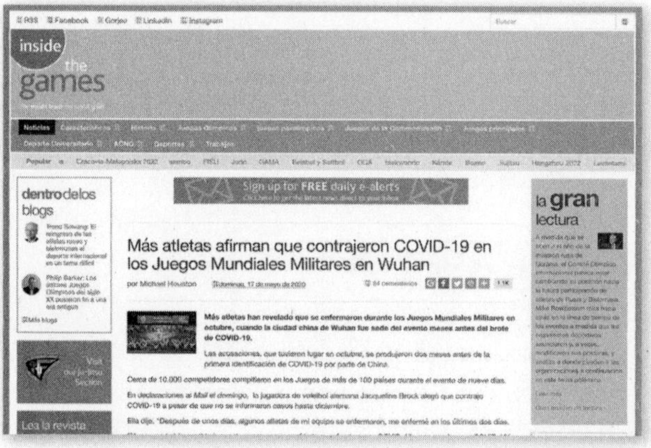

Noticia del medio Inside the Games, *de mayo de 2020, sobre los atletas enfermos.*

infectados. Tal vez, eso pueda explicar la poca conexión que tenían los brotes de un país a otro.

Los países de origen de los atletas, quienes de vuelta a sus hogares aseguraron haber sido infectados de COVID-19, son Italia, Brasil, Suecia y Francia.

Es difícil no recordar la dureza con la que se ensañó el COVID-19 en Italia. Pues bien, una publicación fechada en febrero de 2021, escrita por el Centro para el Control y la Prevención de Enfermedades, afirma que en diciembre de 2019 ya habían atendido a un niño enfermo de COVID-19 en Milán, aunque en un principio fue diagnosticado con sarampión. Obviamente, en esas fechas, el sistema sanitario desconocía lo que estaba por venir. ¿Sus autoridades también lo desconocían?

En fin. Volviendo al niño que había enfermado, lo que sí sabemos es que no había salido de su país, pero algunos de los atletas que habían viajado a Wuhan, como hemos visto, sí habían regresado a su lugar de origen, Italia. El niño se convierte, pues, en la primera persona que se conoce infectada de COVID-19 en Italia. Y esto sucedió tres meses antes del primer caso diagnosticado oficialmente.

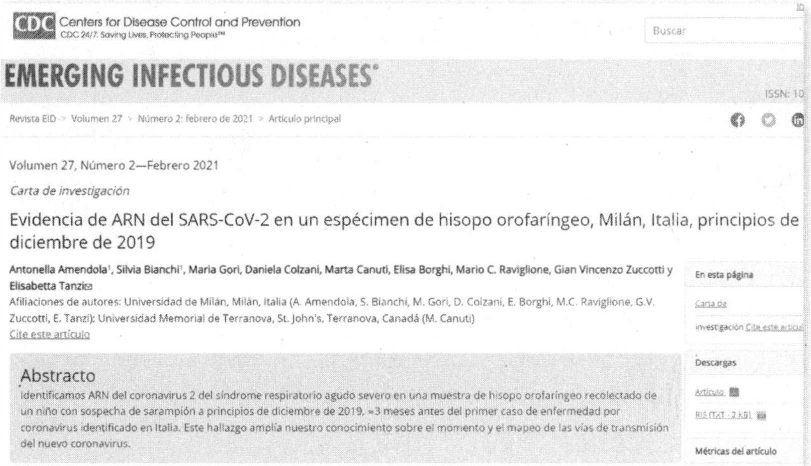

CDC Centers for Disease Control and Prevention
CDC 24/7: Saving Lives, Protecting People™

Buscar

EMERGING INFECTIOUS DISEASES®

ISSN: 10

Revista EID > Volumen 27 > Número 2: febrero de 2021 > Artículo principal

Volumen 27, Número 2—Febrero 2021

Carta de investigación

Evidencia de ARN del SARS-CoV-2 en un espécimen de hisopo orofaríngeo, Milán, Italia, principios de diciembre de 2019

Antonella Amendola[1], Silvia Bianchi[1], Maria Gori, Daniela Colzani, Marta Canuti, Elisa Borghi, Mario C. Raviglione, Gian Vincenzo Zuccotti y Elisabetta Tanzi

Afiliaciones de autores: Universidad de Milán, Milán, Italia (A. Amendola, S. Bianchi, M. Gori, D. Colzani, E. Borghi, M.C. Raviglione, G.V. Zuccotti, E. Tanzi); Universidad Memorial de Terranova, St. John's, Terranova, Canadá (M. Canuti)

Cite este artículo

En esta página

Carta de investigación Cite este artícul

Descargas

Artículo

RIS (TXT - 2 KB)

Métricas del artículo

Abstracto

Identificamos ARN del coronavirus 2 del síndrome respiratorio agudo severo en una muestra de hisopo orofaríngeo recolectado de un niño con sospecha de sarampión a principios de diciembre de 2019, ≈3 meses antes del primer caso de enfermedad por coronavirus identificado en Italia. Este hallazgo amplía nuestro conocimiento sobre el momento y el mapeo de las vías de transmisión del nuevo coronavirus.

Según concluye el informe de la Agencia de Inteligencia de EE. UU., Italia no fue un caso aislado. También apunta a Brasil y a Suecia. Aquí tenemos algunos titulares para hacernos una idea.

También Francia.

Y podríamos seguir. Pero, aquí, la cuestión que en verdad me desconcierta es el tema de los atletas: ¿es posible que ya se supiera que el virus estaba danzando por Wuhan y, aun así, permitieran que los Juegos Mundiales Militares se celebraran? Pues mire, a mí me cuesta creer en las coincidencias. Y es que, cuando se niega lo evidente, la

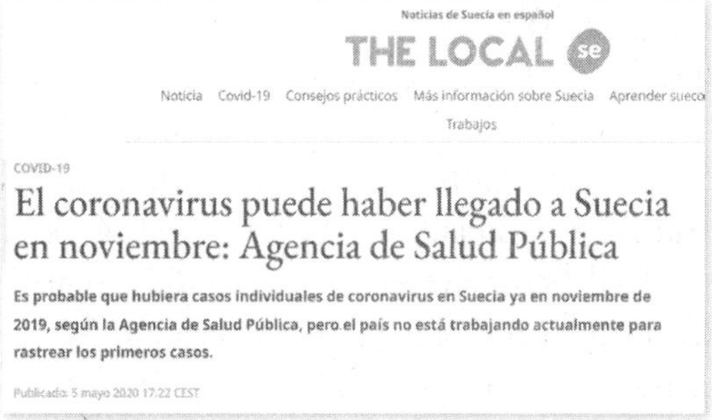

Noticias de Suecia en español

THE LOCAL se

Noticia Covid-19 Consejos prácticos Más información sobre Suecia Aprender sueco Trabajos

COVID-19

El coronavirus puede haber llegado a Suecia en noviembre: Agencia de Salud Pública

Es probable que hubiera casos individuales de coronavirus en Suecia ya en noviembre de 2019, según la Agencia de Salud Pública, pero el país no está trabajando actualmente para rastrear los primeros casos.

Publicado: 5 mayo 2020 17:22 CEST

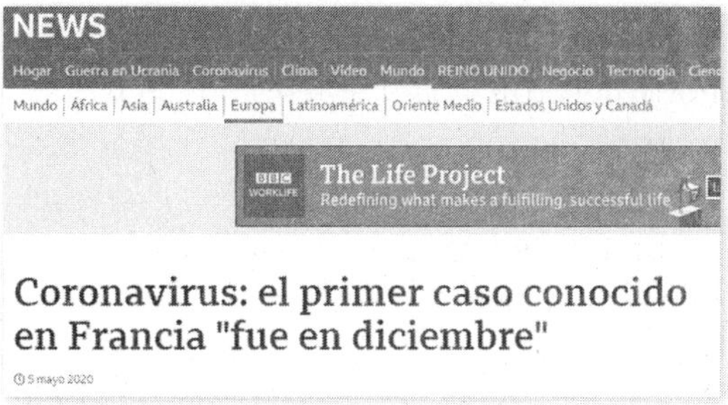

NEWS

Hogar | Guerra en Ucrania | Coronavirus | Clima | Vídeo | Mundo | REINO UNIDO | Negocio | Tecnología

Mundo | África | Asia | Australia | Europa | Latinoamérica | Oriente Medio | Estados Unidos y Canadá

BBC WORKLIFE The Life Project
Redefining what makes a fulfilling, successful life

Coronavirus: el primer caso conocido en Francia "fue en diciembre"

5 mayo 2020

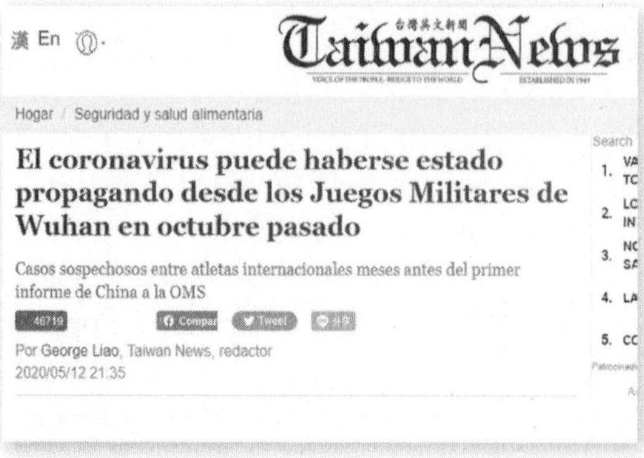
Taiwan News

Hogar / Seguridad y salud alimentaria

El coronavirus puede haberse estado propagando desde los Juegos Militares de Wuhan en octubre pasado

Casos sospechosos entre atletas internacionales meses antes del primer informe de China a la OMS

Por George Liao, Taiwan News, redactor
2020/05/12 21:35

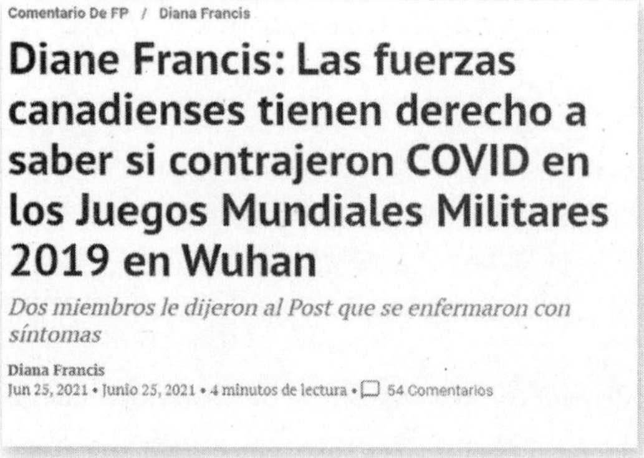
Comentario De FP / Diana Francis

Diane Francis: Las fuerzas canadienses tienen derecho a saber si contrajeron COVID en los Juegos Mundiales Militares 2019 en Wuhan

Dos miembros le dijeron al Post que se enfermaron con síntomas

Diana Francis
Jun 25, 2021 • Junio 25, 2021 • 4 minutos de lectura • 54 Comentarios

credibilidad se pierde. De eso creo que estamos viendo mucho por aquí. Continuamos.

Tenemos claro que este virus traspasó las fronteras de Wuhan, donde se centra su origen, y que el virus ya estaba circulando de forma silenciosa hacia el mundo meses antes de que el Gobierno chino lo hiciese oficial, el último día del mes de diciembre de 2019. Incluso podríamos afinar más y señalar una fecha concreta como es el 12 de septiembre, cuando se borran las bases de datos del Instituto de Virología de Wuhan.

Lo que aún nos queda por identificar es qué pudo pasar alrededor de ese 12 de septiembre de 2019 para que el virus saliera de alguno de los dos laboratorios que hemos apuntado como sospechosos: el laboratorio BSL4 de Wuhan y el laboratorio del Centro para el Control y Prevención de Enfermedades de Wuhan (WHCDC).

No es baladí pensar que los Juegos Mundiales Militares celebrados en el mes de octubre en Wuhan fueron un foco de transmisión mundial, pero esto también evidencia que el virus ya estaba circulando entre la población para entonces.

Al llegar a sus países de origen, los atletas que enfermaron, además de todos aquellos asintomáticos que viajaron en los aviones, transportaron sin saberlo el virus que estaba a punto de causar una pandemia mundial. El virus se estaba extendiendo por el mundo desde octubre y mucho antes de lo que se nos dijo oficialmente. Aquí la cuestión clave sería saber si la OMS o los responsables políticos de algunos países ya sabían el peligro que se nos venía encima.

MINEROS ENFERMOS

Abril del 2012 es la primera fecha que señala el Consejo Nacional de Inteligencia de EE. UU. en relación con la pandemia de COVID-19. Ninguna institución más menciona este momento tan temprano, en el que seis mineros chinos trabajaban en una mina de cobre ubicada en una cueva, en la provincia de Yunnan de la República Popular China.

Si recuerda, hace unas páginas hemos hablado sobre la investigadora Shi Zhengli y Peter Daszak, quienes hicieron un salto en el tiempo en las publicaciones de sus estudios conjuntos desde el 2007 al 2013. Ambos retomaron la cooperación en sus investigaciones en el año 2013, después de que a Zhengli le encargasen el estudio de los coronavirus de la mina de Yunnan, ya que esos seis mineros antes mencionados enfermaron a causa de los patógenos que allí contrajeron.

Las edades de los mineros estaban comprendidas entre los treinta y los sesenta y tres años, y los seis acudieron al Hospital de Kunming con tos persistente, dificultad para respirar, fiebre y dolores de cabeza, pecho y extremidades. A los pocos días, tres de ellos habían fallecido.

El caso empieza casi como en una película. En el mes de abril de 2012, seis mineros fueron contratados para limpiar heces —guano— de murciélagos en el interior de una mina localizada en el condado de Mojiang, en el suroeste de China y a unos mil quinientos kilómetros de Wuhan.

Apenas unos días después de iniciar el trabajo, los mineros enfermaron con síntomas parecidos a una neumonía —y a los del COVID-19— y tuvieron que ser ingresados en el hospital. Li Xu, el médico que los atendió y quien hizo una tesis en el año 2013 sobre esto, envió muestras de los tejidos al Instituto de Virología de Wuhan, donde fueron analizados. Los resultados demostraron que la infección provenía de un coronavirus similar al SARS del murciélago *Rhinolophus rouxii*.

Xu no tenía claro qué tipo de enfermedad estaba agravando los síntomas de los mineros; descartó el dengue, el VIH y la hepatitis. Cuando vio que no encontraba resultados positivos, acudió a diferentes compañeros especialistas como el virólogo Zhong Nanshan —actualmente asesor del Gobierno para el COVID-19—. Cuando Xu recibió los informes de las muestras enviadas al WIV, que concluían que la enfermedad estaba provocada por un coronavirus, incluyó en el tratamiento de los mineros enfermos los ventiladores y una combinación de fármacos como esteroides, antibióticos y anticoagulantes.

Li Xu salvó tres vidas. Desgraciadamente, otros tres mineros fallecieron. Pero, para el caso que nos ocupa, y según mi interpretación personal, Xu hizo mucho más que intentar salvar a los seis mineros. Li Xu, sin saberlo, había abierto la caja de pandora para esta pandemia.

En su desesperación por conocer la causa que había enfermado a los trabajadores, Xu se había puesto en contacto con el Instituto de Virología de Wuhan para mandar las muestras. Shi Zhengli, la hoy subdirectora del laboratorio BSL4 (en 2012 aún no existía, por lo que muchas investigaciones las hacía en el laboratorio del CDC, del que es directora), fue quien las recibió. Este es el punto de partida de todas las investigaciones de Zhengli sobre los coronavirus relacionados con la actual pandemia, y también el motivo de su posterior relación con Peter Daszak.

En ese 2012, Shi Zhengli —conocida como *Batwoman* («Mujer Murciélago») desde el 2004, año en el que comenzó sus investigaciones sobre los coronavirus tras la epidemia de SARS—, junto con otros investigadores, empezó a recolectar muestras de murciélagos en

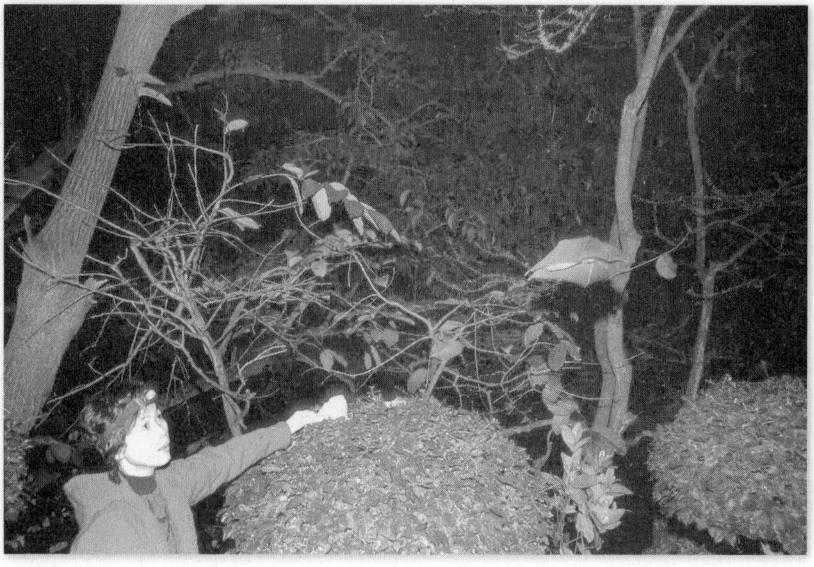

La viróloga Shi Zhengli libera un murciélago de una cueva china tras sacarle sangre, en 2004 (foto: Shuyi Zhang / Instituto de Virología de Wuhan).

la misma cueva. Y, entre 2015 y 2017, Shi Zhengli, Ben Hu, Linfa Wang, Kevin J. Olival y Peter Daszak —este último como director del proyecto— publicaron investigaciones conjuntas sobre el aislamiento de nuevos coronavirus, tal y como ya hemos relatado.

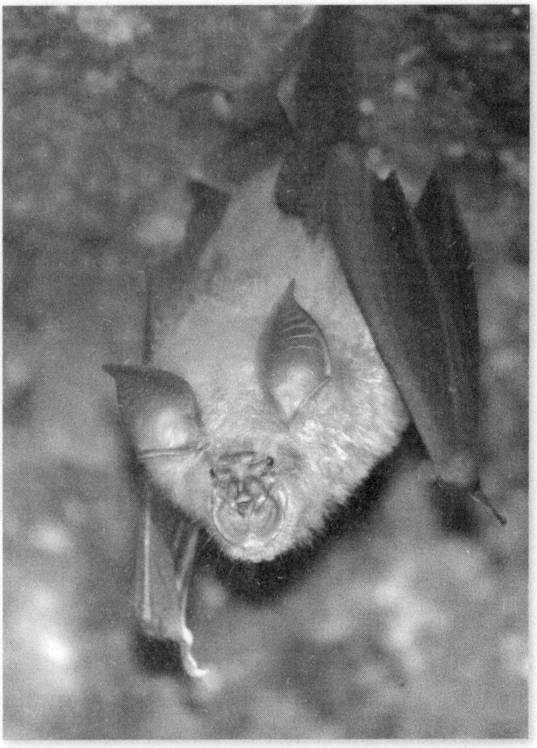

*Murciélago de herradura (*Rhinolophus rouxii*).*

Uno de los investigadores del equipo de Zhengli, Ben Hu, concedió en 2017 una entrevista en la plataforma china Weixin (WeChat) e intentó dar respuesta a muchas de las preguntas que los estudiantes realizaban en abierto a través de esa web. Algunas de sus respuestas aclaran datos que Shi nunca ha querido divulgar. Dice Ben Hu:

> «El origen del virus del SARS en murciélagos y el descubrimiento e identificación del coronavirus similar al SARS en murciélagos son el objetivo de las investigaciones en las que nuestro equipo ha estado insistiendo durante más de diez años y también el resultado del estudio más influyente que hemos logrado.
>
> A partir del 2011 y hasta 2015, llevamos a cabo un seguimiento a largo plazo de coronavirus similares al SARS en una cueva de murciélagos en Yunnan. Durante este periodo, aislamos con éxito un coronavirus muy similar al SARS de murciélago y podía usar el mismo receptor celular, proporcionando una fuerte evidencia del origen del SARS en murciélagos» (puede leer el estudio archivado en http://archive.ph/sVHmq).

Aquí hemos leído la confirmación de que Shi Zhengli y sus colaboradores científicos, entre los que se encuentra el autor de las declaraciones, Ben Hu, estuvieron recogiendo muestras de murciélago durante años en las minas de Yunnan, donde se enfermaron los trabajadores que extraían las heces de los murciélagos.

Ben Hu aporta además otros datos de los resultados de sus investigaciones con Zhengli. Quiero resaltar aquí algunos párrafos para hacer patente el error que han cometido todos los que han desprestigiado esta tesis con la etiqueta de teoría de la conspiración. Ben Hu escribe:

> «En 2011 descubrimos por primera vez un coronavirus similar al SARS en esta cueva de murciélagos en Kunming, Yunnan. Su gen S [proteína *spike*] y la secuencia de aminoácidos del virus del SARS son idénticas en un 90 % (...). Creemos que esta ubicación es muy representativa para estudiar la evolución genética de los coronavirus similares al SARS, por lo que hemos estado monitoreando las muestras aquí obtenidas hasta 2015 y hay algunos descubrimientos nuevos cada año, no solo en genes S, sino también en genes accesorios...».

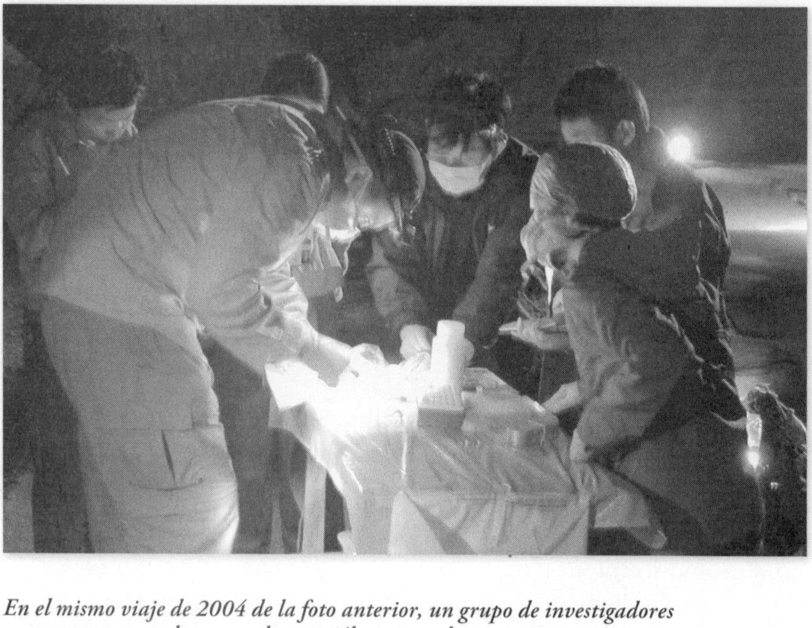

En el mismo viaje de 2004 de la foto anterior, un grupo de investigadores prepara muestras de sangre de murciélago para detectar virus y otros patógenos (foto: Shuyi Zhang / Instituto de Virología de Wuhan).

Las respuestas de Ben Hu son muy explícitas, incluso curiosas si me permite. Cuenta con todo lujo de detalles lo que hicieron, cómo lo hicieron y dónde lo hicieron. Unas explicaciones que no estuvieron exentas de polémica tras la explosión de la pandemia, hecho que para Hu ha supuesto la condena al ostracismo; incluso se le ha borrado de muchas de las biografías y trabajos, como viene siendo habitual en China.

El proceso mediante el cual recolectaban las muestras es más que curioso. Según describe Hu, muestrear murciélagos es un trabajo extremadamente duro que les lleva todo el día. Antes de que oscureciera, el equipo de Shi instalaba una red para pájaros en la entrada de la cueva. Cuando los murciélagos se despertaban y querían salir de la cueva en busca de comida, golpeaban la red y se quedaban enganchados. Cuando esto sucedía, los investigadores los sacaban de la red y trabajaban hasta las dos de la madrugada recolectando hisopos y muestras. Antes del amanecer, volvían a entrar en la cueva para recoger los excrementos de los murciélagos aún frescos.

Después venía el trabajo de laboratorio, donde las dificultades técnicas más corrientes, según Hu, eran tratar con el sistema de genética inversa del coronavirus similar al SARS, construido por su equipo, y el complejo manejo de la tecnología de aislamiento del virus.

Ya sabemos cuándo y cómo empezó. Y me pregunto yo nuevamente: con tanta evidencia publicada, ¿cómo es posible que aún se esté cuestionando?

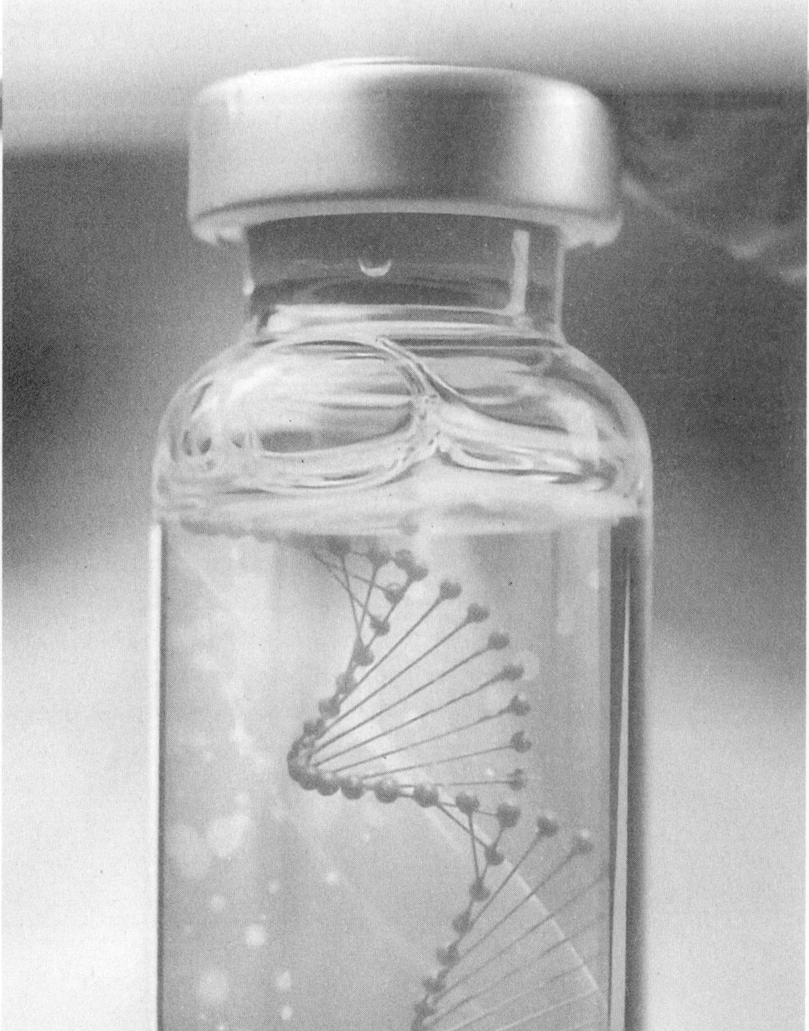

Evidencias

Todo vestigio encontrado y recogido en la escena, que será sometido a un minucioso análisis forense.

EVIDENCIAS DE MODIFICACIÓN GENÉTICA

¿Un virus modificado genéticamente?

«Se puede diseñar un virus sin dejar ningún rastro. Las respuestas que está buscando, sin embargo, solo se pueden encontrar en los archivos del laboratorio de Wuhan».

DR. RALPH BARIC

NOMBRES CLAVES EN ESTA INVESTIGACIÓN

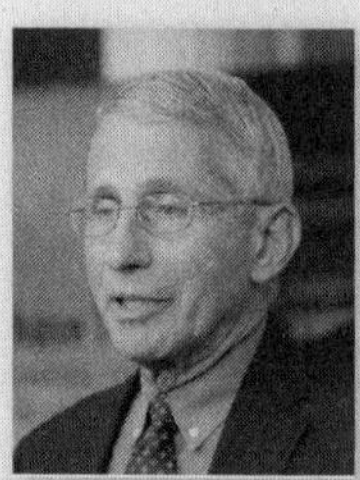

— **ANTHONY FAUCI** (Brooklyn, Nueva York, EE. UU., 1940): asesor médico jefe del presidente de EE. UU. y director del Instituto Nacional de Alergias y Enfermedades Infecciosas (NIAID) hasta 2022.

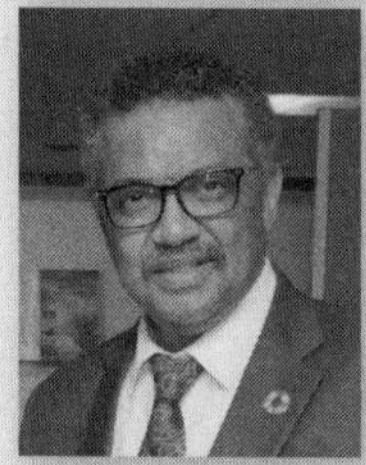

— **TEDROS ADHANOM** (Asmara, Eritrea —antes Etiopía—, 1965): director general de la Organización Mundial de la Salud (OMS) desde 2017.

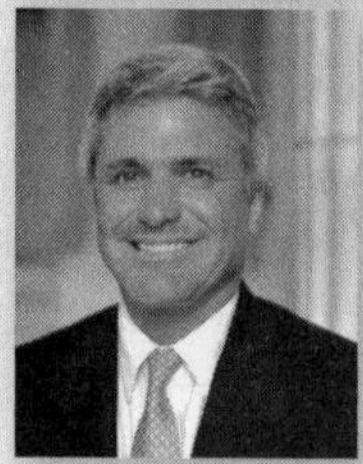

— **MICHAEL T. MCCAUL** (Dallas, Texas, EE. UU., 1962): líder del Comité de Asuntos Exteriores de la Cámara de Representantes de EE. UU. (ahora congresista por Texas), fue el miembro de mayor rango entre los que dirigieron la investigación sobre los orígenes y el manejo inicial de la pandemia de COVID-19.

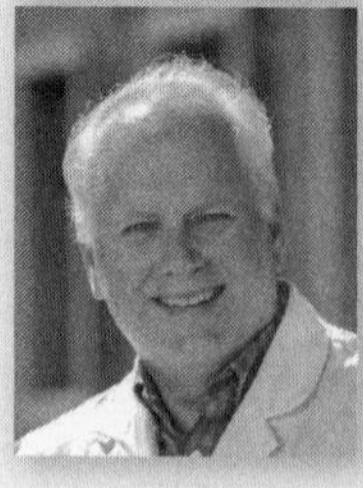

— **DR. RALPH STEVEN BARIC** (1954): profesor en el Departamento de Epidemiología y profesor en el Departamento de Microbiología e Inmunología de la Universidad de Carolina del Norte. Líder mundial en el estudio de coronavirus.

— **DR. JOHN P. A. IOANNIDIS** (Nueva York, EE. UU., 1965): médico científico grecoestadounidense. Es especialista en estadística y epidemiología. Profesor de Medicina, Investigación, Datos

Biomédicos y Ciencias de Salud en la Escuela de Medicina de la Universidad de Stanford; profesor de Estadística en la Facultad de Humanidades y Ciencias, también de la Universidad de Stanford; director del Centro de Investigación de Prevención de Stanford y codirector del Centro de Innovación en Metainvestigación de Stanford.

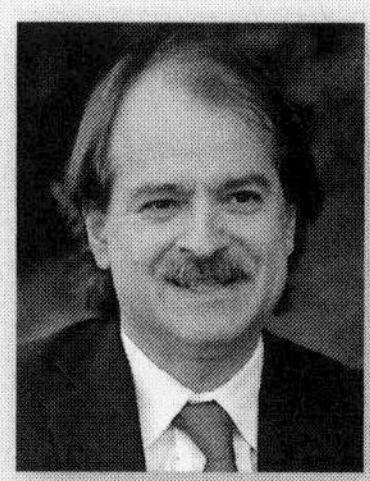

— **Zhang Yong Zhen:** académico de la Universidad de Fudan e investigador del Centro para el Control y Prevención de Enfermedades en Shanghái. Primer científico en descifrar el genoma del coronavirus.

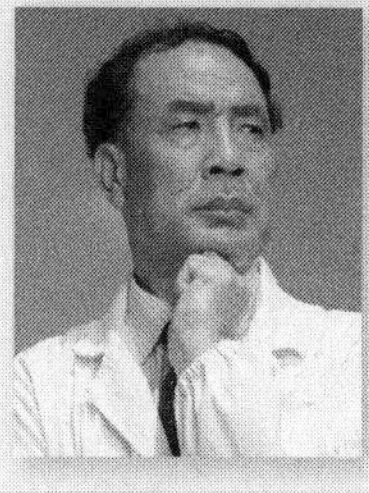

Quinientos cuatro días después de iniciar su investigación, esto es, es, en agosto de 2021, el Comité de Inteligencia de la Cámara de EE. UU. (liderado por su miembro de mayor rango, hoy congresista por Texas, el republicano Michael T. McCaul), entregó un informe con las conclusiones sobre los orígenes del COVID-19.

Antes de esto, el día veintiséis de mayo del 2021, el presidente de los EE. UU., Joe Biden, instó a la Comunidad de Inteligencia de los EE. UU. a que, en noventa días, le entregase un informe exhaustivo que desvelara todas las incógnitas sobre los orígenes del COVID-19, que estuvo listo en junio de 2021. Sin embargo, quedaron muchas cuestiones sin tratar y el origen del virus seguía sin ser identificado.

Dos meses después de ese informe, los republicanos del Comité de Investigación de Exteriores continuaron actualizando la información y publicaron los resultados de una nueva investigación. Es más: a día de hoy me dicen que aún continúan recopilando datos relevantes que van apareciendo.

Michel McCaul me ha aportado mucha de la información que a partir de aquí voy a ir analizando y que ha sido relevante para la obtención de cada una de las evidencias de las que hablamos. Y, ya que digo esto, y le hablo de una de mis principales fuentes —hay muchas más, aunque desgraciadamente alguna de ellas no serán mencionadas aquí por su expreso deseo de mantener a salvo su seguridad—, quiero dejar claro que, por mi parte, intenté hablar con varias de las personas aludidas aquí, como Anthony Fauci, director del Instituto Nacional de Alergias y Enfermedades Infecciosas (NIAID), en el

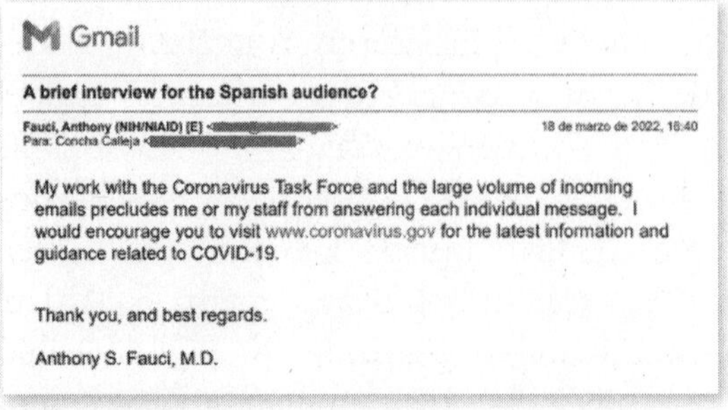

Gmail

A brief interview for the Spanish audience?

Fauci, Anthony (NIH/NIAID) [E] <[redacted]> 18 de marzo de 2022, 16:40
Para: Concha Calleja <[redacted]>

My work with the Coronavirus Task Force and the large volume of incoming emails precludes me or my staff from answering each individual message. I would encourage you to visit www.coronavirus.gov for the latest information and guidance related to COVID-19.

Thank you, and best regards.

Anthony S. Fauci, M.D.

momento en el que se originó el brote: este me respondió algo así como que estaba muy ocupado y me remitió a la página oficial de información sobre el coronavirus de EE. UU., aunque para eso no me hacía falta contactar con él. Aquí puede leer su respuesta:

> Mis responsabilidades dentro del Grupo de Trabajo del Coronavirus y la gran cantidad de correos que recibo, impide que yo o mis subordinados puedan responder a cada mensaje en particular. Le animo a visitar www.coronavirus.gov para conseguir la información más actual y cualquier orientación respecto el COVID-19.
> Muchas gracias y un saludo.
> Anthony S. Fauci, Doctor en Medicina.

Es una lástima que no pueda contar con su testimonio, que, como verá más adelante, está más que justificado que se lo pidiera.

Entramos, pues, en una de las cuestiones que han generado más debate en todo el mundo, que es dar respuesta a si el virus pudo ser modificado genéticamente en un laboratorio. Adelanto que sí, que el virus ha sido modificado. Al menos, eso es lo que prueban, en mi opinión, las siguientes evidencias. Ya me dirá si estamos de acuerdo.

En el Instituto de Virología de Wuhan (WIV) y en el Centro para el Control y Prevención de Enfermedades de Wuhan (WHCDC) se estaban realizando investigaciones sobre el coronavirus de ganancia de función en los meses previos a la propagación del SARS-CoV-2. Es más, mostraremos con correos electrónicos interceptados, cuando llegue el momento, que esto no solo se sabía, sino que también preocupaba. ¿Por qué, entonces, tanto la versión oficial como la comunidad científica han continuado afirmando que no es posible que se haya modificado el virus e insisten en que es de origen natural?

El día 10 de enero, China reveló la secuencia completa del nuevo coronavirus. Su decodificación del genoma puso en pie a toda la comunidad científica del mundo y comenzó una carrera contrarreloj para poder analizarla.

Zhang Yong Zhen (en muchos sitios escrito Yongzhen), académico de la Universidad de Fudan e investigador del Centro para el Control y Prevención de Enfermedades en Shanghái, desafió a las autoridades chinas y desveló el secreto mejor guardado: el del genoma del coronavirus (sus entrañas, para expresarlo más gráficamente).

En las primeras horas de la tarde del día tres de enero de 2020, el laboratorio BSL3 que dirige Zhang Yong Zhen en Shanghái recibió un paquete procedente de Wuhan. Era una caja metálica que contenía hielo seco y un tubo con hisopos. Eran las primeras siete muestras de los pacientes infectados por una extraña neumonía que había empezado a extenderse sin piedad.

Al mismo tiempo que Zhang recibía su paquete, la Comisión Nacional de Salud china, el Gobierno, acababa de emitir un comunicado dando orden expresa a toda la comunidad médica de que las muestras obtenidas de los pacientes ingresados con la neumonía desconocida fuesen destruidas, o bien entregadas a las autoridades competentes. Quedaba claro que estaba terminantemente prohibido hacer pública cualquier información. Por tanto, ese paquete se había convertido en un tesoro muy bien preciado. El laboratorio de Zhang, según cuenta el periodista Lillo Toledo en el diario *Nius* del día 10 de enero de 2022, había sido uno de los supuestamente cinco laboratorios que habían recibido las muestras para que el patógeno fuese secuenciado.

Bajo el más riguroso de los secretos, Zhang trató de hacer aquello a lo que nadie en China parecía estar dispuesto: decir la verdad. Su trabajo de laboratorio duró cuarenta horas aproximadamente y en poco tiempo más redactó un memorando secreto que presentó el día 7 de enero al Centro Chino para el Control y Prevención de Enfermedades. Pero Zhang sabía que su estudio revelaba mucho más de lo que las autoridades estarían dispuestas a contar. Sabía que no iban a servir de mucho su esfuerzo y el de su equipo, y decidió contactar con uno de sus colaboradores en Australia, Edward C. Holmes. Zhang le dijo a Holmes que había conseguido reconstruir la proteína clave del virus y que se trataba de SARS.

La urgencia de lo descubierto les hizo pensar en la rápida propagación que el virus tendría si su estudio no era publicado de inmediato y si la comunidad científica del planeta no se ponía a trabajar con urgencia en soluciones para detenerlo. Tenían miedo de que, a punto de celebrarse el Año Nuevo chino —el Festival de Primavera—, los miles de desplazamientos que se producirían acelerasen la propagación del virus. Tenían que moverse rápido.

En las siguientes horas, Zhang intentó hablar con las autoridades; incluso viajó a Wuhan y horas después a Pekín, con la intención de ser escuchado. No consiguió la respuesta que buscaba. Fue entonces cuando Zhang decidió enviarle el memorándum completo con la secuencia del genoma a Holmes. Era el día 10 de enero.

Minutos después de que Holmes recibiera la secuencia, esta se publicó en la web virological.org (un foro de análisis e interpretación de la evolución molecular y epidemiológica de los virus). La información quedaba así al alcance de todos los científicos del mundo. La verdad estaba disponible.

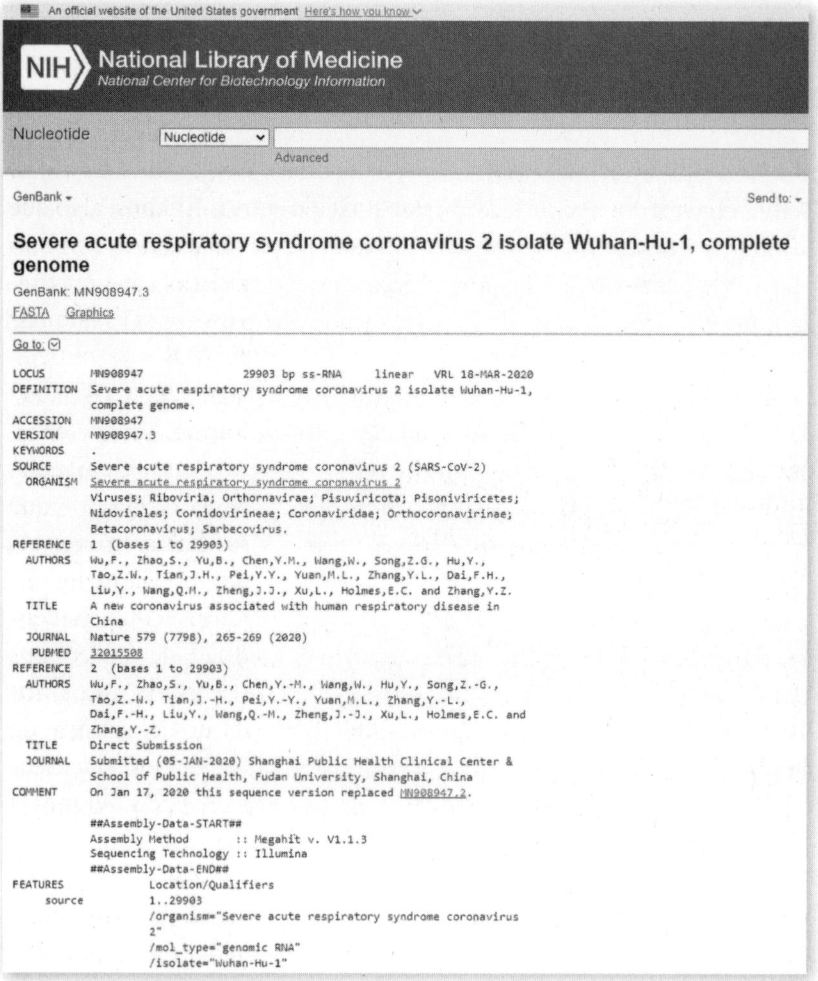

An official website of the United States government Here's how you know

NIH National Library of Medicine
National Center for Biotechnology Information

Nucleotide | Nucleotide
Advanced

GenBank | Send to:

Severe acute respiratory syndrome coronavirus 2 isolate Wuhan-Hu-1, complete genome

GenBank: MN908947.3

FASTA Graphics

Go to:

```
LOCUS       MN908947                29903 bp ss-RNA     linear   VRL 18-MAR-2020
DEFINITION  Severe acute respiratory syndrome coronavirus 2 isolate Wuhan-Hu-1,
            complete genome.
ACCESSION   MN908947
VERSION     MN908947.3
KEYWORDS    .
SOURCE      Severe acute respiratory syndrome coronavirus 2 (SARS-CoV-2)
  ORGANISM  Severe acute respiratory syndrome coronavirus 2
            Viruses; Riboviria; Orthornavirae; Pisuviricota; Pisoniviricetes;
            Nidovirales; Cornidovirineae; Coronaviridae; Orthocoronavirinae;
            Betacoronavirus; Sarbecovirus.
REFERENCE   1  (bases 1 to 29903)
  AUTHORS   Wu,F., Zhao,S., Yu,B., Chen,Y.M., Wang,W., Song,Z.G., Hu,Y.,
            Tao,Z.W., Tian,J.H., Pei,Y.Y., Yuan,M.L., Zhang,Y.L., Dai,F.H.,
            Liu,Y., Wang,Q.M., Zheng,J.J., Xu,L., Holmes,E.C. and Zhang,Y.Z.
  TITLE     A new coronavirus associated with human respiratory disease in
            China
  JOURNAL   Nature 579 (7798), 265-269 (2020)
   PUBMED   32015508
REFERENCE   2  (bases 1 to 29903)
  AUTHORS   Wu,F., Zhao,S., Yu,B., Chen,Y.-M., Wang,W., Hu,Y., Song,Z.-G.,
            Tao,Z.-W., Tian,J.-H., Pei,Y.-Y., Yuan,M.L., Zhang,Y.-L.,
            Dai,F.-H., Liu,Y., Wang,Q.-M., Zheng,J.-J., Xu,L., Holmes,E.C. and
            Zhang,Y.-Z.
  TITLE     Direct Submission
  JOURNAL   Submitted (05-JAN-2020) Shanghai Public Health Clinical Center &
            School of Public Health, Fudan University, Shanghai, China
COMMENT     On Jan 17, 2020 this sequence version replaced MN908947.2.

            ##Assembly-Data-START##
            Assembly Method       :: Megahit v. V1.1.3
            Sequencing Technology :: Illumina
            ##Assembly-Data-END##
FEATURES             Location/Qualifiers
     source          1..29903
                     /organism="Severe acute respiratory syndrome coronavirus
                     2"
                     /mol_type="genomic RNA"
                     /isolate="Wuhan-Hu-1"
```

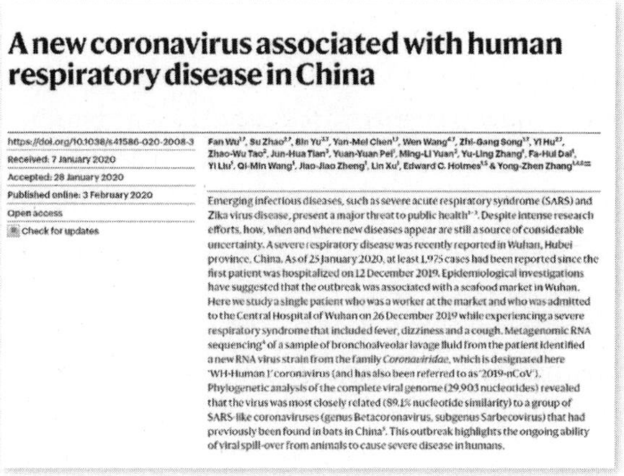

A new coronavirus associated with human respiratory disease in China

https://doi.org/10.1038/s41586-020-2008-3
Received: 7 January 2020
Accepted: 28 January 2020
Published online: 3 February 2020
Open access
Check for updates

Fan Wu[1,7], Su Zhao[2,7], Bin Yu[3,7], Yan-Mei Chen[1,7], Wen Wang[4,7], Zhi-Gang Song[1,7], Yi Hu[2,7], Zhao-Wu Tao[2], Jun-Hua Tian[3], Yuan-Yuan Pei[1], Ming-Li Yuan[2], Yu-Ling Zhang[1], Fa-Hui Dai[1], Yi Liu[1], Qi-Min Wang[1], Jiao-Jiao Zheng[1], Lin Xu[1], Edward C. Holmes[1,5] & Yong-Zhen Zhang[1,4,6]

Emerging infectious diseases, such as severe acute respiratory syndrome (SARS) and Zika virus disease, present a major threat to public health[1-3]. Despite intense research efforts, how, when and where new diseases appear are still a source of considerable uncertainty. A severe respiratory disease was recently reported in Wuhan, Hubei province, China. As of 25 January 2020, at least 1,975 cases had been reported since the first patient was hospitalized on 12 December 2019. Epidemiological investigations have suggested that the outbreak was associated with a seafood market in Wuhan. Here we study a single patient who was a worker at the market and who was admitted to the Central Hospital of Wuhan on 26 December 2019 while experiencing a severe respiratory syndrome that included fever, dizziness and a cough. Metagenomic RNA sequencing[4] of a sample of bronchoalveolar lavage fluid from the patient identified a new RNA virus strain from the family *Coronaviridae*, which is designated here 'WH-Human 1' coronavirus (and has also been referred to as '2019-nCoV'). Phylogenetic analysis of the complete viral genome (29,903 nucleotides) revealed that the virus was most closely related (89.1% nucleotide similarity) to a group of SARS-like coronaviruses (genus Betacoronavirus, subgenus Sarbecovirus) that had previously been found in bats in China[5]. This outbreak highlights the ongoing ability of viral spill-over from animals to cause severe disease in humans.

Sin embargo, las autoridades no tardaron en reaccionar y en dirigirse al laboratorio de Zhang en Shanghái. El laboratorio fue cerrado bajo la excusa de «rectificación». Zhang ha intentado quitar hierro al asunto y aún dice que el laboratorio fue cerrado por una inspección de seguridad y que no tardaron en abrirlo de nuevo. Creo que nadie se cree esa versión. Yo, al menos, no.

El estudio de Zhang fue publicado en la revista *Nature*, el día 3 de febrero, y sus conclusiones nos dan muchas pistas. El virus era similar al SARS-CoV que en el año 2002 ya se había cobrado muchas vidas. También exponía que el virus era transmisible entre humanos, algo que aún no se había dicho; que estaba estrechamente relacionado con uno aislado de coronavirus (CoV) similar al SARS de murciélago, SL-CoVZC45 (número de acceso a **GenBank*** MG772933); que se había muestreado previamente en China, con una identidad de nucleótidos (la estructura fundamental básica de los ácidos nucleicos —ARN y ADN—) del 89,1 %; y que mostraba una similitud de aminoácidos (moléculas que

*** GenBank.**
Es la base de datos de secuencias genéticas del Instituto Nacional de la Salud de EE. UU. (NIH). Contiene anotaciones de todas las secuencias de ADN disponibles públicamente. GenBank colabora con la base de datos de secuencias de nucleótidos del Banco de Datos de ADN de Japón (DDBJ) y con el Archivo Europeo de Nucleótidos (ENA), y es gestionada por el Centro Nacional para la Información Biotecnológica de EE. UU. (NCBI), integrado en el NIH. Con las dos organizaciones intercambia sus datos a diario.

se combinan para formar proteínas) del 100 % con el SL-CoVZC45 de murciélago en las proteínas NSP7 y E.

La disección del genoma también permitió conocer un dato curioso. El coronavirus de Wuhan, el SARS-CoV-2, está estrechamente relacionado con el CoVZC45 y el CoVZXC21, dos virus que fueron tomados por el Ejército Popular de Liberación chino de unos murciélagos en Zhoushan.

Otros científicos revisaron con lupa el resultado de Zhang. Es el caso de Roujian Lu, investigador del Centro Chino para el Control y Prevención de enfermedades, que también publicó un informe, en la revista *The Lancet* del día 30 de enero, que coincidía en su totalidad con los resultados que Zhang había adelantado.

Pero lo que me ha resultado más llamativo aún es que este virus derivado de murciélago ya había sido descubierto antes. Los primeros en dar cuenta de él fueron los expertos del Instituto de Investigación de Medicina del comando militar de Nanjing. Su estudio, realizado en el año 2018, descubrió que existían numerosos coronavirus similares al SARS en los murciélagos de Zhoushan.

Es decir, que los militares chinos no solo podían saber de la existencia de este tipo

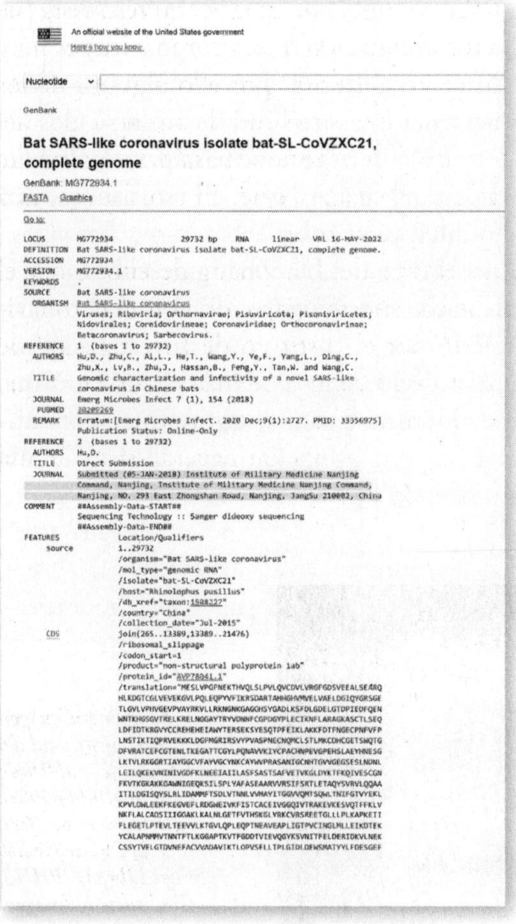

An official website of the United States government
Here's how you know

Nucleotide

GenBank

Bat SARS-like coronavirus isolate bat-SL-CoVZXC21, complete genome

GenBank: MG772934.1
FASTA Graphics

Go to:

```
LOCUS       MG772934               29732 bp    RNA     linear   VRL 16-MAY-2022
DEFINITION  Bat SARS-like coronavirus isolate bat-SL-CoVZXC21, complete genome.
ACCESSION   MG772934
VERSION     MG772934.1
KEYWORDS    .
SOURCE      Bat SARS-like coronavirus
  ORGANISM  Bat SARS-like coronavirus
            Viruses; Riboviria; Orthornavirae; Pisuviricota; Pisoniviricetes;
            Nidovirales; Cornidovirineae; Coronaviridae; Orthocoronavirinae;
            Betacoronavirus; Sarbecovirus.
REFERENCE   1  (bases 1 to 29732)
  AUTHORS   Hu,D., Zhu,C., Ai,L., He,T., Wang,Y., Ye,F., Yang,L., Ding,C.,
            Zhu,X., Lv,R., Zhu,J., Hassan,B., Feng,Y., Tan,W. and Wang,C.
  TITLE     Genomic characterization and infectivity of a novel SARS-like
            coronavirus in Chinese bats
  JOURNAL   Emerg Microbes Infect 7 (1), 154 (2018)
   PUBMED   30209269
  REMARK    Erratum:[Emerg Microbes Infect. 2020 Dec;9(1):2727. PMID: 33356975]
            Publication Status: Online-Only
REFERENCE   2  (bases 1 to 29732)
  AUTHORS   Hu,D.
  TITLE     Direct Submission
  JOURNAL   Submitted (05-JAN-2018) Institute of Military Medicine Nanjing
            Command, Nanjing, Institute of Military Medicine Nanjing Command,
            Nanjing, NO. 293 East Zhongshan Road, Nanjing, JiangSu 210002, China
COMMENT     ##Assembly-Data-START##
            Sequencing Technology :: Sanger dideoxy sequencing
            ##Assembly-Data-END##
FEATURES             Location/Qualifiers
     source          1..29732
                     /organism="Bat SARS-like coronavirus"
                     /mol_type="genomic RNA"
                     /isolate="bat-SL-CoVZXC21"
                     /host="Rhinolophus pusillus"
                     /db_xref="taxon:1508227"
                     /country="China"
                     /collection_date="Jul-2015"
     CDS             join(265..13389,13389..21476)
                     /ribosomal_slippage
                     /codon_start=1
                     /product="non-structural polyprotein 1ab"
                     /protein_id="AVP78041.1"
                     /translation="MESLVPGFNEKTHVQLSLPVLQVCDVLVRGFGDSVEEALSEARQ
                     HLKDGTCGLVEVEKGVLPQLEQPYVFIKRSDARTAHHGHVMVELVAELDGIQYGRSGE
                     TLGVLVPHVGEVPVAYRKVLLRKNGNKGAGGHSYGADLKSFDLGDELGTDPIEDFQEN
                     WNTKHGSGVTRELKRELNGGAYTRYVDNNFCGPDGYPLECIKNFLARAGKASCTLSEQ
                     LDFIDTKRGVYCCREHEHEIAWYTERSEKSYESQTPFEIKLAKKFDTFNGECPNFVFP
                     LNSTIKTIQPRVEKKKLDGFMGRIRSVYPVASPNECNQMCLSTLMKCDHCGETSWQTG
                     DFVRATCEFCGTENLTKEGATTCGYLPQNAVVKIYCPACHNPEVGPEHSLAEYHNESG
                     LKTVLRKGGRTIAYGGCVFAYVGCYNKCAYWVPRASANIGCNHTGVVGEGSESLNDNL
                     LEILQKEKVNINIVGDFKLNEEIAIILASFSASTSAFVETVKGLDYKTFKQIVESCGN
                     FKVTKGKAKKGAWNIGEQKSILSPLYAFASEAARVVRSIFSRTLETAQYSVRVLQQAA
                     ITILDGISQYSLRLIDAMMFTSDLVTNNLVVMAYITGGVVQMTSQWLTNIFGTVYEKL
                     KPVLDWLEEKFKEGVEFLRDGWEIVKFISTCACEIVGGQIVTRAKEVKESVQTFFKLV
                     NKFLALCADSIIIGGAKLKALNLGETFVTHSKGLYRKCVRSREETGLLLPLKAPKEII
                     FLEGETLPTEVLTEEVVLKTGVLQPLEQPTNEAVEAPLIGTPVCINGLMLLEIKDTEK
                     YCALAPNMMVTNNTFTLKGGAPTKVTFGDDTVIEVQGYKSVNITFELDERIDKVLNEK
                     CSSYTVELGTDVNEFACVVADAVIKTLQPVSELLTPLGIDLDEWSMATYYLFDESGEF
```

Aportamos página 1 del documento de GenBank del NIH, con la autoría de los militares del estudio del virus derivado de murciélago.

de virus, sino que habían sido ellos mismos quienes los habían descubierto.

Personalmente, Zhang Yong Zhen me parece un valiente. Y le estoy muy agradecida por atenderme directamente y ayudarme a obtener la información que he necesitado, sobre todo teniendo en cuenta la diferencia horaria entre Shanghái y España. Le aseguro que en este viaje que es escribir un libro de investigación se puede encontrar gente de todo tipo. Y, en ese sentido, esta investigación ha sido de las más insólitas. Y es que hay miedo, mucho miedo a hablar.

Volviendo a Zhang, después de transmitirle mi admiración por su trabajo le pregunté si le resultaba extraño que una proteína fuera 100 % idéntica cuando un virus cambia de especie. Su respuesta fue que no le parecía raro: «La recombinación de los coronavirus es muy frecuente, incluso entre diferentes especies, por ello algunos de los fragmentos o genes podrían tener una similitud de aminoácidos del 100 %. Para los CoV, la definición de especie se basa principalmente en la diferencia del genoma completo». Así que, en este asunto, está claro que existen diferentes interpretaciones.

Por lo que ya sabemos, el equipo del Dr. Zhang descubrió que el coronavirus de Wuhan tiene un enorme parecido con el coronavirus de murciélago descubierto por el Instituto de Investigación de Medicina de Nanjing: una similitud de su proteína del 100 %. Y que esta similitud del 100 % de los aminoácidos, según algunos científicos, sugiere que no se trata de una mutación natural, sino de una manipulación hecha en un laboratorio.

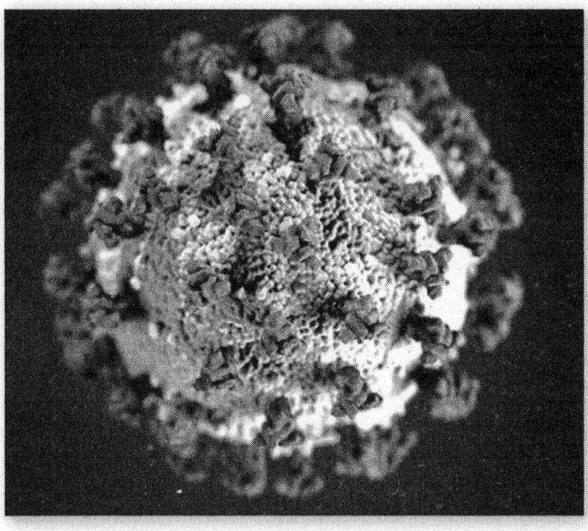

La primera imagen tridimensional del SARS-CoV-2, publicada en el dominio público el 30 de enero de 2020 en la Public Health Image Library (PHIL). Crédito de la imagen: Centros para el Control y la Prevención de Enfermedades/ Alissa Eckert, MSMI; Dan Higgins, MAMS.

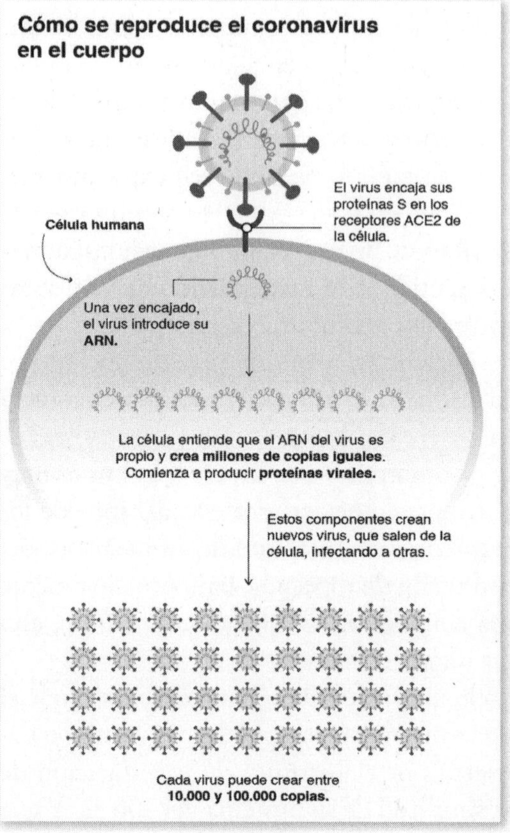

Cómo se reproduce el coronavirus en el cuerpo
El virus encaja sus proteínas S en los receptores ACE2 de la célula.
Célula humana
Una vez encajado, el virus introduce su **ARN.**
La célula entiende que el ARN del virus es propio y **crea millones de copias iguales.** Comienza a producir **proteínas virales.**
Estos componentes crean nuevos virus, que salen de la célula, infectando a otras.
Cada virus puede crear entre **10.000 y 100.000 copias.**

Cómo se reproduce el coronavirus en el cuerpo. Fuente: The Lancet.

Con todos los investigadores del planeta pendientes de analizar la secuenciación genética estudiada por Zhang, surgió un nuevo estudio. Esta vez, del Instituto Pasteur de Shanghái. Se puede encontrar en la página oficial de PubMed, una publicación *online* gubernamental que administra el NIH y que recoge millones de estudios biomédicos de revistas y libros de ciencias. Fue publicado en *Science China*. Titulado «Evolución del nuevo coronavirus del brote en curso de Wuhan y el modelado de su proteína *spike* para el riesgo de transmisión humana», nos introduce en dos cuestiones de las que vamos a hablar bastante a partir de ahora: la proteína S (también llamada *spike*, «de punta» o «espiga») y el receptor ECA2.

Las proteínas *spike* son esa especie de puntas que podemos ver cómo sobresalen y rodean por completo el coronavirus, lo envuelven y tienen la capacidad de unirse solo a ciertos receptores en la célula huésped. Por decirlo de otra manera, son la llave que intenta abrir una cerradura.

Por otro lado se halla el **ACE2***, el receptor humano, la cerradura. Estos receptores están presentes en

*** ACE2.**
En el caso del COVID-19, es la cerradura que utiliza la proteína *spike* (la llave) para penetrar en la célula humana e infectarla.

las células de nuestro sistema respiratorio y se relacionan con la función vascular. La capacidad de que esta proteína *spike* se una al receptor humano ACE2 es lo que muchos investigadores intentan explicar. Hay quienes dicen que ha sido por azar, otros sostienen que se trata de un error de laboratorio, y otros, que se modificó expresamente. El caso es que esta proteína *spike* del coronavirus solo se unía a receptores animales; esto quiere decir que no infectaba a las células humanas. Pero la modificación que ha sufrido ha permitido que haya encontrado otro hospedador, otra cerradura: nosotros.

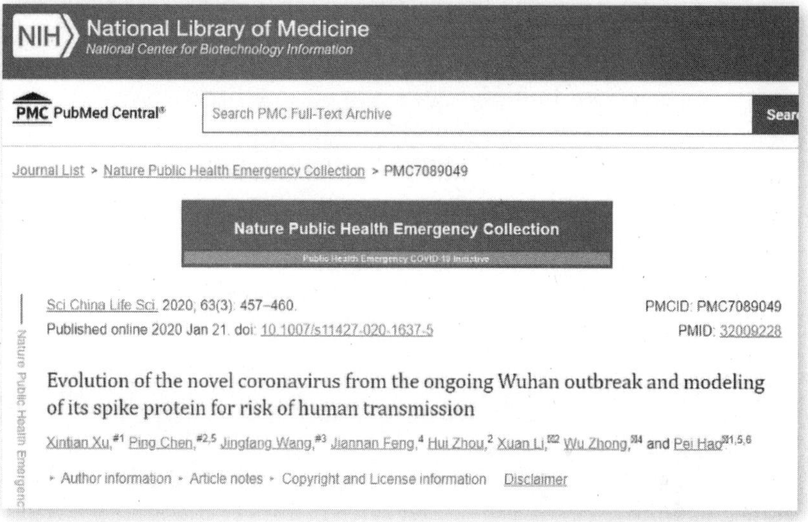
NIH National Library of Medicine
National Center for Biotechnology Information

PMC PubMed Central®
Search PMC Full-Text Archive

Journal List > Nature Public Health Emergency Collection > PMC7089049

Nature Public Health Emergency Collection

Sci China Life Sci. 2020; 63(3): 457–460. PMCID: PMC7089049
Published online 2020 Jan 21. doi: 10.1007/s11427-020-1637-5 PMID: 32009228

Evolution of the novel coronavirus from the ongoing Wuhan outbreak and modeling of its spike protein for risk of human transmission

Xintian Xu,#1 Ping Chen,#2,5 Jingfang Wang,#3 Jiannan Feng,4 Hui Zhou,2 Xuan Li,2 Wu Zhong,4 and Pei Hao1,5,6

▸ Author information ▸ Article notes ▸ Copyright and License information Disclaimer

Una parte de este estudio consistía en analizar esa proteína *spike* que envuelve al coronavirus. El resultado del estudio es claro en la cuestión de transmisión a humanos:

> Aunque la polaridad y la hidrofobicidad de los aminoácidos de reemplazo son similares, plantearon serias dudas sobre si el CoV de Wuhan infectaría a los humanos mediante la unión de la proteína S a ACE2 y sobre cómo de fuerte es la interacción para el riesgo de transmisión humana. (…) Nuestro trabajo apunta al importante descubrimiento de que el dominio RBD de la proteína S de Wuhan CoV admite una fuerte interacción con las moléculas ACE2 humanas a pesar de su diversidad de secuencias con la proteína S del SARS—Cov. Por lo tanto, el Wuhan CoV plantea un riesgo significativo para la salud pública por la transmisión humana a través de la

vía de unión de la proteína S-ACE2. También se debe recordar a las personas que el riesgo y la dinámica de la transmisión de coronavirus entre especies, o de persona a persona, también se ven afectados por muchos otros factores, como la respuesta inmune del huésped, la eficiencia de replicación viral o la tasa de mutación del virus.

Y ahora se me presentan dudas más que razonables. Si la proteína *spike* ha sido modificada, ¿dónde ha podido llevarse a cabo este proceso? ¿Y quién y para qué lo ha hecho?

Le pregunté a Michael McCaul si en su investigación habían encontrado documentación suficiente sobre la secuencia del genoma y si había averiguado alguna cuestión sobre cómo la proteína *spike* conseguía infectar a los humanos. Me dijo que, de hecho, encontró muchas evidencias interesantes. Todas están incluidas en su informe, pero aquí van las que me resultan más clarificadoras.

Antes hablaremos sobre algunos actores claves en todo este asunto. Es bueno que nos detengamos brevemente en estas biografías porque no dejan de ser los protagonistas de esta parte de la investigación.

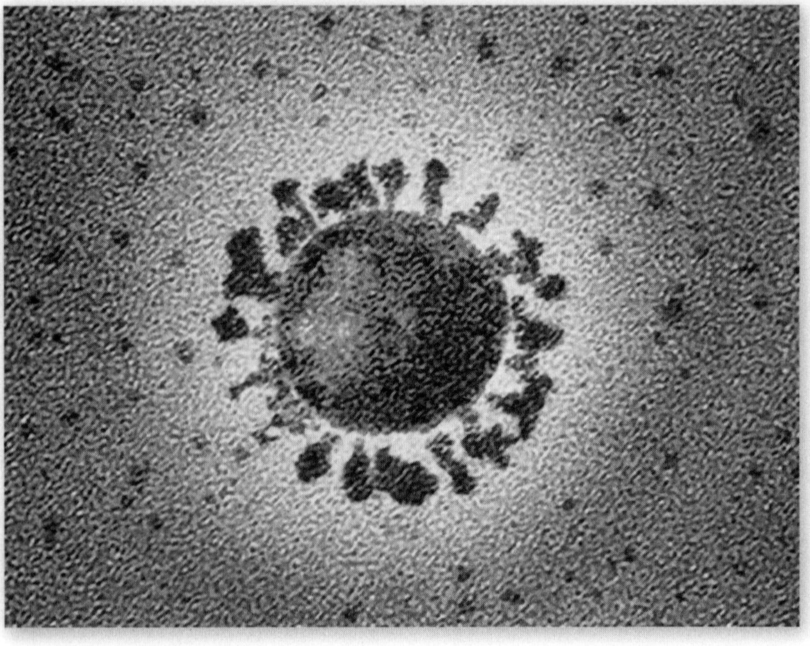

Micrografía electrónica de transmisión de color (TEM) de una partícula de coronavirus SARS-CoV-2 aislada de un caso de la enfermedad COVID-19 en el Reino Unido.

Nombres claves en el laboratorio de China

— **Doctora Shi Zhengli:** científica *sénior* del Instituto de Virología de Wuhan (WIH); directora del Centro de Enfermedades Infecciosas Emergentes del Instituto de Virología de Wuhan (Academia de las Ciencias de China); subdirectora del Laboratorio Nacional de Bioseguridad (BSL4) del WIH; directora del laboratorio de bioseguridad de nivel 3; directora del Comité de Trabajo de Bioseguridad; y líder del Grupo de Disciplina de Virus Emergentes.

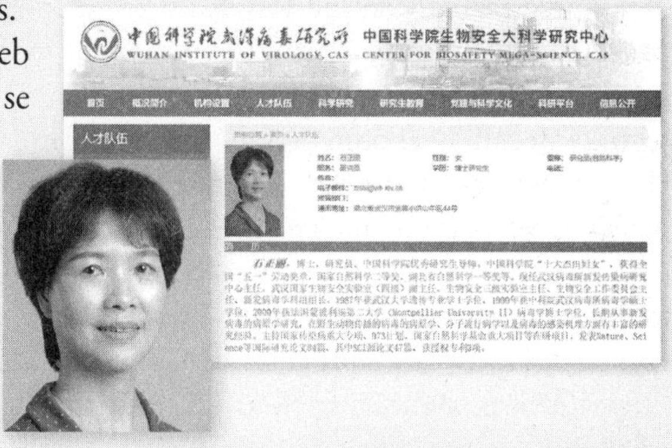

En el sitio web del laboratorio se puede leer en su currículum que «recibió una licenciatura en Genética por la Universidad de Wuhan en 1987, una maestría en Virología del Instituto de Virología de Wuhan, Academia de Ciencias de China, en 1990 y un doctorado en Virología de la Universidad de Montpellier II, Francia, en 2000».

Ha estado involucrada en la investigación de la etiología de los virus emergentes durante mucho tiempo y tiene una gran experiencia en la investigación de la epidemiología molecular y el mecanismo de infección de los virus transmitidos por animales salvajes.

Zhengli también presidió programas de investigación como el Proyecto Principal Nacional sobre Enfermedades Infecciosas, el Programa 973 y los trabajos de la Fundación Nacional de Ciencias Naturales de China. Publicó 84 artículos de investigación en *Nature* y *Science*, incluidos 47 artículos SCI (Science Citation Index), y obtuvo tres patentes autorizadas.

Es conocida en el mundo científico bajo el apodo de *Batwoman* («Mujer Murciélago»), en una clara alusión al enfoque de sus trabajos.

— **Doctora Wang Yanyi:** directora general del Instituto de Virología de Wuhan. La página del laboratorio la describe como una investigadora que «obtuvo los títulos de licenciatura, maestría y doctorado de la Facultad de Ciencias de la Vida de la Universidad de Pekín y la Facultad de Medicina de la Universidad de Colorado». El enfoque principal de su investigación es el mecanismo de la respuesta inmune antiinfecciosa del huésped.

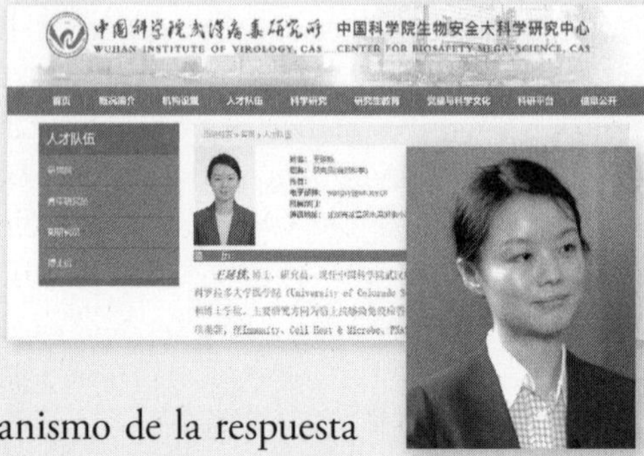

Ha presidido o llevado a cabo 973 proyectos. Ha publicado 28 artículos en revistas de renombre internacional como *Immunity, Cell Host & Microbe*… Ha sido citada 1700 veces en el SCI. Ha ganado la Medalla de la Juventud del 4 de Mayo de la provincia de Hubei, el segundo premio del Premio Nacional de Ciencias Naturales y otros honores.

— **Doctor Yuan Zhiming:** director del Laboratorio Nacional de Bioseguridad del Instituto de Virología de Wuhan.

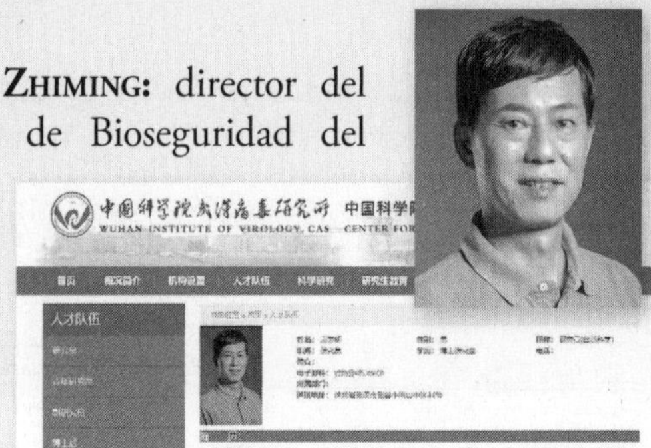

En la página del laboratorio lo describen como «investigador, presidente de la sucursal de Wuhan de la Academia de Ciencias de China, director del Laboratorio Nacional de Bioseguridad BSL4 de Wuhan y jefe del Grupo de Disciplina de Control de Vectores de Arbovirus.

Zhiming se graduó en el Departamento de Biología de la Universidad de Hubei en julio de 1984 y luego obtuvo una maestría y un doctorado del Departamento de Biología de la Universidad de Yunnan y la Escuela de Ciencias de la Vida de la Universidad Sun Yat-sen respectivamente.

De 1995 a 2003, se dedicó a la investigación cooperativa en el CIRAD [Centro de Cooperación Internacional en Investigación Agronómica para el Desarrollo], el Instituto Pasteur, la Real Universidad Danesa de Agricultura y Ganadería, el Instituto Nacional de Investigación Ambiental de Dinamarca y la Universidad de Illinois, en los Estados Unidos. Se ha dedicado principalmente a la investigación básica, y básica aplicada, sobre bacterias entomopatógenas; a proyectos de cooperación internacional de la OMS, China-Reino Unido, China-Dinamarca y China-Vietnam; ha encabezado los principales proyectos nacionales de enfermedades infecciosas, el Programa 973, el Programa 863 y más de 30 proyectos de la Fundación Nacional de Ciencias Naturales de China sobre bioquímica de proteínas de toxinas y la relación entre estructura y función, genoma y genes funcionales o clonación y expresión de genes de proteínas de toxinas; la construcción de bacterias de ingeniería de amplio espectro de alta eficiencia, el mecanismo de resistencia de insectos resistentes, la producción y aplicación de pesticidas microbianos, etc.

En los últimos años, Zhiming ha llevado a cabo trabajos sobre la detección de arbovirus y sobre la investigación en epidemiología molecular».

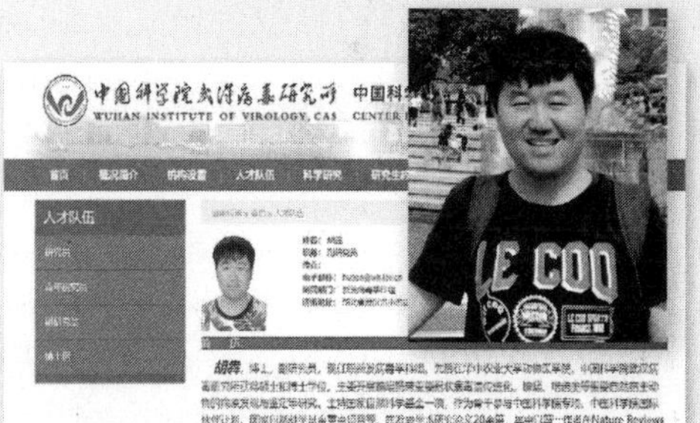

— **Doctor Ben Hu:** investigador del Instituto de Virología de Wuhan y colaborador de Shi.

Sobre él, la página del laboratorio también documenta numerosos logros como que es investigador asociado y que «se desempeña en el Grupo de Investigación de Virus Emergentes. Obtuvo su maestría y doctorado en la Escuela de Medicina Veterinaria de la Universidad Agrícola de Huazhong y en el Instituto de Virología de Wuhan de la Academia de Ciencias de China.

Principalmente, lleva a cabo investigaciones sobre la evolución genética de importantes coronavirus portados por murciélagos y el descubrimiento e identificación de patógenos de animales huéspedes naturales como murciélagos y roedores.

Hu presidió un proyecto de la Fundación Nacional de Ciencias Naturales de China y participó como columna vertebral en proyectos especiales de la Academia de Ciencias de China, como el Programa de Asociación Internacional o los proyectos clave de la Fundación Nacional de Ciencias Naturales. Ha publicado más de 20 trabajos de investigación académica, entre los que destacan sus estudios incluidos en revistas como *Nature Reviews Microbiology, Nature Communications, PLoS Pathogens, Emerging Microbes & Infections*».

OTRAS PERSONAS CLAVES EN CHINA:

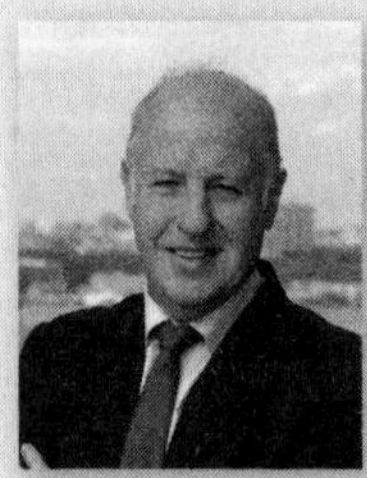

— **DOCTOR PETER DASZAK:** presidente de EcoHealth Alliance. Colaborador de Shi. Lo incluyo entre los nombres claves de China porque su relación con el Instituto de Virología de Wuhan y con la doctora Shi es manifiesta; además, él era quien proporcionaba las subvenciones al instituto para financiar la investigación del coronavirus.

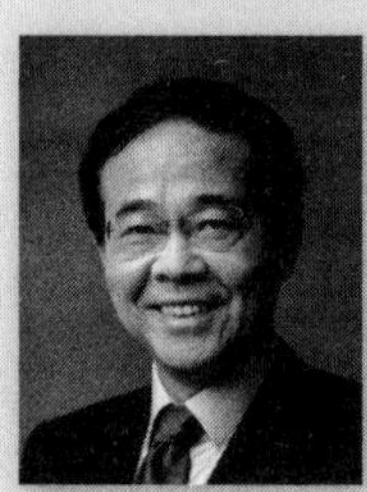

— **DOCTOR LINFA WANG:** director del Programa de Enfermedades Infecciosas Emergentes de la Facultad de Medicina Duke-NUS y director ejecutivo del Programa de Investigación en Preparación y Respuesta de Epidemias (PREPARE) de Singapur. Es uno de los mayores expertos mundiales en enfermedades zoonóticas, inmunología de murciélagos y descubrimiento de patógenos. Preside la Asesoría Científica del Centro de Enfermedades Emergentes del Instituto de Virología de Wuhan.

Hechas las presentaciones, vuelvo al informe del equipo McCaul y a un dato importante: cuándo se conocieron los científicos Shi Zhengli y Peter Daszak. Esto ocurrió en el año 2004, durante una investigación para encontrar los orígenes de la pandemia del SARS que azotó China entre los años 2003 y 2004.

Lo cierto es que una gran parte de los virólogos de todo el mundo comenzaron a estudiar más a fondo los coronavirus de murciélago después de descubrir que fueron la fuente de la epidemia de SARS1 en el año 2003, y que esta investigación aún se intensificó más después de la epidemia de MERS en el año 2012. Tiene sentido que las investigaciones de *Batwoman* también se intensificasen en estos periodos.

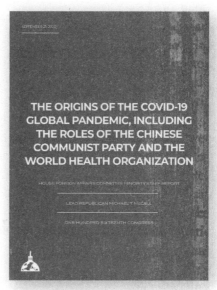

The origins of COVID-19. *Informe final del equipo de investigación del Comité de Asuntos Exteriores de la Cámara de Representantes de EE. UU.*

A partir del año 2005 y hasta que brotó la pandemia de COVID-19, es decir, durante unos quince años, Shi y Daszak han estado estudiando el coronavirus. Lo han hecho haciendo expediciones a cuevas llenas de murciélagos, recolectando muestras y analizándolas después en los laboratorios de Wuhan. Pero la cuestión más importante que le planteé a McCaul, la que más me desconcierta, es si hubo o no hubo ganancia de función en sus experimentos; manipulación del virus, dicho en otras palabras.

Las conclusiones del Comité de Asuntos Exteriores son contundentes: «Shi y Daszak se han involucrado repetidamente en investigaciones de ganancia de función en coronavirus diseñados para hacerlos más infecciosos en humanos». Vamos a verlo.

Repasando los trabajos que han realizado conjuntamente Shi Zhengli y Peter Daszak, no hace falta ahondar mucho para poder constatar que ambos se estaban enfocando en las investigaciones de la proteína *spike* de los coronavirus. Dicho de otra forma, Shi Zhengli y su equipo estaban realizando trabajos en el laboratorio BSL4 del Instituto de Virología y en el laboratorio de los CDC de Wuhan, investigando justo la capacidad del coronavirus para transmitirse a los humanos.

Pero eso no es todo. Como probaremos, las investigaciones se efectuaron con los fondos que proporcionaba Peter Daszak a través de la empresa que presidía —aún preside—, **EcoHealth Alliance***, clave aquí, que a su vez recibía fondos del Instituto Nacional de Salud (NIH) de EE. UU.

> *** EcoHealth Alliance**
> Es una organización no gubernamental sin fines de lucro que, en teoría, apoya programas de salud global y prevención de pandemias.

Trascribo a continuación varios enunciados de los trabajos a los que me refiero, y su financiación correspondiente, extraídos del informe de la Cámara de Asuntos Exteriores de EE. UU. y que han sido obtenidos de los diferentes medios científicos donde los investigadores fueron publicando sus estudios, que también referencio.

ARTÍCULO Y PUBLICACIÓN:

«Los murciélagos son reservorios naturales de coronavirus similares al SARS», en «Science» (2005).

— **Participantes:** Li Wendog, autor principal; Shi, segunda autora, y Peter Daszak.

Financiamiento: El estudio fue financiado, en parte, por el Gobierno de la República Popular China, que otorgó una subvención especial para reservorios animales de SARS-CoV del Programa Estatal Clave para la Investigación Básica (subvención n.º 2005CB523004) y del Programa Estatal de Desarrollo de Alta Tecnología (subvención n.º 2005AA219070) del Ministerio de Ciencia y Tecnología.

También fue financiado por el Gobierno de los EE. UU., a través de los NIH y la NSF, quienes proporcionaron fondos en forma de un premio de «Ecología de las Enfermedades Infecciosas» (n.º R01-TW05869) del Centro Internacional John E. Fogarty y la Fundación V. Kann Rasmussen.

— **Propósito:** Los científicos esperaban identificar los orígenes del SARS mediante la identificación de especies de murciélagos que son huéspedes naturales de coronavirus similares al SARS.

— **Conclusión:** Estos hallazgos sobre los coronavirus, junto con los datos sobre los henipavirus (23–25, 28), sugieren que existe diversidad genética entre los virus zoonóticos en los murciélagos, lo que aumenta la posibilidad de que las variantes crucen la barrera de las especies y provoquen brotes de enfermedades en las poblaciones humanas. Por lo tanto, es esencial que mejoremos nuestro conocimiento y comprensión de la distribución del huésped reservorio, la interacción animal-animal y humano-animal (particularmente dentro del sistema de mercado húmedo) y la diversidad genética de los virus transmitidos por murciélagos para prevenir futuros brotes.

— **Relevancia:** Esta conclusión fue lo que impulsó los siguientes quince años de investigación entre el Instituto de Virología de Wuhan y Peter Daszak, con Shi [Zhengli] dirigiendo el trabajo de laboratorio.

INSTITUCIONES Y SUS SIGLAS

Departamento de Salud y Servicios Humanos (HHS)
Instituto Nacional de Salud (NIH)
Fundación Nacional de Ciencias (NSF)
Agencia de los EE. UU. para el Desarrollo Internacional (USAID)

Y siguen los datos del informe con una colaboración de Shi y Daszak del año 2006, junto con otro investigador de Australia. Los

CDC Centers for Disease Control and Prevention
CDC 24/7: Saving Lives, Protecting People™

Buscar

EMERGING INFECTIOUS DISEASES®

Revista EID > Volumen 12 > Número 12—Diciembre 2006 > Artículo principal

Volumen 12, Número 12—Diciembre 2006

Sinopsis

Revisión de murciélagos y SARS

Lin-Fa Wang*✉, Zhengli Shi†, Shuyi Zhang‡§, Hume E. Field¶, Peter Daszak# y Bryan T. Eaton*

Afiliaciones de autores: *Australian Animal Health Laboratory, Geelong, Victoria, Australia; †Instituto De Virología de Wuhan de la Academia China de Ciencias, Wuhan (República Popular China); ‡Instituto de Zoología de la Academia China de Ciencias, Beijing (República Popular China); §Universidad Normal de China Oriental, Shanghái, República Popular China; ¶Departamento de Industrias Primarias y Pesca, Brisbane, Queensland, Australia; #Consortium de Medicina de la Conservación, Nueva York, Nueva York EE.UU.

Cite este artículo

Abstracto

Los murciélagos han sido identificados como un reservorio natural para un número creciente de virus zoonóticos emergentes, incluidos los henipavirus y las variantes de los virus de la rabia. Recientemente, nosotros y otro grupo identificamos de forma independiente varias especies de murciélagos herradura (género *Rhinolophus*) como el huésped reservorio de un gran número de virus que tienen una estrecha relación genética con el coronavirus asociado con el síndrome respiratorio agudo severo (SARS). Nuestra investigación actual se centró en la identificación de las especies reservorio del virus progenitor de los coronavirus sars, responsables de los brotes durante 2002-2003 y 2003-2004. Además de los coronavirus similares al SARS, muchos otros nuevos coronavirus de murciélagos, que pertenecen a los grupos 1 y 2 de los 3 grupos de coronavirus existentes, se han detectado por PCR. El descubrimiento de coronavirus similares al SARS en murciélagos y la gran diversidad genética de coronavirus en murciélagos han arrojado nueva luz sobre el origen y la transmisión de los coronavirus SARS.

científicos publicaron conjuntamente su estudio, titulado «Revisión de murciélagos y SARS», en *Emerging Infectious Diseases*, una revista publicada por los Centros para el Control y Prevención de Enfermedades de EE. UU. Aquí volvemos a ver el mismo patrón y Shi figura como autora. También comprobamos que el trabajo fue financiado por las mismas subvenciones que el anterior y que Peter Daszak aparece como otro de los autores.

En 2007, Shi y su equipo del Instituto de Virología de Wuhan se unieron a otro equipo de científicos y publicaron nuevos datos sobre el coronavirus.

ARTÍCULO Y PUBLICACIÓN:

«Diferencia en el uso de receptores entre el coronavirus del síndrome respiratorio agudo severo (SARS) y el coronavirus similar al SARS de origen murciélago», en *Journal of Virology*.

— **Participantes**: Investigadores de WIV y Linfa Wang. Shi aparece como la autora principal.

Financiamiento: Este trabajo fue financiado por el Gobierno de la República Popular China y por subvenciones de Australia y la Comisión Europea.

— **Propósito**: Este estudio se centró en los receptores utilizados por la proteína espiga [spike] de los coronavirus similares al SARS, que son las principales estructuras superficiales que permiten que los coronavirus se unan a los receptores de las células.

Para probar esto, los investigadores crearon múltiples virus quiméricos mediante la inserción de diferentes secuencias de la proteína de punta del SARS-CoV en la proteína de punta del virus similar al SARS que se estaba examinando, y los probaron contra células que expresaban ACE2 de murciélagos, civetas y humanos.

— **Conclusión**: Uno de estos virus quiméricos pudo ingresar en las células a través del receptor ACE2 humano. ACE2 es una abreviatura de enzima convertidora de angiotensina 2, que es una proteína que se encuentra en la superficie de células y tejidos en todo el cuerpo humano, incluyendo la nariz, la boca y los pulmones. «En los pulmones, ACE2 es muy abundante en los neumocitos tipo 2, un tipo de célula importante presente en las cámaras dentro del pulmón llamadas alvéolos, donde se absorbe el oxígeno y se libera el dióxido de carbono de desecho». ACE2 es también el lugar donde la

proteína espiga del SARS-CoV-2 se une a las células humanas. Los investigadores concluyeron que «una región de inserción mínima es suficiente para convertir la SL-CoV s [proteína de pico de coronavirus similar al SARS] de unión no ACE2 a unión ACE2 humana».
— **Relevancia:** En otras palabras, los investigadores de WIV pudieron modificar un coronavirus similar al SARS que no infectaba a los humanos para que sí pudiera hacerlo…

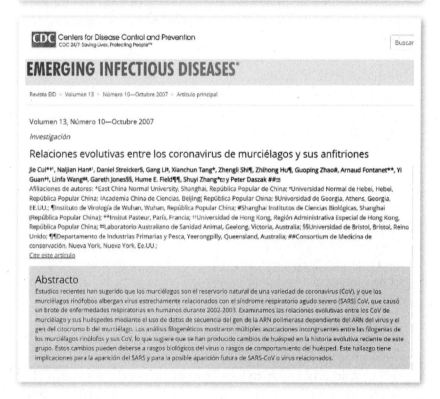

CDC Centers for Disease Control and Prevention
CDC 24/7: Saving Lives, Protecting People™

Buscar

EMERGING INFECTIOUS DISEASES®

Revista EID > Volumen 13 > Número 10—Octubre 2007 > Artículo principal

Volumen 13, Número 10—Octubre 2007

Investigación

Relaciones evolutivas entre los coronavirus de murciélagos y sus anfitriones

Jie Cui*†[1], Naijian Han‡[1], Daniel Streicker§, Gang Li‡, Xianchun Tang*, Zhengli Shi¶, Zhihong Hu¶, Guoping Zhao#, Arnaud Fontanet, Yi Guan††, Linfa Wang‡‡, Gareth Jones§§, Hume E. Field¶¶, Shuyi Zhang* y Peter Daszak ##**
Afiliaciones de autores: *East China Normal University, Shanghai, República Popular de China; †Universidad Normal de Hebei, Hebei, República Popular China; ‡Academia China de Ciencias, Beijing(República Popular China; §Universidad de Georgia, Athens, Georgia, EE.UU.; ¶Instituto de Virología de Wuhan, Wuhan, República Popular China; #Shanghai Institutos de Ciencias Biológicas, Shanghai (República Popular China); **Insitut Pasteur, París, Francia; ††Universidad de Hong Kong, Región Administrativa Especial de Hong Kong, República Popular China; ‡‡Laboratorio Australiano de Sanidad Animal, Geelong, Victoria, Australia; §§Universidad de Bristol, Bristol, Reino Unido; ¶¶Departamento de Industrias Primarias y Pesca, Yeerongpilly, Queensland, Australia; ##Consortium de Medicina de conservación, Nueva York, Nueva York, Ee.UU.;
Cite este artículo

Abstracto
Estudios recientes han sugerido que los murciélagos son el reservorio natural de una variedad de coronavirus (CoV), y que los murciélagos rinófobos albergan virus estrechamente relacionados con el síndrome respiratorio agudo severo (SARS) CoV, que causó un brote de enfermedades respiratorias en humanos durante 2002-2003. Examinamos las relaciones evolutivas entre los CoV de murciélago y sus huéspedes mediante el uso de datos de secuencia del gen de la ARN polimerasa dependiente del ARN del virus y el gen del citocromo b del murciélago. Los análisis filogenéticos mostraron múltiples asociaciones incongruentes entre las filogenias de los murciélagos rinólofos y sus CoV, lo que sugiere que se han producido cambios de huésped en la historia evolutiva reciente de este grupo. Estos cambios pueden deberse a rasgos biológicos del virus o rasgos de comportamiento del huésped. Este hallazgo tiene implicaciones para la aparición del SARS y para la posible aparición futura de SARS-CoV o virus relacionados.

También es importante apuntar que este trabajo fue realizado bajo las condiciones de un laboratorio BSL2, lo que quiere decir que operaron con unas medidas de seguridad similares a las que aplica un dentista en su consulta.

Tras esto, sucede un salto en el tiempo curioso. Shi y Daszak continuaron trabajando conjuntamente y Shi también siguió recibiendo las subvenciones de EcoHealth Alliance, entre otras instituciones, aunque hasta el año 2013 no aparecen nuevas publicaciones en coautoría entre Shi y Daszak, tal y como he comprobado en el inventario del informe del equipo de investigación de Asuntos Exteriores.

ARTÍCULO Y PUBLICACIÓN:

«Aislamiento y caracterización de un coronavirus tipo SARS en murciélago que utiliza el receptor ACE2»,
en *Nature*.

— **Participantes**: Investigadores de WIV y EcoHealth, incluidos Hu, Shi, Daszak y Wang, a quienes se atribuye el diseño de los experimentos. Shi y Daszak figuran como autores.

— **Financiamiento:** El estudio fue financiado por subvenciones del Gobierno de la República Popular China (incluida la subvención número 2013FY113500), así como por el Instituto Nacional de Alergias y Enfermedades Infecciosas (NIAID) (n.º R01AI079231), por un premio NIH/NSF «Ecología y Evolución de las Enfermedades Infecciosas» (no. R01TW005869), por un premio del Centro Internacional Fogarty del NIH apoyado por International Influenza Funds, de la Oficina del Secretario del Departamento de Salud y Servicios Humanos (n.º R56TW009502), y por el programa predict de Amenazas Pandémicas Emergentes de USAID.

Propósito: Este trabajo supuso «el primer aislamiento registrado de un SL-CoV vivo» (coronavirus vivo del SARS), que los investigadores aislaron de muestras fecales de murciélagos y denominaron WIV1. Además, identificaron dos nuevos coronavirus de murciélago (SCH014 y Rs3367) e informaron sobre «la primera identificación de un SL-CoV de murciélago de tipo salvaje capaz de usar ACE2 como receptor de entrada».

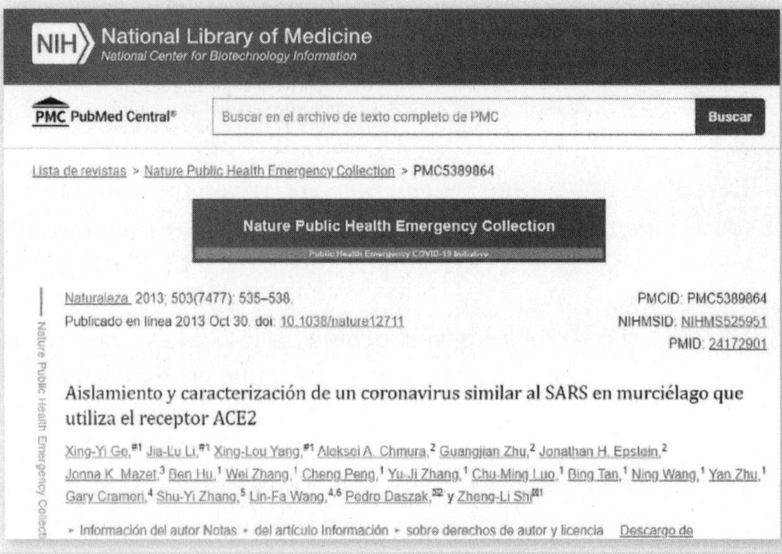
NIH National Library of Medicine
National Center for Biotechnology Information

PMC PubMed Central®   Buscar en el archivo de texto completo de PMC   Buscar

Lista de revistas > Nature Public Health Emergency Collection > PMC5389864

Nature Public Health Emergency Collection
Public Health Emergency COVID-19 Initiative

Naturaleza 2013; 503(7477): 535–538.
Publicado en línea 2013 Oct 30. doi: 10.1038/nature12711

PMCID: PMC5389864
NIHMSID: NIHMS525951
PMID: 24172901

Nature Public Health Emergency Collection

Aislamiento y caracterización de un coronavirus similar al SARS en murciélago que utiliza el receptor ACE2

Xing-Yi Ge,[#1] Jia-Lu Li,[#1] Xing-Lou Yang,[#1] Aleksei A. Chmura,[2] Guangjian Zhu,[2] Jonathan H. Epstein,[2] Jonna K. Mazet,[3] Ben Hu,[1] Wei Zhang,[1] Cheng Peng,[1] Yu-Ji Zhang,[1] Chu-Ming Luo,[1] Bing Tan,[1] Ning Wang,[1] Yan Zhu,[1] Gary Crameri,[4] Shu-Yi Zhang,[5] Lin-Fa Wang,[4,6] Pedro Daszak,[2] y Zheng-Li Shi[1]

▸ Información del autor Notas ▸ del artículo Información ▸ sobre derechos de autor y licencia   Descargo de

— **Conclusión:** «Finalmente, este estudio demuestra la importancia para la salud pública de los programas de descubrimiento de patógenos dirigidos a la vida silvestre que tienen como objetivo identificar las "incógnitas conocidas" —cepas virales previamente desconocidas y estrechamente relacionadas con patógenos conocidos—. Estos programas, centrados en grupos específicos de vida silvestre de alto riesgo y puntos críticos de aparición de enfermedades, pueden ser una parte fundamental de las futuras estrategias globales para predecir, prepararse para y prevenir la aparición de una emergencia pandémica».

— **Relevancia:** al aislar un coronavirus similar al SARS de tipo salvaje (cepa común en la naturaleza) que se une a ACE2 y probarlo en tejido pulmonar humano, los autores demostraron que los coronavirus de murciélago son capaces de infectar a los humanos directamente, sin tener que pasar a través de un anfitrión intermedio.

Ojo a este dato sobre una evidencia que narran los mismos investigadores: «... los coronavirus de murciélago son capaces de infectar a los humanos directamente, sin tener que pasar a través de un anfitrión intermedio». No lo decimos por decir. Shi lo deja claro en su estudio publicado en *Nature*.

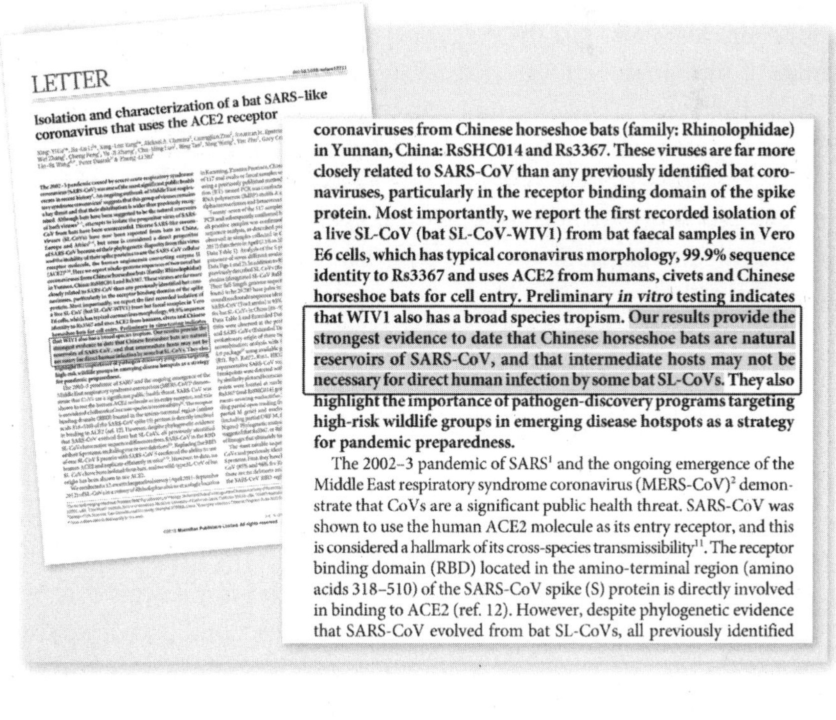

LETTER

Isolation and characterization of a bat SARS-like coronavirus that uses the ACE2 receptor

coronaviruses from Chinese horseshoe bats (family: Rhinolophidae) in Yunnan, China: RsSHC014 and Rs3367. These viruses are far more closely related to SARS-CoV than any previously identified bat coronaviruses, particularly in the receptor binding domain of the spike protein. Most importantly, we report the first recorded isolation of a live SL-CoV (bat SL-CoV-WIV1) from bat faecal samples in Vero E6 cells, which has typical coronavirus morphology, 99.9% sequence identity to Rs3367 and uses ACE2 from humans, civets and Chinese horseshoe bats for cell entry. Preliminary *in vitro* testing indicates that WIV1 also has a broad species tropism. Our results provide the strongest evidence to date that Chinese horseshoe bats are natural reservoirs of SARS-CoV, and that intermediate hosts may not be necessary for direct human infection by some bat SL-CoVs. They also highlight the importance of pathogen-discovery programs targeting high-risk wildlife groups in emerging disease hotspots as a strategy for pandemic preparedness.

The 2002–3 pandemic of SARS[1] and the ongoing emergence of the Middle East respiratory syndrome coronavirus (MERS-CoV)[2] demonstrate that CoVs are a significant public health threat. SARS-CoV was shown to use the human ACE2 molecule as its entry receptor, and this is considered a hallmark of its cross-species transmissibility[11]. The receptor binding domain (RBD) located in the amino-terminal region (amino acids 318–510) of the SARS-CoV spike (S) protein is directly involved in binding to ACE2 (ref. 12). However, despite phylogenetic evidence that SARS-CoV evolved from bat SL-CoVs, all previously identified

Tengo que decir que el hecho de que Shi y Daszak no publicasen ningún trabajo conjunto desde el año 2007 y no volviesen al ruedo hasta el año 2013, esto es, seis años después, me llamó la atención; me parecía significativo.

Mientras buscaba una posible causa, me topé con otro estudio, de 2010, en el que Shi había trabajado con otro equipo que no incluía a Peter Daszak. Se titula «Las proteínas de la enzima convertidora de angiotensina 2 (ACE2) de diferentes especies de murciélagos confieren susceptibilidad variable a la entrada del SARS-CoV».

El estudio describe de forma minuciosa la investigación que habían realizado sobre la susceptibilidad de las proteínas de la enzima ECA2 de diferentes especies de murciélagos y su relación con la proteína *spike* del virus del SARS. O lo que es lo mismo, Shi y su equipo consiguieron que la proteína *spike* se integrara en el receptor humano ECA2. Ya lo tenían. Habían conseguido que la *spike* (la llave) abriera la cerradura de las células humanas (ECA2).

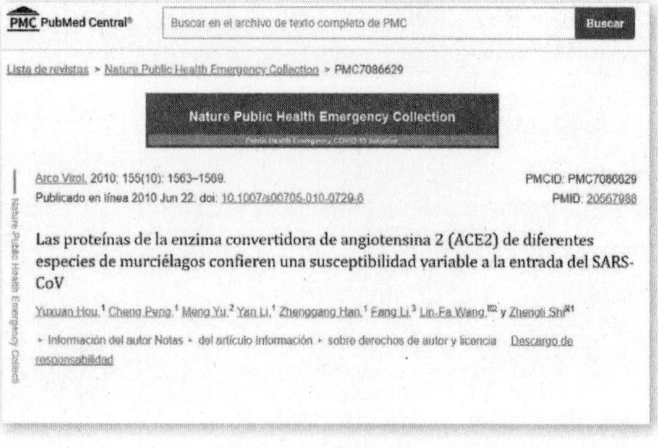
PMC PubMed Central® Buscar en el archivo de texto completo de PMC Buscar

Lista de revistas > Nature Public Health Emergency Collection > PMC7086629

Nature Public Health Emergency Collection

Arco Virol. 2010; 155(10): 1563–1569. PMCID: PMC7086629

Publicado en línea 2010 Jun 22. doi: 10.1007/s00705-010-0729-6 PMID: 20567988

Las proteínas de la enzima convertidora de angiotensina 2 (ACE2) de diferentes especies de murciélagos confieren una susceptibilidad variable a la entrada del SARS-CoV

Yuxuan Hou,[1] Cheng Peng,[1] Meng Yu,[2] Yan Li,[1] Zhenggang Han,[1] Fang Li,[3] Lin-Fa Wang,[2] y Zhengli Shi[1]

▸ Información del autor Notas ▸ del artículo información ▸ sobre derechos de autor y licencia Descargo de responsabilidad

En su resumen, nos dicen: «Aquí ampliamos nuestro estudio anterior sobre las moléculas ACE2 de siete especies de murciélagos adicionales y probamos sus interacciones con la proteína de pico del SARS-CoV humano utilizando ensayos de infección por SARS-CoV vivo y pseudotipo basado en el VIH».

Investigando un poco más sobre el porqué de que Shi y Daszak no publicaran nada juntos desde el año 2007 hasta el 2013, encontré dos motivos que podían explicarlo, y los dos relacionados con el año 2012. Uno, la epidemia de MERS que azotó China, y dos, el trabajo que el Gobierno le encargó a Shi para que investigara unos coronavirus concretos, después de que los mineros de la mina de Mojiang enfermaran mientras faenaban en ella. Este dato es importante, porque Shi comenzará nuevas investigaciones a partir de las muestras encontradas en las minas, las cuales su equipo irá recolectando y analizando en el laboratorio BSL4 del Instituto de Virología de Wuhan y en el del Centro para el Control y Prevención de Enfermedades.

El caso es que, en el año 2014, Shi y Daszak aparecen con dos nuevos estudios realizados entre el Instituto de Virología de Wuhan y EcoHealth Alliance. Esta vez, el autor principal de los artículos publicados, concretamente el de «Detección de diversos astrovirus novedosos de pequeños mamíferos en China», es Ben Hu, del Instituto de Virología, que también participó en varias de las investigaciones del dúo Shi y Daszak. El estudio fue de nuevo financiado por el Gobierno de la República Popular China (incluida la subvención n.º 2013FY113500) y el programa PREDICT de USAID.

El 2015 fue un año revelador en las investigaciones de Shi y Daszak. Fue entonces cuando entró en escena el reputado investigador Ralph Baric, de la Universidad de Carolina del Norte, a quién Shi le proporcionó las secuencias de las proteínas *spike* en uno de los virus que habían identificado en 2013. A partir del trabajo con esas muestras, y utilizando **ratones humanizados***, crearon un nuevo virus que tenía una poderosa capacidad de infectar a los humanos, un virus quimérico, también llamado virus quimera.

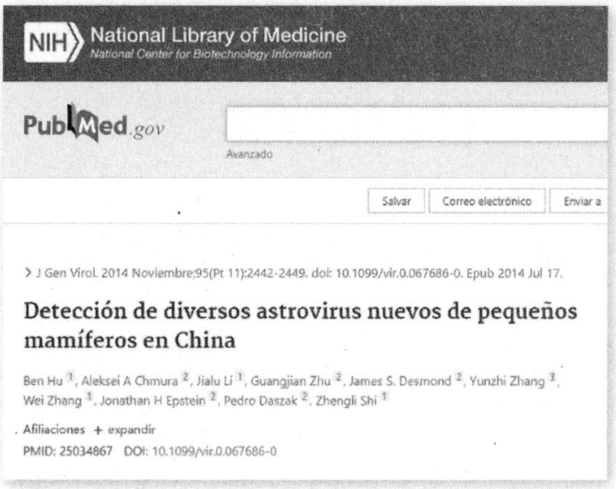

*** Ratón humanizado.** Un ratón humanizado es un ratón injertado con genes, células o tejidos humanos funcionales. Se suele utilizar para el estudio de enfermedades humanas y descubrimiento de fármacos.

Es decir, crearon un virus sintético autorreplicable. Usaron como columna vertebral el SARS-CoV adaptado a los ratones, con la proteína *spike* reemplazada por la proteína de murciélago SHC014 que identificaron en el año 2013. Los ratones se infectaron con un daño pulmonar irreversible. Aportamos una página del documento subrayado, y aquí anoto la traducción:

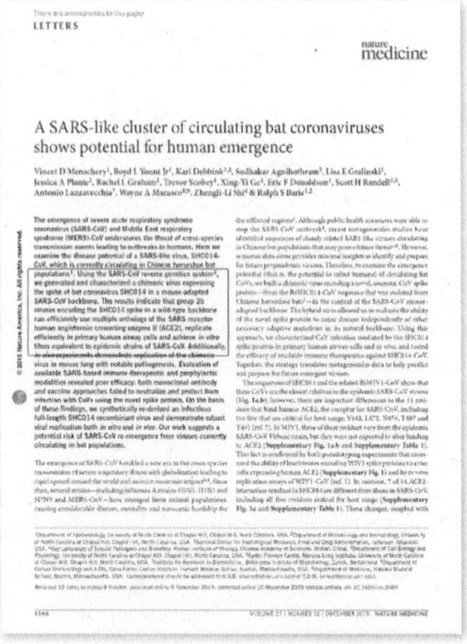

There are amendments to this paper

LETTERS

nature medicine

A SARS-like cluster of circulating bat coronaviruses shows potential for human emergence

Vineet D Menachery[1], Boyd L Yount Jr[1], Kari Debbink[1,2], Sudhakar Agnihothram[3], Lisa E Gralinski[1], Jessica A Plante[1], Rachel L Graham[1], Trevor Scobey[1], Xing-Yi Ge[4], Eric F Donaldson[1], Scott H Randell[5,6], Antonio Lanzavecchia[7], Wayne A Marasco[8,9], Zhengli-Li Shi[4] & Ralph S Baric[1,2]

The emergence of severe acute respiratory syndrome coronavirus (SARS-CoV) and Middle East respiratory syndrome (MERS)-CoV underscores the threat of cross-species transmission events leading to outbreaks in humans. Here we examine the disease potential of a SARS-like virus, SHC014-CoV, which is currently circulating in Chinese horseshoe bat populations[1]. Using the SARS-CoV reverse genetics system[2], we generated and characterized a chimeric virus expressing the spike of bat coronavirus SHC014 in a mouse-adapted SARS-CoV backbone. The results indicate that group 2b viruses encoding the SHC014 spike in a wild-type backbone can efficiently use multiple orthologs of the SARS receptor human angiotensin converting enzyme II (ACE2), replicate efficiently in primary human airway cells and achieve *in vitro* titers equivalent to epidemic strains of SARS-CoV. Additionally, *in vivo* experiments demonstrate replication of the chimeric virus in mouse lung with notable pathogenesis. Evaluation of available SARS-based immune-therapeutic and prophylactic modalities revealed poor efficacy; both monoclonal antibody and vaccine approaches failed to neutralize and protect from infection with CoVs using the novel spike protein. On the basis of these findings, we synthetically re-derived an infectious full-length SHC014 recombinant virus and demonstrate robust viral replication both *in vitro* and *in vivo*. Our work suggests a potential risk of SARS-CoV re-emergence from viruses currently circulating in bat populations.

© 2015 Nature America, Inc. All rights reserved.

1508

VOLUME 21 | NUMBER 12 | DECEMBER 2015 NATURE MEDICINE

> Utilizando el **sistema de genética inversa*** del SARS-CoV, generamos y caracterizamos un virus quimérico que expresa el pico del coronavirus de murciélago SHC014 en una columna vertebral del SARS-CoV adaptada a ratones. Los resultados indican que los virus del grupo 2b, que codifican el pico SHC014 en un esqueleto de tipo salvaje, pueden usar de manera eficiente múltiples ortólogos de la enzima convertidora angiotensina humana II (ACE2) del receptor del SARS, replicarse de manera eficiente en las células primarias de las vías respiratorias humanas y lograr resultados in vitro de títulos equivalentes a cepas epidémicas de SARS-CoV.

*** Ingeniería genética.** Es la manipulación directa de los genes de un organismo empleando la biotecnología para modificarlos, por medio de la eliminación, la duplicación o la inserción de material genético con diferentes tecnologías de edición genética.

En este estudio se especifica que la investigación se llevó a cabo en un laboratorio de bioseguridad BSL3 y que todo el personal usó respiradores purificadores de aire motorizados, junto con trajes, delantales y botines Tyvek. Todos llevaban, además, guantes dobles.

Esta investigación de la que estoy hablando, en la que Baric figura como autor principal, fue financiada por el NIAID y el NIH (que le otorgó numerosos premios —núms. U19AI109761, U19AI107810, AI085524, F32AI102561, K99AG049092, DK065988—), por el programa PREDICT de USAID a través de EcoHealth Alliance y también por el Gobierno del Partido Comunista Chino. Sin embargo, este estudio levantó ampollas entre la comunidad científica y desencadenó un debate abierto. Básicamente, las discusiones giraban sobre si era permisible realizar investigaciones en laboratorios que aumentasen la virulencia y la facilidad de propagación de patógenos peligrosos, lo que conocemos como investigación de ganancia de función.

Simon Wain-Hobson, virólogo del Instituto Pasteur de París, fue especialmente crítico con la situación. Tengo que decir, que, a pesar de que fui al Instituto Pasteur de París, no pude conseguir hablar con el señor Wain-Hobson. Aun así, en la revista *Nature* del 12 de noviembre de 2015 se puede leer su opinión:

> «Los investigadores han creado un virus que crece notablemente bien en las células humanas. Si el virus escapara, nadie podría predecir la trayectoria». Esto es, que, en el caso de que el virus escapara de algún laboratorio, este se propagaría sin remedio entre los humanos.

Las investigaciones de Shi no pararon ahí. Hubo muchas publicaciones que dejaron constancia de ello. Tenemos alguna más en 2015; otras más, junto con Peter Daszak como coautor, en 2016, en 2018 y 2019... y posiblemente se me escape alguna más.

Y eso no es todo. En el año 2018 sucedió algo interesante. Shi fue nombrada investigadora principal de un programa de investigación de prioridad estratégica de la Academia de Ciencias de China y obtuvo una subvención para trabajar en el proyecto «Estudio sobre el mecanismo evolutivo del coronavirus similar al SARS de murciélago adaptado a las moléculas receptoras del huésped y el riesgo de infección entre especies». Su financiación fue de una cantidad aproximada a los ochocientos noventa mil dólares. No está nada mal para una investigación que pretendía replicar, modificar y hacer mucho más virulento el virus. Copio textualmente del documento el punto dos del proyecto uno. El original está en chino.

> 2. Mecanismo molecular de la infección entre especies y patogénesis del virus: Para los virus emergentes y potentes importantes (virus de la gripe, virus del Ébola, coronavirus, virus de Marburg, virus de

Sarcovid, etc.), las moléculas clave que afectan a la transmisión de los mismos entre especies y a sus mecanismos patógenos se analizan estudiando la capacidad para invadir diferentes células huésped y la capacidad de replicación en diferentes células huésped. Incluye: invasión de virus, replicación y ensamblaje de virus y modelos de infección.

Otra investigación científica que ha llamado mi atención, o, mejor aún, que me ha causado un gran impacto, tiene relación con el virus de la inmunodeficiencia humana (VIH), el virus que causa la enfermedad del sida. Es posible que usted haya oído rumores de que este virus tenía algunas secuencias insertadas del VIH. Yo también, pero no lo había visto documentado hasta que me encontré, primero, con el estudio de Shi Zhengli del año 2010:

«Aquí ampliamos nuestro estudio anterior a las moléculas ACE2 de siete especies de murciélagos adicionales y probamos sus interacciones con la proteína de pico del SARS-CoV humano utilizando ensayos de infección por SARS-CoV vivo y pseudotipo basado en el VIH».

Y, más tarde, con la investigación de unos científicos indios del Instituto de Tecnología de la India y de la Universidad de Delhi. El estudio se denomina «Extraña similitud de insertos únicos en la proteína de punta 2019-nCoV con HIV-1 gp120 y Gag» y se halla alojado en *bioRxiv*, un repositorio —el más grande de este tipo— que recopila prepublicaciones de artículos científicos que aún no han sido revisados por pares. El resumen del documento publicado dice esto:

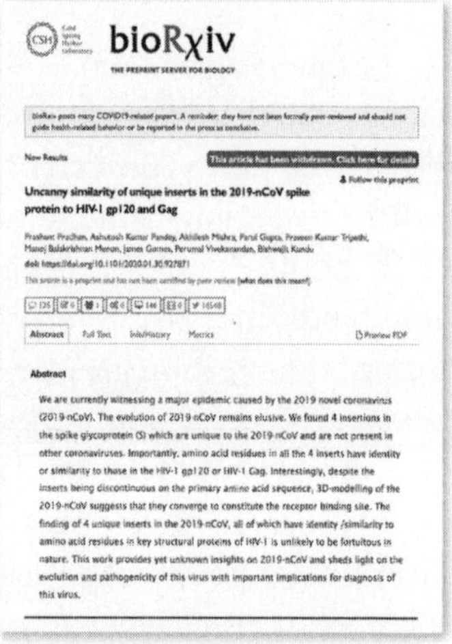
bioRχiv
THE PREPRINT SERVER FOR BIOLOGY

New Results

This article has been withdrawn. Click here for details

Uncanny similarity of unique inserts in the 2019-nCoV spike protein to HIV-1 gp120 and Gag

Prashant Pradhan, Ashutosh Kumar Pandey, Akhilesh Mishra, Parul Gupta, Praveen Kumar Tripathi, Manoj Balakrishnan Menon, James Gomes, Perumal Vivekanandan, Bishwajit Kundu

doi: https://doi.org/10.1101/2020.01.30.927871

Abstract | Full Text | Info/History | Metrics | Preview PDF

Abstract

We are currently witnessing a major epidemic caused by the 2019 novel coronavirus (2019-nCoV). The evolution of 2019-nCoV remains elusive. We found 4 insertions in the spike glycoprotein (S) which are unique to the 2019-nCoV and are not present in other coronaviruses. Importantly, amino acid residues in all the 4 inserts have identity or similarity to those in the HIV-1 gp120 or HIV-1 Gag. Interestingly, despite the inserts being discontinuous on the primary amino acid sequence, 3D-modelling of the 2019-nCoV suggests that they converge to constitute the receptor binding site. The finding of 4 unique inserts in the 2019-nCoV, all of which have identity /similarity to amino acid residues in key structural proteins of HIV-1 is unlikely to be fortuitous in nature. This work provides yet unknown insights on 2019-nCoV and sheds light on the evolution and pathogenicity of this virus with important implications for diagnosis of this virus.

Actualmente estamos presenciando una gran epidemia causada por el nuevo coronavirus de 2019 (2019-nCoV). La evolución de 2019-nCoV sigue siendo esquiva. Encontramos 4 inserciones en la glicoproteína espiga (S) que son exclusivas del 2019-nCoV y no están presentes en otros coronavirus.

> Es importante destacar que los residuos de aminoácidos en las 4 inserciones tienen identidad o similitud con los de la gp120 del VIH o la Gag del VIH-1. Curiosamente, a pesar de que las inserciones son discontinuas en la secuencia de aminoácidos primaria, el modelado 3d del 2019-nCoV sugiere que convergen para constituir el sitio de unión del receptor. Es poco probable que el hallazgo de 4 insertos únicos en el 2019-nCoV, los cuales tienen todos identidad/similitud con los residuos de aminoácidos en proteínas estructurales clave del VIH-1, sea de naturaleza fortuita. Este trabajo proporciona información aún desconocida sobre el 2019-nCoV y arroja luz sobre la evolución y patogenicidad de este virus con implicaciones importantes para su diagnóstico.

Según explican los investigadores, lo que hicieron fue comparar la secuencia de la proteína *spike* del 2019-nCoV con la del SARS. Lo que descubrieron es que el 2019-nCoV tenía cuatro secuencias insertadas, que son las mismas que se encuentran en las secuencias del VIH.

Aquí tenemos las cuatro secuencias del estudio de los científicos indios:

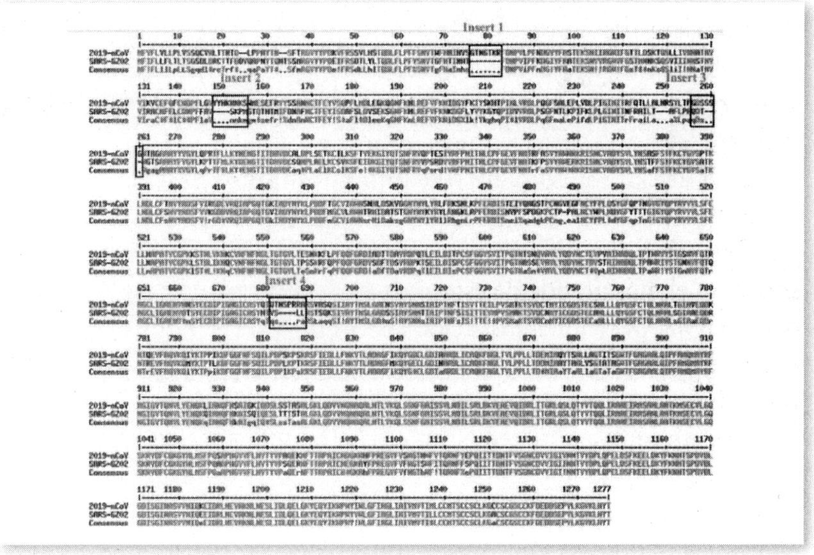

Y reproduzco su figura 3, en la que destacan «los insertos de la proteína de la envoltura del VIH que se muestran con perlas de colores, presentes en el sitio de la proteína».

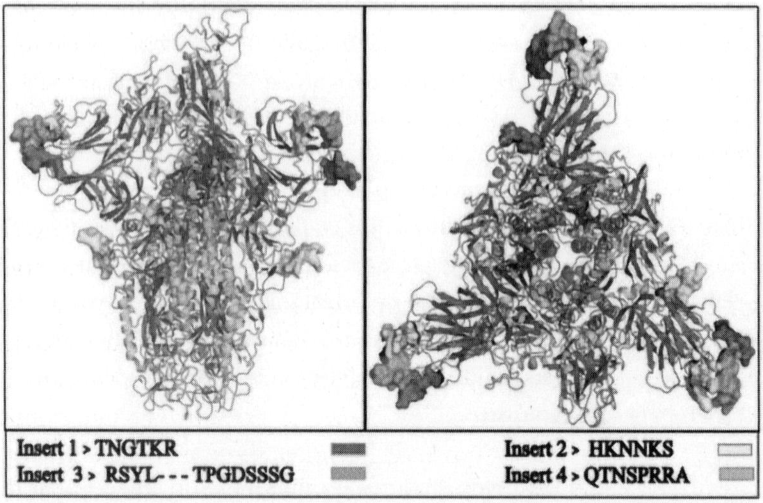

Figure 3. Modelled homo-trimer spike glycoprotein of 2019-nCoV virus. The inserts from HIV envelop protein are shown with colored beads, present at the binding site of the protein.

¿Qué viene a decir este estudio exactamente? Pues algo así como que este nuevo coronavirus surgió de unir dos virus distintos, el SARS y el VIH, y que la proteína *spike* tiene incorporada la secuencia de la principal proteína (gp41) del VIH. Un resultado que deja poca probabilidad a que estos insertos en la proteína de pico del 2019-nCoV con VIH-1 sea fortuita. Pero el tema dio mucho que hablar a la comunidad científica.

Shi fue la primera en desacreditar el estudio. A ella la siguieron muchas autoridades. Incluso, el Instituto Pasteur de París tiene publicado en su página web un apartado de desmentidos, concretamente en su apartado dos, que dice expresamente:

«No. El SARS-CoV-2 no se creó a partir del VIH en un laboratorio. (...) Una evidencia sostenida para respaldar la teoría es que el genoma del SARS-CoV-2 contiene secuencias que corresponden al VIH, una hipótesis que se dice que fue validada por una publicación científica india».

Y continúa con la siguiente explicación:

«Esta teoría se basa en una mala interpretación de un artículo que apareció por un corto tiempo en un sitio web. La investigación contenía múltiples errores metodológicos e inexactitudes que

> posteriormente fueron expuestas por la comunidad científica, lo que llevó a los autores a retractarse del artículo. (...) Si bien es cierto que existe en el genoma del coronavirus SARS-CoV-2 una secuencia también presente en el genoma del VIH, esto no significa que el SARS-CoV-2 se derive del VIH».

¿Y qué significa entonces, señores del Pasteur? Voy por partes. Sin ser científica sé apreciar cuándo una explicación está fundamentada con datos, y al argumento del Instituto Pasteur le faltan algunos. Para empezar, ¿dónde están los errores que mencionan por parte de los autores? Lo que el Instituto Pasteur de París dice en su página sobre las secuencias del VIH insertadas en el SARS no son más que opiniones. No he encontrado —si usted la encuentra, genial— documentación que avale el desprestigio del trabajo de los investigadores indios, ni tampoco un estudio que me explique cómo han llegado hasta allí las secuencias del VIH, más aún si tengo en cuenta el estudio que la misma Shi Zhengli realizó en el año 2010, en el que expresamente escribe que ha hecho ensayos con el SARs-CoV vivo y el pseudotipo basado en el VIH.

Esto es un tema grave, señores. De ser así, significa que en un laboratorio —ya veremos cuál— han cogido el virus del SARS y el virus del VIH y han creado un nuevo virus, que a la postre se ha escapado de un laboratorio y que ha resultado en nuestro COVID-19. O lo que es lo mismo, en la pandemia actual. Y yo me planteo: ¿es posible que ese sea el motivo por el que el COVID-19 afecta tanto al sistema inmune? ¿Es esta una explicación lógica para los que están sufriendo el COVID de larga duración? No tengo respuesta oficial. Aquí hay muertos, autoridades, y con eso no se juega.

Ah. Que se sepa, los científicos indios no se retractaron voluntariamente, aunque su escrito ha desaparecido. Por otro lado, Shi Zhengli desacredita el documento (como también desmintió que en su laboratorio se trabajara con ganancia de función, en una afirmación *poco acertada*, por decirlo fino), pero no niega que el virus tenga insertadas las secuencias de VIH. ¿Cómo han llegado hasta ahí? Es evidente que estas negativas no hacen sino acrecentar las dudas y el temor de que la hipótesis sea cierta.

También contamos con la base de datos a la que he hecho referencia en numerosas ocasiones, GenBank. Otros científicos que se han interesado en este estudio descubrieron cosas curiosas, como que únicamente existen tres virus con esas secuencias. Uno es el coronavirus de murciélago descubierto por Shi Zhengli, el otro es el virus de VIH, y el tercero, el coronavirus de Wuhan.

COVID-19: un virus Frankenstein

Otro hecho más que me alerta. El que más me preocupa de todos —el VIH insertado ya me parece grave— y el que más sospechas me suscita. Se trata de un descubrimiento, así lo llaman ellos, llevado a cabo por numerosos científicos en el Instituto de Virología de Wuhan, en el que *multiaislaron* o coaislaron el virus de muestras recogidas a cinco pacientes con SARS-CoV-2 en el Hospital Jinyintan de Wuhan, y que me deja la sangre helada.

Los cinco pacientes analizados se enfermaron de COVID-19 entre el 12 de diciembre y el 23 de diciembre de 2019. Los cinco fueron ingresados en cuidados intensivos del hospital entre el 20 y el 29 de diciembre de 2019. Y a los cinco se les tomaron muestras del líquido broncoalveolar (BALF). El resultado de estos análisis consta en el BioProject PRJN605983, que contiene las muestras analizadas que se registraron en GenBank el día 2 de noviembre de 2020. Las muestras de los cinco pacientes con COVID-19 que reexaminaron los científicos son las que corresponden a SRR11092059, SRR11092060, SRR11092061, SRR11092962 y SRR11092063:

> «Informamos la detección del virus Nipah en un formato de clon infeccioso, un patógeno de nivel BSL4 y agente de bioterrorismo designado por los CDC, en lecturas de secuenciación de ARN-Sec sin procesar, depositadas por el Instituto de Virología de Wuhan, producidas a partir de cinco pacientes de diciembre de 2019 infectados con SARS-CoV-2. Nunca se ha informado que se hayan realizado investigaciones que involucren clones infecciosos de Nipah en el Instituto de Virología de Wuhan. Se ha informado previamente que estas muestras de pacientes contienen lecturas de varios otros virus: Influenza A, Spodoptera frugiperda rhabdovirus y Nipah».

Esto es muy grave. Muy grave, porque no es todo lo que descubrieron y, cuando expongamos aquí los resultados a los que llega esta investigación del Instituto de Virología de Wuhan de las muestras

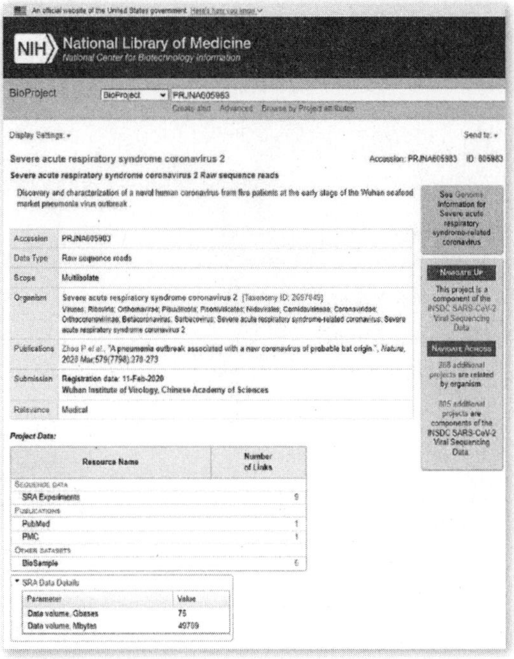

tomadas a estos enfermos, es posible que podamos explicar la aparición de todas las enfermedades y nuevas epidemias —hepatitis, viruela del mono, etc.— que nos dicen que están surgiendo y que no son más que las consecuencias del mismo COVID-19 fabricado expresamente para ser más infeccioso, más contagioso y más peligroso. Esto es, como se puede leer en el texto anterior: «un patógeno de nivel BSL4 y agente de bioterrorismo designado por los CDC».

Como constatamos al inicio del escrito —con esas mismas palabras comienza su informe—, dicen «informamos». Y está claro que los científicos que realizaron el estudio informaron, pero quienes recibieron la información no la trasladaron al mundo. Esto puede ser imperdonable.

De hecho, las primeras impresiones que estos científicos recogieron de algunos de sus compañeros, y así lo exponen también, fue de escepticismo. Algunas de las consideraciones que les hicieron fueron argumentar que la presencia de esas secuencias virales podría ser indicativa de coinfecciones de los pacientes por estos patógenos o bien que podrían ser el resultado de una contaminación en el laboratorio.

Sin embargo, los científicos que descubrieron estas secuencias fueron contundentes con su descubrimiento y dijeron que esas opciones ya las habían estudiado. Explicaron que un análisis mostraba que los genes del virus de Nipah estaban encapsulados en vectores sintéticos y que esto era indicativo de que la investigación que se estaba efectuando en el WIH era con un clon infeccioso del virus de Nipah ensamblado.

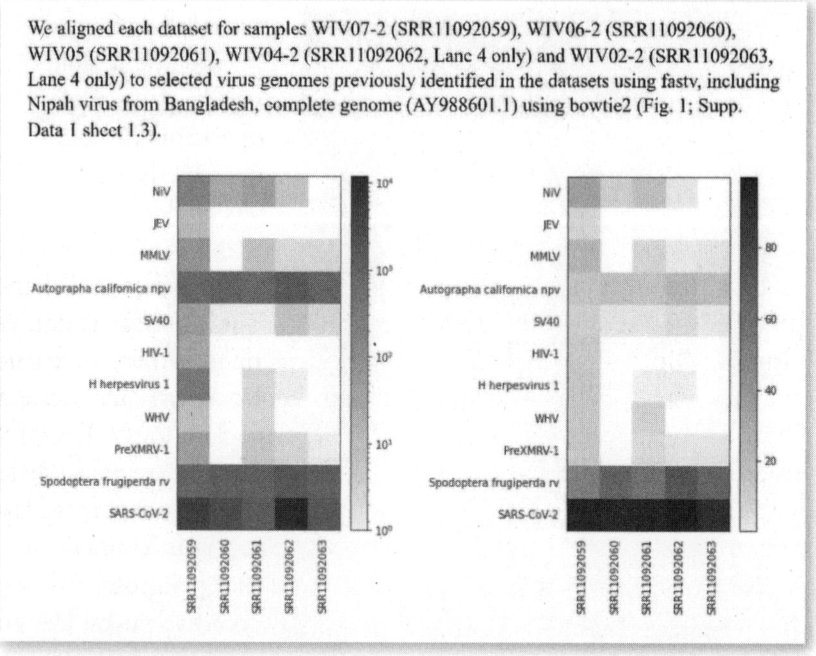

We aligned each dataset for samples WIV07-2 (SRR11092059), WIV06-2 (SRR11092060), WIV05 (SRR11092061), WIV04-2 (SRR11092062, Lane 4 only) and WIV02-2 (SRR11092063, Lane 4 only) to selected virus genomes previously identified in the datasets using fastv, including Nipah virus from Bangladesh, complete genome (AY988601.1) using bowtie2 (Fig. 1; Supp. Data 1 sheet 1.3).

Los científicos responsables del estudio pidieron explicaciones al Instituto de Virología de Wuhan, para que aclarase si pudo existir algún tipo de contaminación por su parte, y dijeron textualmente:

«La contaminación de las lecturas de secuenciación de pacientes por un clon infeccioso de **Nipah*** de la cepa altamente patógena de Bangladés podría indicar una infracción significativa de

*** El virus del Nipah (NiV).**
Es un paramixovirus zoonótico transmitido por murciélagos que se identificó por primera vez en 1999 como la causa de un brote de lo que inicialmente se pensó que era encefalitis, en Malasia, en 1998. En las personas infectadas tiene manifestaciones clínicas diversas, que van de la infección asintomática a la infección respiratoria aguda y la encefalitis letal.

En Bangladés y la India, el virus de Nipah se propagó directamente de persona a persona a través del contacto directo con secreciones y excreciones humanas.

> los protocolos del BSL4. Solicitamos al Instituto de Virología de Wuhan que explique el propósito de esta investigación sobre clones infecciosos del virus de Nipah, la cronología completa de este trabajo, y que explique cómo y en qué etapa de la preparación de la muestra ocurrió la contaminación».

Esto tampoco se ha aclarado.

El mismo informe, con los mismos expertos, identifica más componentes de vectores sintéticos a partir de lecturas alineadas con el virus de Nipah de Bangladés, como el virus de la inmunodeficiencia humana (VIH-1) —del que ya hemos hablado pero que vuelve a aparecer aquí—, el virus del simio (SV40) —declarado por la OMS emergencia internacional el día 23 de julio de 2022—, el virus de la hepatitis de la marmota (hepatitis B) (WHV), el de la hepatitis D, y rhabdovirus.

Pero hay más, y cito el informe:

> «La contaminación significativa es evidente en todos los datos secuenciados de la plataforma mgiseq-2000r, en particular la muestra WIV07-02, que contiene c. 54 % de bacterias y un gen ha del virus de la influenza A (gripe A)(...) Las glicoproteínas de envoltura G y F del virus de Nipah pseudotipadas se informaron previamente para el VIH-1 y el virus de la estomatitis vesicular. Esto indica que la investigación se estaba realizando en un clon infeccioso del virus de Nipah ensamblado».

Un reputado científico español, que prefiere mantenerse en el anonimato, me ha explicado en qué consiste el ensamblaje del que hablan estos virólogos. Parece ser que se trata del ensamblaje *de novo*, que es uno de los procedimientos que se emplean para reconstruir los genomas, principalmente los bacterianos. Después de la síntesis *de novo*, las proteínas del virus son empaquetadas junto con los nuevos genomas para originar viriones (partículas víricas completas e infecciosas) que estarán listos para dejar la célula infectada.

Y bien, por lo que he podido averiguar, esta investigación se llevó a cabo con urgencia y fue considerada como «prioridad uno» en el Instituto de Virología de Wuhan. No he encontrado más estudios, ni que confirmen ni que contradigan este trabajo, aunque puede que los haya. Únicamente he leído el apunte que hacen los mismos virólogos que firman el trabajo, que advierten que su resultado puede deberse a una posible contaminación de las muestras acontecida en el propio laboratorio.

Podemos seguir pensando que esto es así, que las muestras se contaminaron en el laboratorio, o podemos tener en cuenta todos los brotes de enfermedades que están sucediendo en el mundo, como es el caso de la hepatitis infantil o la viruela del mono, y la falta de reacción del sistema inmune de muchas personas ante nuevas infecciones. Me cuesta creer en las casualidades.

Además, otro dato del propio informe que veo necesario tener en cuenta es el punto en que hacen referencia a la cepa de Bangladés del virus del Nipah, a la que, debido a su alta tasa de letalidad y a la falta de una vacuna humana aprobada, clasifican como un patógeno de nivel de bioseguridad 4 (BSL4). Lo mismo sucede con el virus de la inmunodeficiencia humana (VIH), para el que después de veinte años sigue sin existir una vacuna eficiente aprobada.

En definitiva, si esto es cierto y este COVID-19 tiene las secuencias de los virus del VIH, influenza A, Nipah, hepatitis D y B y viruela del simio, estamos ante un virus Frankenstein y un virus Terminator, que se ha diseñado expresamente —tal vez como arma biológica— y para el cual no se encontrará una vacuna efectiva hasta que transcurran muchos años.

A partir de aquí, que cada uno saque sus propias conclusiones.

Por último, no quiero finalizar estas evidencias sin incluir, para los más escépticos, una parte de la entrevista que Peter Daszak le concedió a Vincent Racaniello, profesor del Departamento de Microbiología e Inmunología del Colegio de Médicos y Cirujanos de la Universidad de Columbia, en *This week in virology* el 19 de mayo de 2019 (en el marco de la Nipah Virus International Conference), antes de que se produjera el brote de la pandemia. Personalmente, me parece tremenda y muy ligada al virus Frankenstein. **Usted mismo puede escucharla enlazando con el código QR adjunto.**

Veamos algunas de las palabras del doctor, en referencia a sus investigaciones. En el minuto 28:18, Peter Daszak afirma:

> «... hicimos una vigilancia de los murciélagos en todo el sur de China y ahora hemos encontrado, después de seis o siete años, cien

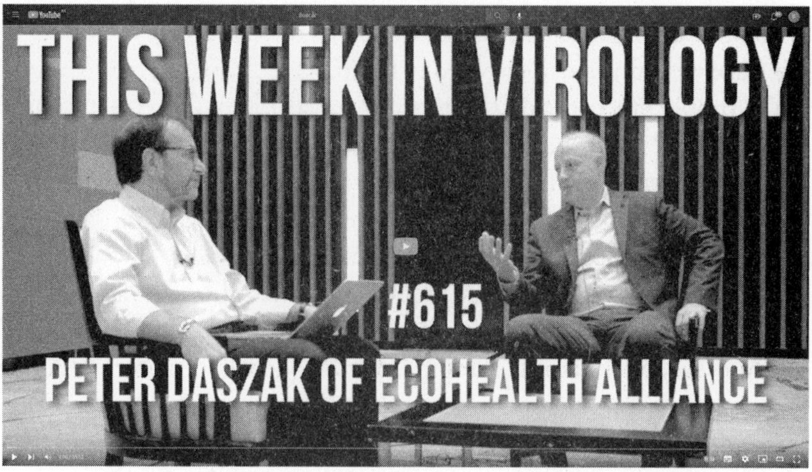

nuevos coronavirus muy similares al SARS. Algunos de ellos ingresan en las células humanas en el laboratorio, algunos de ellos pueden causar la enfermedad del SARS en modelos de ratones humanizados, y no se pueden tratar con monoclonal terapéutico ni tampoco se puede vacunar contra ellos porque no hay vacuna, por lo que estos son un peligro claro y presente».

En el minuto 29:45, Vincent Racaniello replica:

«Pero, si dice que estos son diversos coronavirus y no se puede vacunar contra ellos, y tampoco hay antivirales, entonces, ¿qué hacemos?».

Y Daszak responde, en el minuto 29:56:

«Los coronavirus son bastante buenos; bueno, quiero decir, eres un buen virólogo, sabes todo esto, pero… puedes manipularlos en el laboratorio con bastante facilidad. La proteína *spike* impulsa mucho de lo que sucede con el coronavirus, el riesgo zoonótico. Entonces puedes obtener la secuencia, puedes construir la proteína, y nosotros trabajamos mucho con Ralph Baric en unc para hacer esta inserción en la columna vertebral de otro virus en un trabajo en el laboratorio. Entonces, puede ser más predictivo cuando encuentra una secuencia. Tiene esta diversidad.

Ahora, la progresión lógica para las vacunas es, que cuando se desarrolle una vacuna para el SARS, se mejore a partir de inserciones de otros virus, para mejorarla».

Entonces, ¿lo que está diciendo Peter Daszak es que han insertado otros virus?

Vamos a dar una vuelta de tuerca más. El 14 de septiembre de 2020, a las 21:20, el *Huffpost* de Italia entrevistó a Ralph Baric y le interrogó sobre el tema que estamos evidenciando. La pregunta principal fue «¿Es posible crear un virus en el laboratorio sin dejar rastro?». Y he aquí la respuesta del experto:

> «Se puede diseñar un virus sin dejar rastro. Las respuestas que está buscando, sin embargo, solo se pueden encontrar en los archivos del laboratorio de Wuhan».

Desgraciadamente, no nos dice en qué laboratorio de Wuhan —tampoco nos serviría de mucho porque no podríamos obtener permiso para investigar—, pero Baric sigue aportando una información muy valiosa.

> «Si quieres, puedes optar por dejar un rastro, una especie de firma de tu trabajo. Un poco como decir: "Este virus se hizo en el laboratorio del profesor Baric". En la quimera que realizamos en Estados Unidos en 2015 con el virus SARS, junto con la profesora Shi Zhengli del Instituto de Virología de Wuhan, habíamos dejado mutaciones de firma, por lo que se entendió que era el resultado de la ingeniería genética. Pero, de lo contrario, no hay forma de distinguir un virus natural de uno hecho en el laboratorio».

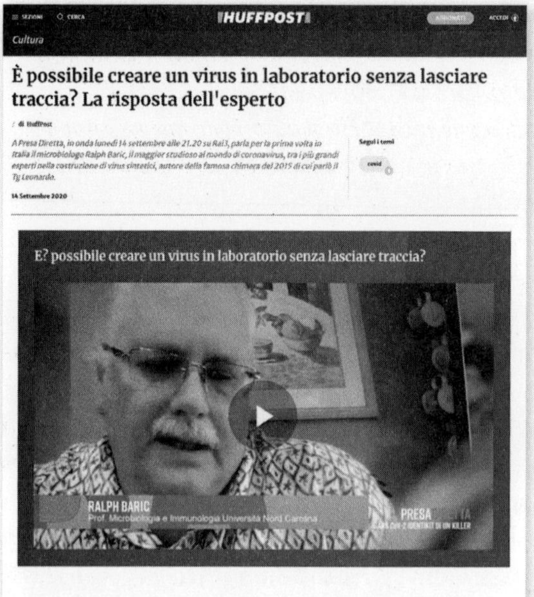
SEZIONI CERCA HUFFPOST ACCEDI

Cultura

È possibile creare un virus in laboratorio senza lasciare traccia? La risposta dell'esperto

di HuffPost

A Presa Diretta, in onda lunedì 14 settembre alle 21.20 su Rai3, parla per la prima volta in Italia il microbiologo Ralph Baric, il maggior studioso al mondo di coronavirus, tra i più grandi esperti nella costruzione di virus sintetici, autore della famosa chimera del 2015 di cui parlò il Tg Leonardo.

Segui i temi: covid

14 Settembre 2020

E? possibile creare un virus in laboratorio senza lasciare traccia?

RALPH BARIC

Prof. Microbiologia e Immunologia Università Nord Carolina

PRESA

Parla per la prima volta in Italia in un'intervista concessa a PresaDiretta il microbiologo **Ralph Baric,** il maggior studioso al mondo di coronavirus, tra i più grandi esperti nella

A mí me queda claro. **Aquí puede leer y ver, por si le apetece, la entrevista completa, enlazando con el siguiente código QR:**

Conclusiones a las que llega la investigación del Comité de Exteriores de EE. UU. sobre estas evidencias de modificación genética:

> *Shi, Hu y otros investigadores del WIV fueron los que recopilaron, identificaron, modificaron genéticamente y probaron estos nuevos coronavirus contra el sistema inmunitario humano para Peter Daszak.*
> *En resumen, en los años previos a la aparición el SARS-CoV-2 hubo:*
> 1. *La investigación de Shi y otros sobre cómo alterar la proteína de punta de los coronavirus no infecciosos similares al sars para que pudieran unirse a los receptores ACE2 humanos.*
> 2. *Colaboración repetida entre Shi, Hu, Daszak, Wang y otros investigadores sobre manipulación genética de coronavirus para aumentar su infecciosidad en humanos.*
> 3. *Un nuevo Programa de Investigación de Prioridad Estratégica de la República Popular China, dirigido por Shi, que fabricaba activamente virus quiméricos en condiciones BSL2 y BSL3 y buscaba nuevos virus.*
> 4. *Evidencia de colaboración continua entre Shi y los otros científicos que aislaron por primera vez un coronavirus vivo en 2013.*
> 5. *Una segunda subvención otorgada a Hu para probar nuevos coronavirus contra el sistema inmunitario humano en condiciones BSL2 y BSL3.*
> 6. *Un esfuerzo declarado para desarrollar una vacuna contra el coronavirus de amplio espectro.*

Y yo añadiría también las propias palabras de Peter Daszak entrevistado por el virólogo Racaniello, cuando declaró que, después de años trabajando con los coronavirus, habían conseguido hacer en el laboratorio uno más virulento para el que no había ni antivirales ni vacunas. Asimismo, sumaría la confirmación del científico Ralph Baric y el estudio de los virólogos del Instituto de Virología de Wuhan que analizaron la muestra de cinco de los primeros pacientes ingresados y encontraron secuencias de otros virus diferentes al SARS.

Nada de esto es casualidad. Motivo de censura, puede, pero no casual.

Parece que existen evidencias probadas de que Shi Zhengli y su equipo manipularon genéticamente coronavirus y también hicieron pruebas contra el sistema inmunitario humano, antes del brote pandémico.

En fin. Llegue a la conclusión que usted llegue, yo tengo claro que hubo manipulación genética y que fabricaron un virus peligroso, altamente contagioso y transmisible a humanos. Puede que incluso fueran más allá.

Palabras clave

—**ACE2:** Es el punto de entrada del coronavirus. Enzima convertidora de angiotensina 2, que se encuentra en la superficie de ciertas células en una variedad de animales, incluidos ratones y civetas, y en humanos. En el caso del COVID-19, es la cerradura que utiliza la proteína *spike* (la llave) para penetrar en la célula humana.

—**Betacoronavirus:** Una de las cuatro subclasificaciones de coronavirus. Se encuentra en murciélagos y roedores. Este género incluye al sars, al MERS y al SARS-CoV-2

—**Coronavirus:** Virus de ARN. Son una familia de virus que pueden causar enfermedades en animales y en humanos. Todos los virus coronas pueden provocar en los humanos infecciones respiratorias leves o graves, como son la sars, la MERS o el conocido COVID-19. Recibe su nombre porque la forma microscópica del virus es similar al de la corona del sol.

—**COVID-19:** Dice la OMS que «es la enfermedad infecciosa causada por el coronavirus que se ha descubierto más recientemente. Tanto el nuevo virus como la enfermedad eran desconocidos antes de que estallara el brote de Wuhan (China) en diciembre de 2019». El bautizo léxico de *COVID-19* tiene la siguiente explicación: *CO-* de «corona», *-VI-* de «virus», *-D* de «enfermedad (*disease*, en inglés)» y *19* por el año en que se declaró la infección en humanos.

—**Cuarentena:** Durante un tiempo determinado, que no tiene por qué ser de cuarenta días, se produce un aislamiento preventivo de la población, con el objetivo de evitar el contagio de la enfermedad.

—**Curva de contagio:** Es la gráfica que mide la velocidad con la que el virus está contagiando. Cruza el número de casos detectados con el tiempo.

—**Enfermedades zoonóticas:** Enfermedades provocadas por virus, bacterias y hongos, que pueden transmitirse entre animales y seres humanos. Pueden propagarse por contagio directo con el animal infectado, por el consumo de un animal enfermo o por la presencia de un animal intermedio.

—**EPI:** Equipo de protección individual. Se emplea para la protección de una persona frente a un posible peligro o para disminuir riesgos derivados de un accidente (traje, calzado, pantalla, mascarillas...).

—**Epidemia:** Enfermedad que afecta a un número elevado de personas y que se propaga, de forma rápida y repentina, por todo el país y durante un tiempo determinado.

—**Estado de alarma:** Disposición que limita la libre circulación de las personas...

—**Incubar:** Es el tiempo que transcurre entre la exposición a un organismo patógeno y el momento en que comienzan los síntomas.

—**Investigación de ganancia de función:** Según el Departamento de Salud y Servicios Humanos de EE. UU., es la «Investigación que mejora la capacidad de un patógeno para causar la enfermedad».

—**MERS:** Síndrome respiratorio de Oriente Medio. Una enfermedad respiratoria viral causada por MERS-CoV, un betacoronavirus. El primer brote identificado fue en 2012.

—**Paciente cero:** Es el primer humano infectado por un virus determinado, el cual ha transmitido a otras personas. Su localización es importante porque facilita la investigación y la posibilidad de conocer el potencial de contagio que tiene, para poder adoptar medidas lo antes posible.

—**Pandemia:** Una enfermedad que se propaga a escala mundial con gran velocidad.

—**Pangolín:** Mamífero placentario. Los pangolines tienen grandes escamas en la piel —son los únicos mamíferos que las poseen— y viven en las regiones tropicales de África y Asia.

—**Proteína de pico:** Una estructura de proteína en la superficie de un virus envuelto. Es responsable de anclar el virus a la superficie de la célula huésped y permitir la inyección del material genético del virus en la célula huésped.

—**SARS**: Sus siglas corresponden a síndrome respiratorio agudo grave. Una enfermedad respiratoria viral causada por el SARS-CoV, un betacoronavirus. Se identificó como la causa de una epidemia en 2002-2003.

—**SARS-CoV-2**: El betacoronavirus que causa el COVID-19.

—**Sistema de genética inversa**: Un método en genética molecular, utilizado para comprender la función de un gen, a través del análisis de los efectos fenotípicos causados por la ingeniería genética específica en secuencias de ácido nucleico dentro del gen. Se puede utilizar para crear virus quiméricos indistinguibles del virus natural.

—**Sitio de escisión de furina**: Una enzima en la proteína *spike* del SARS-CoV-2 que aumenta la infección del virus en humanos. Solo el betacoronavirus tiene esta estructura.

—**Vacuna**: Sustancia compuesta por microorganismos que se introduce en el cuerpo para conseguir inmunidad a una enfermedad.

—**Virus quimérico**: Un virus artificial hecho por el hombre. Se crea uniendo dos o más fragmentos virales.

—**Virus natural**: Un virus que se encuentra en la naturaleza.

EVIDENCIAS DEL ENCUBRIMIENTO

La mentira que propagó la pandemia

El día 20 de enero de 2020, los investigadores del Instituto de Virología de Wuhan, con Shi Zhengli a la cabeza, presentaron un artículo en la revista *Nature*, titulado «Un brote de neumonía asociado con un nuevo coronavirus de origen probablemente de murciélago», en el que afirmaban que el SARS-CoV-2 era de origen natural. El reportaje se publicó en el mes de febrero.

En el artículo, los investigadores concluían que el RaTG13, un coronavirus de murciélago supuestamente natural, es el pariente más cercano al SARS-CoV-2 de nuestra pandemia. Pero lo más importante, y no quiero decir que lo anterior no lo sea, es que Shi, que figura como la principal autora del texto, afirma que el COVID-19 «ha progresado para transmitirse por contacto de persona a persona». ¿Por qué esto es tan relevante? Principalmente porque, el mismo día que Zhengli presenta este artículo a la revista *Nature*, la Comisión Nacional de Salud de China emite, por primera vez, un comunicado en el que confirmaba la transmisión de persona a persona.

Es del todo improbable que Zhengli y su equipo escribieran este reportaje y lo entregasen a la revista el mismo día en que lo redactaron. Lo que quiere decir que todo el grupo de científicos ya sabía que el virus se estaba propagando entre las personas y no hicieron nada para impedirlo.

Volvamos al RaTG13, que según Zhengli y su equipo de investigadores es el pariente más cercano a 2019—nCoV y, por tanto, proporciona evidencia —siempre según Zhengli— de que puede haberse originado en los murciélagos. Este artículo fue la primera fuente casi oficial que hizo pública la teoría de que el origen del virus era natural. Desde ese momento, todo aquél que se ha atrevido a insinuar lo contrario, ya sabemos, ha sido censurado o desprestigiado.

Sin embargo, gracias a un estudio minucioso por parte del comité de investigación de la Cámara de EE. UU., se puede confirmar que esta teoría es simplemente falsa:

«Shi y los otros investigadores se vieron obligados a publicar un apéndice de este estudio el día 17 de noviembre de 2020. Ese apéndice revela que RaTG13 era en realidad ID4991, la muestra recolectada en la mina de Yunnan en 2012, y que su secuencia genómica se obtuvo en el año 2018».

Queda claro, pues, que fue en 2018 y no en 2020, tal y como indicaba el artículo publicado por Zhengli. Por tanto, para eximirse de responsabilidades, porque las tienen, Zhengli y su equipo, probablemente, cambiaron el nombre de ID44991 a RaTG13, dando información falsa al mundo sobre cuándo se obtuvo en realidad la secuencia genómica del virus. Lo que deja claro esto es que los investigadores de Wuhan tenían este virus desde el año 2012 y, dado que la principal diferencia entre el SARS-CoV-2 y el RaTG13 radica en su proteína *spike*, y dado que en los laboratorios de Wuhan se llevaron a cabo durante años —como ya hemos demostrado— trabajos con coronavirus, y teniendo en cuenta que Zhengli y su equipo mintieron cuando escribieron su artículo sobre la secuencia del virus, tenemos evidencias suficientes de que existen responsables y de que el SARS-CoV-2 es el resultado de una modificación genética del RaTG13.

Resulta evidente que, si Shi Zhengli, su equipo y el Gobierno chino hubiesen informado al mundo de lo que estaba sucediendo en lugar de aunar todos los esfuerzos en encubrirlo, lo que ha sido esta brutal pandemia hubiese quedado en una epidemia local. Muchos no podremos perdonarlo.

Científicos contra la verdad

The Lancet. 19 de febrero de 2020
Nos unimos para condenar enérgicamente las teorías de la conspiración que sugieren que el COVID-19 no tiene un origen natural. Científicos de varios países han publicado y analizado los genomas del agente causante, el síndrome respiratorio agudo grave del coronavirus 2 (SARS-CoV-2), y concluyen abrumadoramente que este coronavirus se originó en la vida silvestre, al igual que muchos otros patógenos emergentes. (...) Las teorías de la conspiración no hacen más que crear miedo, rumores y prejuicios que ponen en peligro nuestra colaboración global en la lucha contra este virus. (...) No declaramos intereses contrapuestos.

Esta carta, firmada por un grupo de virólogos en *The Lancet* antes de que se hubiesen realizado las investigaciones pertinentes sobre el origen, pretendía lanzar una llamada de unidad entre toda la comunidad científica, al mismo tiempo que posicionaba al mundo a favor de una teoría, la del origen natural, y excluía *de facto* la teoría de la fuga del virus de un laboratorio, a la que llamaron «teoría de la conspiración» cuando, en realidad, en esos días tenía que haber sido considerada para la investigación como la teoría de un accidente.

El escrito consiguió acallar los rumores del origen de la pandemia, pero aún había que hacer más y, el día 17 de marzo de 2020, otro grupo de virólogos publicó otra carta en la revista *Nature Medicine*, diciendo que «el SARS-CoV-2 no es una construcción de laboratorio ni un virus manipulado a propósito». La finalizaron señalando también que declaraban no tener intereses contrapuestos. Aunque esto también es falso. Es falso en los dos casos.

El día 18 de noviembre de 2020, US Right to Know, un grupo de investigación sin fines de lucro centrado en promover la transparencia para la salud pública a nivel mundial, hizo públicos unos correos electrónicos (466 páginas) enviados desde la cuenta de EcoHealth Alliance de Peter Daszak.

Los correos pusieron de manifiesto que la carta no había sido redactada por el grupo de científicos, sino orquestada y dirigida por Peter Daszak, el presidente de EcoHealth Alliance de quien tanto hemos hablado, porque fue el que financió las múltiples investigaciones de coronavirus que se acometieron en Wuhan.

En los últimos párrafos de uno de los correos que Peter Daszak le escribe a Rita Colwell, microbióloga estadounidense, le dice:

> «Además, tenga en cuenta que no nos referiremos a esto como una "petición" sino como una "declaración de apoyo": esto está en el título y estará en todos los materiales que enviemos. Esto es para evitar la apariencia de una declaración política: esta es simplemente una carta de científicos destacados en apoyo de otros científicos y profesionales de la salud que están bajo una gran presión en este momento.
>
> Espero que esté dispuesta a firmar esto: su voz será muy influyente, particularmente para mantener abiertos estos puentes críticos entre EE. UU. y China. Debe saber que los teóricos de la conspiración han estado muy activos apuntando a nuestros colaboradores con algunas páginas web extremadamente desagradables en China y algunos están recibiendo amenazas de muerte.
>
> Tan pronto como tengamos noticias suyas, nos prepararemos para enviar esto a nuestra lista más grande, pero, por supuesto, si no se siente cómoda, me aseguraré de que su nombre no esté asociado con esto».

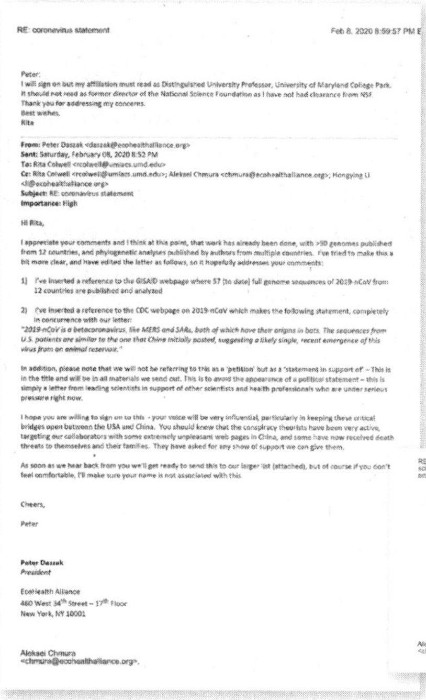

RE: coronavirus statement — Feb 8, 2020 8:59:57 PM E

Peter:
I will sign on but my affiliation must read as Distinguished University Professor, University of Maryland College Park.
It should not read as former director of the National Science Foundation as I have not had clearance from NSF.
Thank you for addressing my concerns.
Best wishes,
Rita

From: Peter Daszak <daszak@ecohealthalliance.org>
Sent: Saturday, February 08, 2020 8:52 PM
To: Rita Colwell <rcolwell@umiacs.umd.edu>
Cc: Rita Colwell <rcolwell@umiacs.umd.edu>; Aleksei Chmura <chmura@ecohealthalliance.org>; Hongying Li <li@ecohealthalliance.org>
Subject: RE: coronavirus statement
Importance: High

Hi Rita,

I appreciate your comments and I think at this point, that work has already been done, with >50 genomes published from 12 countries, and phylogenetic analyses published by authors from multiple countries. I've tried to make this a bit more clear, and have edited the letter as follows, so it hopefully addresses your comments:

1) I've inserted a reference to the GISAID webpage where 57 (to date) full genome sequences of 2019-nCoV from 12 countries are published and analyzed

2) I've inserted a reference to the CDC webpage on 2019-nCoV which makes the following statement, completely in concurrence with our letter:
"2019-nCoV is a betacoronavirus, like MERS and SARs, both of which have their origins in bats. The sequences from U.S. patients are similar to the one that China initially posted, suggesting a likely single, recent emergence of this virus from an animal reservoir."

In addition, please note that we will not be referring to this as a 'petition' but as a 'statement in support of' – This is in the title and will be in all materials we send out. This is to avoid the appearance of a political statement – this is simply a letter from leading scientists in support of other scientists and health professionals who are under serious pressure right now.

I hope you are willing to sign on to this - your voice will be very influential, particularly in keeping these critical bridges open between the USA and China. You should know that the conspiracy theorists have been very active, targeting our collaborators with some extremely unpleasant web pages in China, and some have now received death threats to themselves and their families. They have asked for any show of support we can give them.

As soon as we hear back from you we'll get ready to send this to our larger list (attached), but of course if you don't feel comfortable, I'll make sure your name is not associated with this.

Cheers,

Peter

Peter Daszak
President

EcoHealth Alliance
460 West 34th Street – 17th Floor
New York, NY 10001

Aleksei Chmura
<chmura@ecohealthalliance.org>,

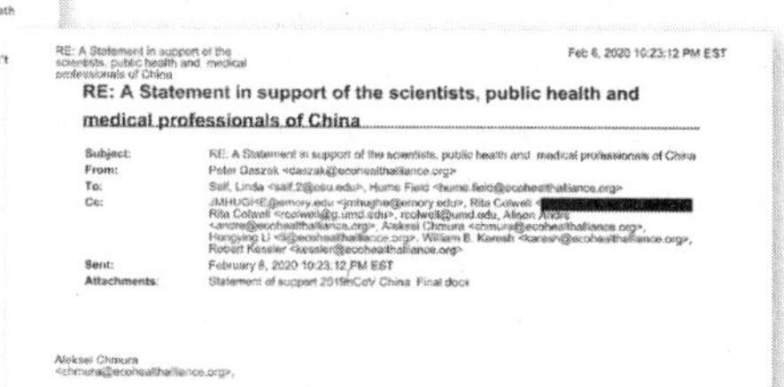

RE: A Statement in support of the scientists, public health and medical professionals of China — Feb 6, 2020 10:23:12 PM EST

RE: A Statement in support of the scientists, public health and medical professionals of China

Subject:	RE: A Statement in support of the scientists, public health and medical professionals of China
From:	Peter Daszak <daszak@ecohealthalliance.org>
To:	Saif, Linda <saif.2@osu.edu>, Hume Field <hume.field@ecohealthalliance.org>
Cc:	JMHUGHE@emory.edu <jmhughe@emory.edu>, Rita Colwell <[redacted] Rita Colwell <rcolwell@g.umd.edu>, rcolwell@umd.edu, Alison Andre <andre@ecohealthalliance.org>, Aleksei Chmura <chmura@ecohealthalliance.org>, Hongying Li <li@ecohealthalliance.org>, William B. Karesh <karesh@ecohealthalliance.org>, Robert Kessler <kessler@ecohealthalliance.org>
Sent:	February 6, 2020 10:23.12 PM EST
Attachments:	Statement of support 2019nCoV China Final.docx

Aleksei Chmura
<chmura@ecohealthalliance.org>,

En los siguientes correos que Daszak continúa enviando, deja en evidencia que él no quiere aparecer como firmante de la carta, y también intenta que Ralph Baric tampoco la firme, alegando que Linfa Wang, profesor y director del Programa de Enfermedades Infeccionas Emergentes de la Facultad de Medicina Duke-NUS, en Singapur, así se lo ha aconsejado:

> «Anoche hablé con Linfa sobre el comunicado que enviamos. Él piensa, y estoy de acuerdo, que nosotros no deberíamos firmar esta declaración, y deberíamos distanciarnos un poco para que no funcione de manera contraproducente...».

Y, Ralph Baric le responde que está de acuerdo con su sugerencia porque «de lo contrario, parecerá egoísta y perderemos impacto».

Resulta obvio que, si se hacía público que alguna de las investigaciones que Daszak había subvencionado había sido el origen de una fuga de laboratorio, Peter Daszak también sería culpable y se llevaría una buena parte de la asignación de responsabilidades por esta pandemia. De ahí sus esfuerzos por evitar que las sospechas se dirigieran hacia el Instituto de Virología de Wuhan y, además, por enmascarar su aparición como responsable de la carta que se envió a *The Lancet.*

Lo rocambolesco de este asunto es que Peter Daszak no solo había firmado la carta de *The Lancet*, sino que también había organizado la declaración para ocultar su papel en la misma y dar la impresión de unanimidad científica, para así quedar él al margen de la acción. En pocas palabras, había manipulado a los colegas científicos con quienes había trabajado y había mentido sobre el origen del virus. Juego sucio.

LO MÁS PARECIDO A UNA INVESTIGACIÓN OFICIAL

En febrero de 2021, un equipo de la **OMS*** aterrizaba en la ciudad de Wuhan para encontrar respuesta a la pandemia mundial de COVID-19. El mundo entero estaba esperanzado en que esta avanzadilla de diecisiete expertos cazadores de virus encontrara el origen del brote, pero nada era lo que parecía.

En enero de 2021, la Asamblea Mundial de la Salud, que es quien toma las decisiones de la Organización Mundial de la Salud, le encargó la realización de un estudio que debía ejecutar junto con un grupo de funcionarios escogidos por China. La OMS seleccionó un equipo que incluía a cinco de sus miembros (dirigidos por Peter Ben Embarek), dos representantes de la Organización para la Agricultura y la Alimentación, dos miembros de la Organización Mundial de Sanidad Animal y un grupo de virólogos con diferentes especialidades.

> *** OMS.**
> La Organización Mundial de la Salud fue fundada en 1948 con el mandato de actuar como autoridad directiva y coordinadora en el trabajo de salud internacional.

Hasta ahí, tal vez, bien. Pero uno de los integrantes del elenco de científicos sonaba mucho más que los demás como para ser incluido en esa investigación, que, en teoría, debía ser imparcial: Peter Daszak, el director de EcoHealth Alliance y colaborador durante más de quince años de Shi Zhengli, directora del Centro de Enfermedades Infecciosas Emergentes y subdirectora del laboratorio BSL4 del Instituto de Virología de Wuhan.

Es cierto que Daszak posee una gran experiencia en cuanto a laboratorios chinos se refiere y que está familiarizado con la forma en la que se trabaja en ellos, pero su estrecha conexión con Shi, con las subvenciones que se recibían para los laboratorios, y su propio trabajo de investigación en esos mismos centros creaban un serio

- Términos de referencia del Estudio Global de los Orígenes del SARS-COV2

Integrantes del equipo internacional:

- Prof. Dra. Thea Fisher, MD, DMSc(PhD) (Hospital Nordsjællands, Dinamarca)
- Prof. John Watson (Salud Pública de Inglaterra, Reino Unido)
- Prof. Dr. Marion Koopmans, DVM PhD (Erasmus MC, Países Bajos)
- Prof. Dr. Dominic Dwyer, MD (Hospital de Westmead, Australia)
- Vladimir Dedkov, Ph.D (Instituto Pasteur, Rusia)
- Dr. Hung Nguyen-Viet, PhD (Instituto Internacional de Investigación Ganadera (ILRI), Vietnam)
- PD. Dr. médico veterinario. Fabian Leendertz (Instituto Robert Koch, Alemania)
- Dr. Peter Daszak, Ph.D (EcoHealth Alliance, EE. UU.)
- Dr. Farag El Moubasher, Ph.D (Ministerio de Salud Pública, Qatar)
- Prof. Dr. Ken Maeda, PhD, DVM (Instituto Nacional de Enfermedades Infecciosas, Japón)

El equipo internacional también incluye a cinco expertos de la OMS dirigidos por el Dr. Peter Ben Embarek; dos representantes de la Organización para la Agricultura y la Alimentación (FAO) y dos representantes de la Organización Mundial de Sanidad Animal (OIE).

conflicto de intereses como para que formase parte de un estudio imparcial de la OMS. Lo curioso de esto es que, pese al manifiesto conflicto de intereses que era imposible defender, Peter Daszak no fue apartado del equipo de investigación.

Cuando el equipo de la OMS llegó a Wuhan, fue puesto en cuarentena por el Gobierno chino.

El resto lo hemos ido hablando con anterioridad: al equipo se le negó el acceso a los datos sin procesar, a las muestras de sangre recogidas, a los hisopos, a los expedientes de los primeros enfermos... a casi todo.

En cuanto al acceso a los laboratorios, solo pudieron acceder en horas contadas y siempre bajo la supervisión de los funcionarios chinos. En resumen, el equipo de investigación de la OMS, que pretendía —o eso dijo al mundo— realizar una exhaustiva investigación en Wuhan para descubrir el origen de la pandemia, se doblegó a las restricciones impuestas por los funcionarios chinos y su labor consistió en hacer una serie de preguntas al equipo de investigación chino y al personal de los laboratorios. No sé a usted, pero a mí se me ocurren muchas alternativas antes que tolerar esas restricciones que impedían realizar una investigación consistente. Podrían haber abandonado Wuhan; si resultaba imposible avanzar, hubiera sido mejor no continuar con esa farsa. También hubiera sido preferible, directamente, no haber viajado hasta Wuhan. Ya que, para formular esas preguntas, era suficiente con realizar una videoconferencia.

En el mes de marzo de ese mismo año, el informe conjunto fue publicado. En él se decía que, en línea con la mayoría de los virólogos que habían participado, se determinaba que la causa más probable del origen de la pandemia era el origen zoonótico del virus en los murciélagos, el cual fue posiblemente transmitido a los humanos a través de un huésped intermediario, como podía ser un pangolín. La teoría del origen relacionado con una fuga de laboratorio quedó descartada en apenas un párrafo, que decía: «es extremadamente improbable». El mundo pareció quedarse contento y el origen zoonótico de la pandemia volvía a cobrar fuerza. Sin embargo, cuando los científicos internacionales analizaron con detenimiento el informe se dieron cuenta —la mayoría— de que tanto la investigación de la OMS en China como el análisis que habían hecho se quedaban en la epidermis de la investigación, quiero decir, que aquel era completamente superficial en su contenido.

El Gobierno de EE. UU. y otros trece países de la Unión Europea emitieron declaraciones dirigidas a Tedros Adhanom, presidente de la OMS, criticando el informe por falta de transparencia y por la falta de documentos que apoyaran los análisis de sus conclusiones. Adhanom convocó una rueda de prensa en la que anunció que había sido prematuro que el informe de la OMS descartase un posible vínculo entre la pandemia y la fuga de laboratorio como origen, y solicitó a China que les proporcionase documentos sin procesar y permitiese auditorías en sus laboratorios para poder realizar una nueva fase de investigación.

Pocos días después de la petición de Tedros Adhanom, Zeng Yixin, viceministro de Salud de la Comisión Nacional de Salud de China, aseguró que ellos no participarían en esa segunda fase de investigación ni colaborarían con la Organización Mundial de la Salud y tildó el hecho de arrogante por parte de la Organización.

Aun así, a finales del año 2021, la OMS anunció que había en marcha un nuevo equipo a cargo de la segunda fase de investigación del origen de la pandemia de COVID-19, y en junio de 2022 publicó una adenda al informe inicial en la que no aclara mucho más y se vuelve a solicitar más investigaciones en China para analizar con más profundidad la posibilidad de una fuga de laboratorio. Suma y sigue.

Tampoco en esta ocasión China se quedó callada y Zhao Lijian, portavoz del Ministerio de Relaciones Exteriores de China, declaró que la teoría de la fuga del laboratorio era una mentira inventada con fines políticos y muy lejos de estar en relación con la ciencia. Está claro que a China le bastaba con esa primera investigación que realizó el día 1 de enero de 2020 y que concluyó con el cierre del mercado de mariscos el mismo día, para después sanearlo y desinfectarlo, según su versión.

Es conveniente recordar que, en el mes de abril de 2020, China impuso serias restricciones a que se publicasen investigaciones académicas sobre el nuevo coronavirus. Cualquier estudio, antes de ser difundido al público —incluso a la comunidad científica—, debía ser sometido a un severo escrutinio (seguramente del Centro para el Control y Prevención de Enfermedades) y, después, ser aprobado por los funcionarios del Gobierno central.

Y así continuamos, pasados dos años y medio de la pandemia. Casi nada ha cambiado, incluso a pesar de la carta firmada por varios científicos con el ya mencionado investigador Ralph Baric a la cabeza, publicada en la revista *Science*, en la que argumentaban que la hipótesis de la fuga accidental del laboratorio no se había investigado lo suficiente y que seguía siendo posible, motivo por el cual pedían mayor claridad y datos adicionales. Nada oficial se ha hecho.

En mi opinión —no sé la suya—, si la presión política con China no cede, es difícil que algún equipo de investigación pueda llegar *in situ* a la raíz del asunto. Aunque, por el momento, con los datos con los que contamos, que son muchos ya, las incógnitas se despejan y queda patente la manipulación de información veraz a la que hemos estado sometidos.

CRONOLOGÍA QUE EVIDENCIA LA MANIPULACIÓN

— **ABRIL DE 2012:** Seis mineros que trabajan recogiendo heces (guano) de murciélagos en una mina de cobre ubicada en la provincia de Yunnan de la República Popular China enferman y tres de ellos fallecen.
Posteriormente, se le encarga una investigación al Instituto de Virología de Wuhan. Desde ese momento y hasta el año 2015, los investigadores recolectan muestras de murciélagos de la mina.

— **2015 A 2017:** Shi Zhengli, Peter Daszak, Linfa Wang y Ben Hu publican una investigación en la que afirman que han aislado nuevos coronavirus y que han realizado investigaciones de ganancia de función, probando coronavirus nuevos y manipulándolos genéticamente, utilizando ratones humanizados. En algunas ocasiones, también colaboran con el científico Ralph Baric.

— **PRINCIPIOS DE SEPTIEMBRE DE 2019**: Según un documento de inteligencia estadounidense, varios investigadores del laboratorio se infectan de forma accidental con SARS-CoV-2. Empieza la propagación del virus.

— **12 DE SEPTIEMBRE DE 2019:** A las 00:00, hora local, la Universidad de Wuhan emite un comunicado anunciando inspecciones en el laboratorio. Entre las 2:00 y las 3:00 de la madrugada, la base de datos de muestras y secuencias virales del Instituto de Virología de Wuhan se desconecta.

— **Entre septiembre y octubre de 2019:** Aumenta el tráfico de automóviles en los hospitales que rodean el laboratorio del Centro para el Control de Enfermedades (CDC) de Wuhan. También aumentan las búsquedas en Baidu acerca de los síntomas relacionados con COVID-19.

— **Octubre de 2019:** Entre finales de octubre y principios de noviembre, algunos de los atletas internacionales que participaron en los Juegos Mundiales Militares regresan a sus hogares infectados del SARS-CoV-2, llevándolo así al resto del mundo.

— **Diciembre de 2019:** La mayor general Chen Wei aterriza en Wuhan para hacerse cargo del laboratorio BSL4.

— **30 de diciembre:** Los médicos de Wuhan informan oficialmente a los cdc de que tienen varios casos positivos en las pruebas de coronavirus del SARS.

— **31 de diciembre:** Los funcionarios de la OMS en Ginebra se enteran por los medios de los informes de un brote en Wuhan y ordenan a la oficina de la OMS en China que investigue.

— **1 de enero de 2020:** La Comisión Provincial de Salud de Hubei ordena a las empresas y a los laboratorios de secuenciación genética, que ya habían determinado que el nuevo virus era similar al sars, que detengan las pruebas y destruyan las muestras existentes. El doctor Li Wenliang es detenido por «difundir rumores».

— **2 de enero de 2020:** El Instituto de Virología de Wuhan completa la secuenciación genética del virus, pero el Partido Comunista chino no comparte la secuencia ni informa a la OMS. Empieza la agresiva detención de médicos en Wuhan.

— **3 de enero de 2020:** La Comisión Nacional de Salud de China ordena a las instituciones que no publiquen ninguna información que esté relacionada con la enfermedad desconocida y exige a los laboratorios que transfieran las muestras a las instituciones nacionales controladas por el Partido Comunista, o bien, que sean destruidas.

— **10 de enero de 2020:** El doctor Zhang, investigador de un laboratorio de Shanghái, filtra la secuencia del gen en línea y el Partido Comunista chino transmite a la OMS la información de secuenciación del gen que el Instituto de Virología de Wuhan había completado diez días antes. Inmediatamente, se ordena el cierre del laboratorio de Zhang.

— **1 de febrero de 2020:** Jeremy Farrar, director de Wellcome Trust (una organización que financia proyectos científicos que abordan desafíos urgentes en materia de salud), realiza una teleconferencia con Anthony Fauci (NIAID y NIH) para analizar los orígenes del brote, como una posible fuga de laboratorio.

— **6 de febrero de 2020:** Botao Xiao y otros investigadores chinos de Wuhan publican que el brote de coronavirus probablemente fue originado en un laboratorio de la ciudad. Sus cuentas son eliminadas y el estudio es también borrado del portal ResearchGate.

Ese mismo día, a las 12:43, Peter Daszak envía un borrador de una carta que debía publicarse en *The Lancet*, pidiendo a Wang y a Baric que se unan como consignatarios. A las 15:16, Peter Daszak manda un correo electrónico muy importante a Baric diciendo de la declaración: «se publicará de manera que no se pueda vincular con nuestra colaboración». A las 16:01, Baric se compromete a no firmar, para no poner en peligro la legitimidad de la declaración.

— **7 de febrero:** El oftalmólogo Li Wenliang, el primero que compartió los resultados positivos de la prueba de SARS a través de WeChat, muere de COVID-19.

— **13 de febrero de 2021:** Jake Sullivan, asesor de Seguridad Nacional de EE. UU., dice estar «profundamente preocupado» por la investigación de la OMS sobre el origen del COVID-19 y solicita a China que sea más transparente.

— **19 de febrero de 2020:** Veintisiete científicos, incluido Peter Daszak, publican la carta en la revista *The Lancet*, donde «condenan enérgicamente los rumores y las teorías de la conspiración que sugieren que el COVID-19 no es de origen natural». Al mismo tiempo, los científicos también declaran que no tienen conflicto de intereses.

— **22 de febrero de 2020:** Una nueva publicación de los científicos, esta vez en la revista *Science*, vuelve a condenar enérgicamente los rumores y las teorías de la conspiración que sugieren que el brote de coronavirus no es de origen natural, y citan a Peter Daszak, quien declara: «Estamos en medio de la era de la desinformación... estos rumores y teorías de la conspiración tienen consecuencias».

— **26 de febrero de 2020:** El equipo de la OMS que realizó la investigación conjunta con China publica sus hallazgos y felicita al gigante asiático por su forma de manejar el brote.

— **11 de marzo de 2020:** La OMS declara oficialmente el brote de COVID-19 como pandemia.

— **30 de marzo de 2020:** Los Gobiernos de EE. UU., Japón, Reino Unido, Australia... muestran su preocupación por la investigación que ha realizado la OMS y piden que se realice una nueva evaluación independiente y con más transparencia.
Ese mismo día, Tedros Adhanom, director general de la OMS, reconoce que la hipótesis de la fuga del virus de un laboratorio debía ser más investigada.

— **24 de abril de 2020:** El NIH corta urgentemente la financiación a EcoHealth Alliance, por orden directa del presidente Donald Trump.

— **17 de noviembre de 2020:** Shi y su equipo de investigadores confirman que habían recolectado 293 coronavirus de la mina de Yunnan entre los años 2012 y 2015.

— **30 de diciembre de 2020:** Los resultados de una investigación de Associated Press ponen el foco sobre unos documentos del mes de marzo de 2020, que muestran suficiente información que indica que Pekín ha dirigido y censurado la investigación sobre los orígenes del SARS-CoV-2.

— **5 de julio de 2021:** Peter Daszak y veintitrés de los veintisiete investigadores que publicaron la carta en la revista *The Lancet* en febrero de 2021 se retractan de haber calificado de «teoría de la conspiración» la posibilidad de que la fuga del virus de un laboratorio sea una de las hipótesis.

LO QUE NO NOS HAN CONTADO

Habiendo analizado el material recopilado y los testimonios con los que hemos podido contar para este trabajo, la preponderancia de las evidencias sugiere la hipótesis de que el SARS-CoV-2 se liberó accidentalmente del laboratorio del Centro para el Control y Prevención de Enfermedades de Wuhan (WHCDC) en algún momento relacionado con el traslado de sus laboratorios BSL2 y BSL3 al nuevo edificio, junto al mercado de mariscos, y posiblemente a causa de un accidente en la manipulación de material peligroso que causó la infección de uno o varios de los científicos.

En mi opinión —falta la suya—, parece probado que el virus fue recolectado, aislado y manipulado genéticamente por el equipo de investigadores de Shi Zhengli. Las evidencias que nos llevan a esta conclusión las hemos encontrado en sus propios trabajos del año 2013, los cuales informan sobre el primer aislamiento de un coronavirus vivo similar al SARS, y en el estudio publicado en 2015 junto con el científico Ralph Baric, que prueba el trabajo de ingeniería genética que realizaron conjuntamente. También sabemos, por el investigador Hu, del equipo de Zhengli, que ellos mismos recolectaron novecientas ochenta y seis muestras de diferentes especies de

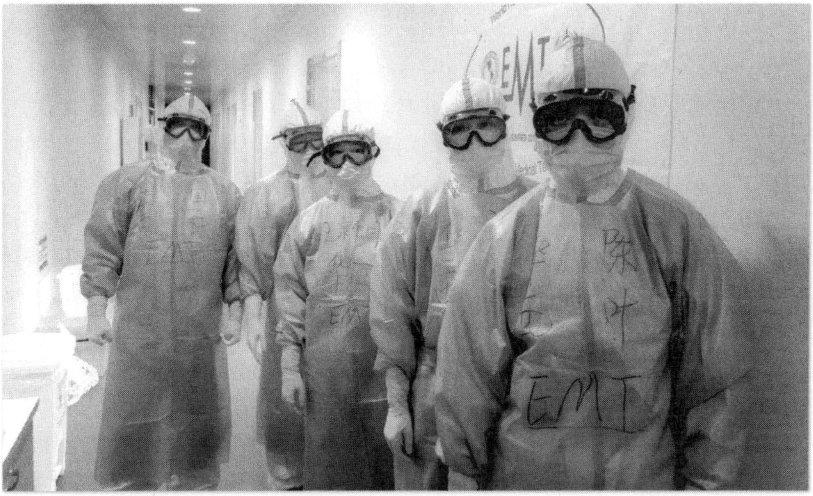

Miembros del Equipo Médico de Emergencia Internacional de China y el Equipo Nacional de Rescate de Emergencia de Shanghai desplegados en 2020 (foto: OMS).

murciélagos de la mina de Yunnan, donde seis trabajadores enfermaron en el año 2012.

En cuanto a si había militares trabajando en el laboratorio del Instituto de Virología de Wuhan y también en los laboratorios del CDC, hemos comprobado que Chen Wei, general del Ejército Popular de Liberación chino, tomó el mando del laboratorio BSL4, hasta entonces dirigido por el virólogo Zhang Yong Zhen, en febrero de 2020. Este hecho nos hizo investigar una posible vinculación del virus con un trabajo en el laboratorio de armas biológicas. Según la declaración de Francis Boyle, abogado de Illinois, quien redactó la Ley de Armas Biológicas, el virus es potencialmente letal y un agente de arma de guerra biológica que ha sido, para tal fin, modificado genéticamente con propiedades de ganancia de función, razón por la que el Gobierno chino trata de encubrirlo.

Otro dato relevante lo ha expuesto la investigación realizada por los miembros del Instituto de Virología de Wuhan que analizaron las muestras de los primeros cinco pacientes infectados de COVID-19, en las que encontraron secuencias del virus de Nipah, VIH, influenza, hepatitis y virus del simio.

Hemos podido probar que tanto en el laboratorio BSL4 como en el del CDC se trabajaba con murciélagos y se hacían experimentos con ratones humanizados.

Sabemos (así lo recoge un informe conjunto de investigación de la OMS-China), que el laboratorio del CDC trasladó sus instalaciones y que la nueva sede estaba junto al mercado de mariscos, primera fuente señalada como origen de la pandemia. Con base en las evidencias, sabemos que las normas y las prácticas de seguridad en los laboratorios de los que hablamos eran deficientes; por lo tanto, es claro que un traslado de patógenos y material peligroso de un laboratorio a otro entrañaba un peligro adicional importante sin las medidas de seguridad correctas.

Tenemos el dato de que, en la medianoche, hora local, del día 12 de septiembre de 2019, la Universidad de Wuhan emitió un aviso para inspeccionar el laboratorio BSL4 y, aproximadamente dos horas más tarde, la base de datos que contenía las secuencias virales, en el Instituto de Virología de Wuhan, fue eliminada.

También hemos leído en los correos interceptados que Anthony Fauci, entonces director del Instituto Nacional de Alergias y Enfermedades Infecciosas, ya sospechaba de una posible fuga de laboratorio.

Las evidencias también arrojan claridad sobre la expansión del virus al resto del mundo. Hemos podido comprobar cómo algunos de los atletas internacionales que participaron en los Juegos Mundiales Militares regresaron a sus países de origen portando el virus. Recordemos que los Juegos Mundiales Militares se celebraron en el mes de octubre de 2019 y, para entonces, ya se sabía oficialmente que en los hospitales habían ingresado pacientes con neumonía desconocida. De hecho, durante los juegos no se permitió la asistencia de espectadores. Aun así, no los suspendieron.

Hasta el último día de diciembre, cuando los hospitales ya estaban sobrecargados y su personal sanitario empezó a sospechar y a filtrar información sobre los enfermos, no hubo una comunicación oficial por parte del Gobierno, que señaló como origen de la enfermedad al mercado de mariscos de Wuhan.

Cuando el mundo se enteró de la epidemia en Wuhan y comenzaron a publicarse las primeras secuencias del virus, Peter Daszak organizó una declaración para centrar la hipótesis en el origen natural del virus y acallar las voces que apuntaban a una fuga del laboratorio, diciendo que esa hipótesis era absurda y formaba parte de una «teoría de la conspiración». Para ello, involucró a otros epidemiólogos pidiéndoles que se unieran a él y firmaran la carta conjuntamente.

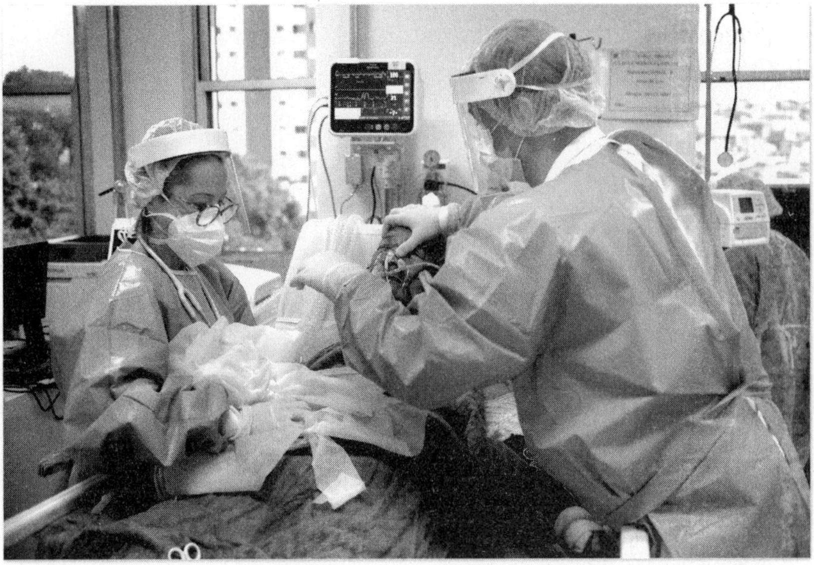

Un paciente crítico con COVID-19 en la UCI del Hospital Vila Nova Cachoeirinha, al norte de São Paulo, en mayo de 2020 (foto: Gustavo Basso / Wikipedia).

La declaración se publicó en la revista científica *The Lancet*, el 19 de febrero de 2020. Meses después, los correos electrónicos que Peter Daszak envió a los epidemiólogos, donde les pedía que firmasen la declaración como propia —e incluso indicaba que él no debía aparecer en ella—, se filtraron y dejaron al descubierto cuáles eran sus verdaderas intenciones.

Queda claro también que la República Popular China ha llevado a cabo investigaciones científicas sin cumplir con los protocolos de seguridad internacionales vigentes, no avisando a tiempo y no permitiendo una investigación transparente y honesta, *in situ*, sobre los orígenes de esta pandemia.

Es posible, que, de haberse comunicado a tiempo, lo que ha sido una pandemia mundial, con miles de muertos y millones de personas afectadas, no hubiese pasado de ser una epidemia local y manejable.

Dicho esto, y dado que en esta investigación las conclusiones las sacamos usted y yo, por mi parte, estoy lista para recibir nuevas pruebas o testimonios que confirmen o contradigan esta hipótesis. Siempre que esté documentado, me vale.

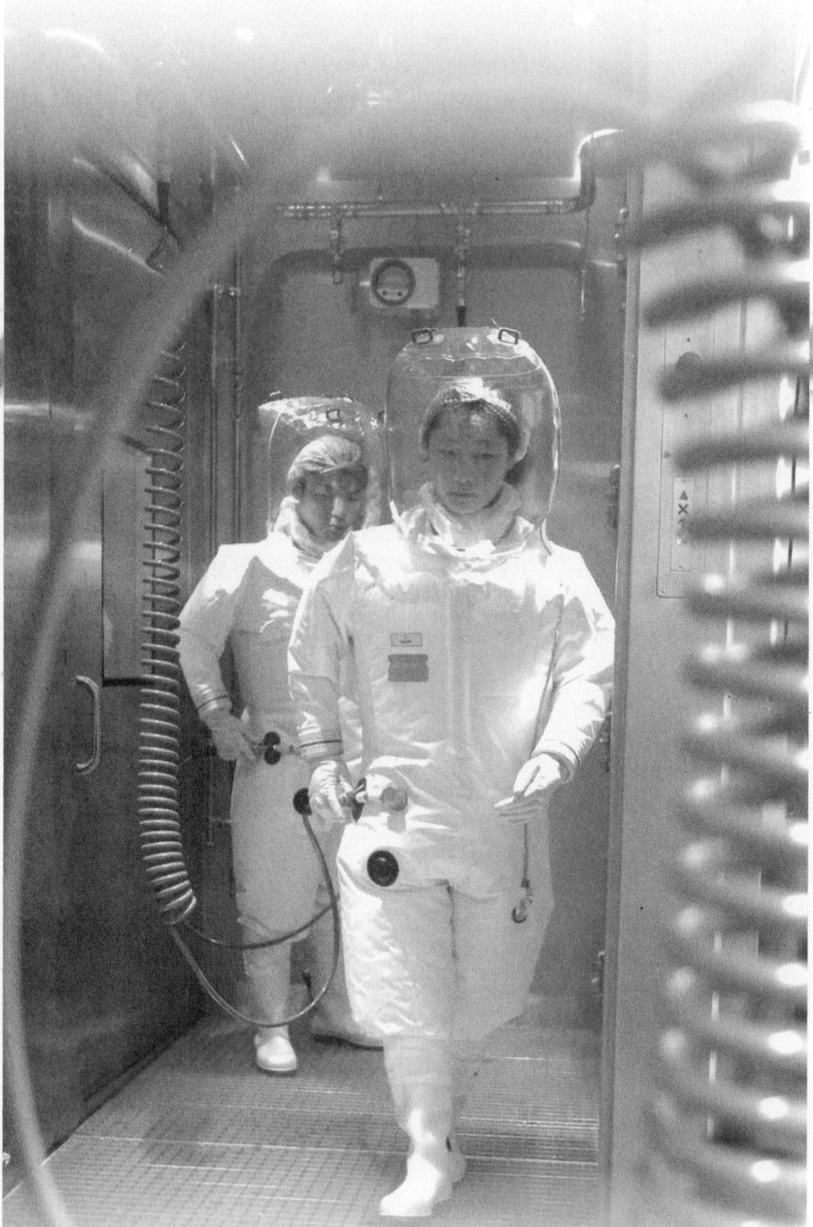

Una guerra de vanguardia

La vanguardia es la unidad más avanzada de un ejército. La que se adelanta para explorar el terreno y asegurarlo antes de que las demás unidades avancen.

■ LAS MEDIDAS PARA FRENAR LA PANDEMIA

Creo que esta parte de la investigación es de gran relevancia. La información que plasmo está extraída de fuentes directas relacionadas con la Universidad de Stanford, en California; con Washington, con la Universidad de Illinois, con el distrito 10 de Texas, con el csic de Madrid, con Chelsea (Londres) y Canterbury en Reino Unido o con Hamburgo en Alemania. Otra parte de los datos que encontrará proviene de archivos oficiales y privados y de la información conseguida a través de entrevistas con nombre y sin nombre de la fuente.

Esta pandemia ha conllevado dolorosos agravios, muchos más que los millones de casos de contagio por coronavirus, como son las medidas que se adoptaron para frenarla y que también son objeto de esta investigación, entre las que destacan las inoculaciones.

Inoculaciones a granel

Con respecto a las vacunas, es tanto lo que se ha publicado, discutido y, sobre todo, especulado desde 2020 hasta ahora que resulta muy complicado no perderse en ese maremágnum. Esto incluye la información dada por buena tanto por las instituciones y demás actores afines al oficialismo como por la larga serie de estudiosos que, por defender un discurso contrario al aprobado por los poderes, han sido silenciados o, al menos, apartados del foco mediático. Me atrevo a decir más, han sido desprestigiados y ninguneados.

No tengo que ir muy lejos para poner un ejemplo, me pongo yo por testigo. Puedo asegurarle que he sido en exceso cuidadosa en tratar públicamente todo el tema, tanto de la pandemia como de las inoculaciones y demás medidas. Siempre que he informado de algo ha sido correspondientemente documentado. De hecho, uno de mis pecados confesos es el exceso de documentación, siempre. Pues bien, un día, de pronto, mi página oficial de Facebook, no me refiero a la de amigos, que esa no la tocan, sino a la página de escritora que ya no existe, fue aniquilada sin más. La explicación que me encontré al entrar en ella era que había infringido las normas. Estuve todo un mes intentando que me dijeran por qué había infringido las normas y solicitando, a través de sus muchos formularios, que me la devolvieran. No lo conseguí. También en Instagram me han enviado mensajes cada vez que han borrado mis publicaciones. Puedo asegurar que todas y cada una de las entradas que he hecho en mis redes sociales han sido contrastadas previamente, pero eso no importa. Mejor dicho, no les importa, porque forma parte de un burdo acto de censura. Y esto por no hablar de los avisos que he recibido mientras trabajaba en mi PC de que estaban intentando acceder a mi información.

Retomando el asunto de las vacunas, y siguiendo con la exposición de evidencias que me ocupa, no hemos de perder de vista varios puntos esenciales que son los que guiarán mi discurso. Digamos que se trata de consideraciones que marcarán la dirección de mi investigación sobre lo ocurrido. Se hallan relacionadas unas con otras, como en un razonamiento deductivo.

— 1. No se trata de vacunas «aprobadas», sino que han sido «autorizadas para uso de emergencia».
— 2. Estas vacunas, que se encuentran en fase experimental y que fueron «autorizadas para uso de emergencia», se siguen inoculando a pesar de que ya no hay ninguna emergencia y a pesar de sus devastadores efectos secundarios.
— 3. La tecnología empleada para la confección de gran parte de las vacunas COVID-19 es distinta a la empleada en las vacunas convencionales que llevamos más de un siglo conociendo.
— 4. Se trata de vacunas experimentales. De eso no cabe duda.
— 5. Las empresas que hay detrás de los laboratorios en cuestión no se hacen responsables de los efectos adversos que su administración conlleve. Así lo exponen en los respectivos contratos firmados con los diferentes países.

Ahora me detendré con detalles en algunos de estos aspectos, pero, de entrada, creo oportuno aclarar en qué consiste la fase III en la que se hallan las vacunas COVID.

El desarrollo de una vacuna pasa por un proceso largo y complejo que consta de distintos pasos y que ocupa, de media, un plazo de entre diez y quince años. La vacuna en cuestión va siendo sometida a una serie de análisis y de probaturas y, si cumple de forma satisfactoria con cada una de las fases, accede al siguiente paso, hasta que el proceso finaliza y la vacuna es dada por buena. Si se ha superado cada una de estas fases con éxito, el creador de la vacuna solicita una autorización oficial para productos biológicos. Queda aún la inspección de las instalaciones en las que se va a producir la vacuna y aprobar el etiquetado de la misma. E incluso, tras recibir el visto bueno y estar aprobada su comercialización, hay una fase más, opcional, que las propias compañías de medicamentos pueden realizar para verificar la consistencia de todas las conclusiones sacadas respecto a seguridad, eficacia u otros posibles usos.

En concreto, las vacunas COVID que ya se han inoculado, dentro de este proceso, se hallan en la llamada fase III, consistente en una experimentación en la que, hasta la irrupción de estas vacunas COVID, se contaba con la participación de miles e incluso decenas de miles de personas. Pero en el caso que nos ocupa, las personas que han entrado a participar en esta fase han sumado millones, y en todo el mundo, porque los conejillos de indias han sido los ciudadanos que por una u otra razón se han inoculado.

Las pruebas de fase III son aleatorias y doble ciego. Esto quiere decir que se trata de un tipo de ensayo clínico en el que se crean distintos grupos y en el que los sujetos objeto de la experimentación y los investigadores no conocen qué grupo es el que ha recibido placebo —se le suele llamar «grupo control»— y cuál o cuáles han recibido el tratamiento. El placebo suele ser una solución salina, una vacuna para otra enfermedad o cualquier otra sustancia. El objetivo de este procedimiento es el de evitar o reducir los sesgos, la subjetividad, a la hora de evaluar los resultados.

¿Y cuál es el objetivo de la fase III del proceso de evaluación de una vacuna? Evaluar la seguridad de la misma en un grupo amplio de personas, ya que los efectos adversos quizá no se hayan manifestado o detectado con claridad en los grupos más reducidos con los que se ha probado en las fases anteriores. Además, en esta etapa hay que comprobar si, en efecto, la vacuna previene la enfermedad en cuestión, si previene la infección por el patógeno y si pone en marcha la producción de anticuerpos u otras respuestas inmunológicas respecto al mismo.

De modo que lo que los distintos Gobiernos han estado firmando con las empresas farmacéuticas era la autorización de emergencia para inocular una vacuna que no ha completado en ningún caso su proceso de estudio y aprobación, por lo que no se ha podido garantizar la seguridad. De hecho, la fase III es, como acabamos de ver, el momento del proceso en el que se tiene que testar con más perspectiva qué tipo de efectos adversos produce la sustancia.

Aunque después dedicaré un apartado al lenguaje empleado, sí es importante que ahora avance algo en cuanto a las nomenclaturas. Porque tiene una estrecha relación con la consideración del asunto como situación de carácter urgente, lo que ha permitido y justificado que las farmacéuticas obtuviesen el permiso de emergencia para sus productos aún no suficientemente testados.

En mayo de 2009, la OMS cambió la definición de *pandemia*, que hasta entonces se definía como «la infección por un agente infeccioso, simultánea en varios países, con una mortalidad significativa en relación con la proporción de población infectada». La nueva definición elimina la mención a la mortalidad, de modo que la declaración de pandemia queda ligada a la expansión de la enfermedad, sin tener en cuenta la gravedad o el riesgo de muerte que comporta.

El siguiente paso fue testar masivamente, mediante una serie de pruebas de las que también habría mucho que decir —ya sean PCR o test de antígenos—, a personas que ni siquiera presentaban síntomas pero que, con vistas a engrosar las cifras, eran contabilizadas como infectadas, todo para encuadrar la situación en el marco de la definición de pandemia y, de este modo, permitir la administración de emergencia de las vacunas. La alarma provocada no se ha justificado nunca en la comparación de la cifra de muertes provocadas de forma incuestionable por la enfermedad —por día, sin acumulación de ningún tipo— con la cifra del mismo periodo del año anterior.

De suerte que tenemos el siguiente escenario predominante a partir de lo ocurrido desde la primavera de 2020: un mundo alarmado por una pandemia, a pesar de que con los parámetros clásicos jamás se habría reconocido como tal, y con un grupo de empresas farmacéuticas firmando contratos con los Gobiernos que les permitían inocular masivamente a la población unos productos que no habían sido testados por completo, sino que disfrutaban de una consideración de emergencia.

Es pertinente recalcar que no se empezó a vacunar sin que, previamente, estas empresas farmacéuticas hubieran contemplado las peores posibilidades y, en consecuencia, incluyeran en los contratos que firmaban con los Estados una cláusula según la cual la responsabilidad ante las posibles consecuencias de las inoculaciones correría a cargo de los Gobiernos y no de las empresas farmacéuticas. Estas disposiciones añaden una información valiosa: reconocen que todo cuanto se ha afirmado técnicamente respecto a la vacuna está por demostrar. Dice así el contrato firmado con Pfizer:

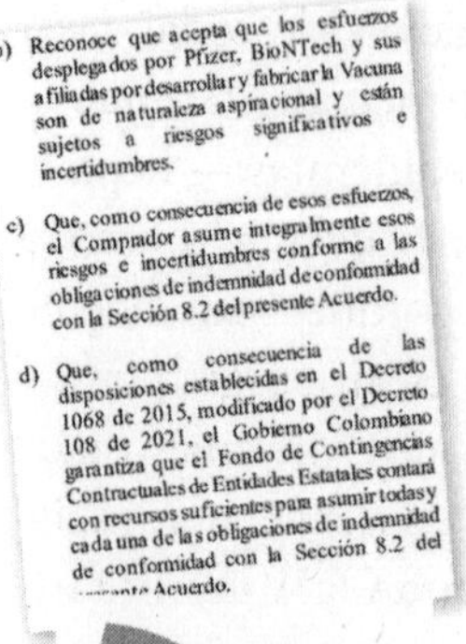

b) Reconoce que acepta que los esfuerzos desplegados por Pfizer, BioNTech y sus afiliadas por desarrollar y fabricar la Vacuna son de naturaleza aspiracional y están sujetos a riesgos significativos e incertidumbres.

c) Que, como consecuencia de esos esfuerzos, el Comprador asume integralmente esos riesgos e incertidumbres conforme a las obligaciones de indemnidad de conformidad con la Sección 8.2 del presente Acuerdo.

d) Que, como consecuencia de las disposiciones establecidas en el Decreto 1068 de 2015, modificado por el Decreto 108 de 2021, el Gobierno Colombiano garantiza que el Fondo de Contingencias Contractuales de Entidades Estatales contará con recursos suficientes para asumir todas y cada una de las obligaciones de indemnidad de conformidad con la Sección 8.2 del Acuerdo.

Apartado 5. Manifestaciones y garantías.
5.3. Garantías del Comprador.

El Comprador garantiza a Pfizer que:
b) Reconoce que acepta que los esfuerzos desplegados por Pfizer, BioNTech y sus afiliadas por desarrollar y fabricar la Vacuna son de naturaleza aspiracional y están sujetos a riesgos significativos e incertidumbres.
c) Que, como consecuencia de esos esfuerzos, el Comprador asume integralmente esos riesgos e incertidumbres conforme a las obligaciones de indemnidad de conformidad con la Sección 8.2 del presente Acuerdo.
d) Que, como consecuencia de las disposiciones establecidas en (…) [se alude a la legislación propia del país del Gobierno de turno], contará con recursos suficientes para asumir todas y cada una de las obligaciones de indemnidad de conformidad con la Sección 8.2 del presente Acuerdo.

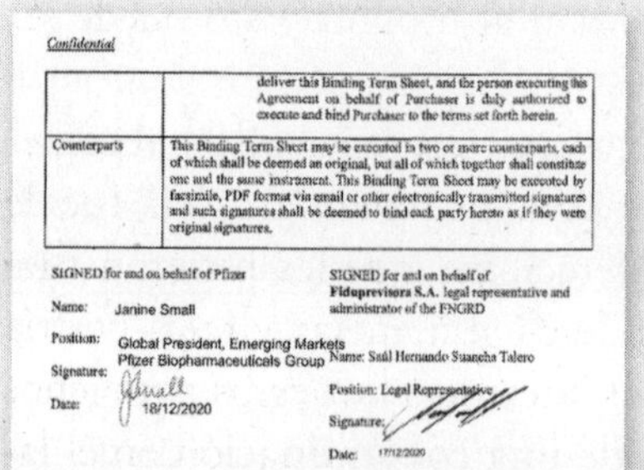

Confidential

	deliver this Binding Term Sheet, and the person executing this Agreement on behalf of Purchaser is duly authorized to execute and bind Purchaser to the terms set forth herein.
Counterparts	This Binding Term Sheet may be executed in two or more counterparts, each of which shall be deemed an original, but all of which together shall constitute one and the same instrument. This Binding Term Sheet may be executed by facsimile, PDF format via email or other electronically transmitted signatures and such signatures shall be deemed to bind each party hereto as if they were original signatures.

SIGNED for and on behalf of Pfizer

Name: Janine Small

Position: Global President, Emerging Markets Pfizer Biopharmaceuticals Group

Signature:

Date: 18/12/2020

SIGNED for and on behalf of **Fiduprevisora S.A.** legal representative and administrator of the FNGRD

Name: Saúl Hernando Suancha Talero

Position: Legal Representative

Signature:

Date: 17/12/2020

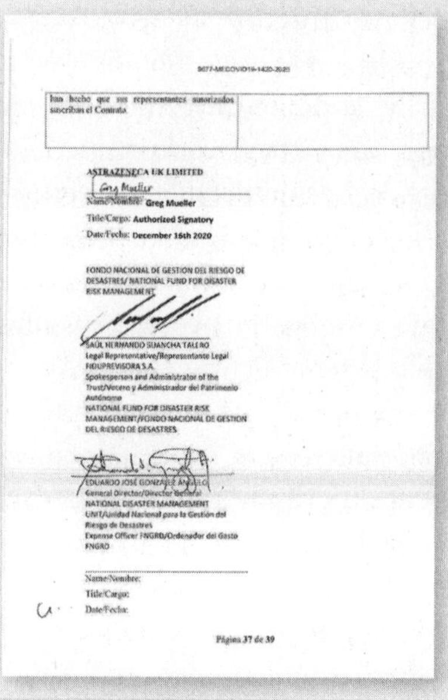

9077-ME COVID19-1420-2020

han hecho que sus representantes autorizados suscriban el Contrato.	

ASTRAZENECA UK LIMITED

Name/Nombre: Greg Mueller

Title/Cargo: Authorized Signatory

Date/Fecha: December 16th 2020

FONDO NACIONAL DE GESTION DEL RIESGO DE DESASTRES/ NATIONAL FUND FOR DISASTER RISK MANAGEMENT

SAÚL HERNANDO SUANCHA TALERO
Legal Representative/Representante Legal
FIDUPREVISORA S.A.
Spokesperson and Administrator of the Trust/Vocero y Administrador del Patrimonio Autónomo
NATIONAL FUND FOR DISASTER RISK MANAGEMENT/FONDO NACIONAL DE GESTION DEL RIESGO DE DESASTRES

EDUARDO JOSÉ GONZÁLEZ ANGULO
General Director/Director General
NATIONAL DISASTER MANAGEMENT UNIT/Unidad Nacional para la Gestión del Riesgo de Desastres
Expense Officer FNGRD/Ordenador del Gasto FNGRD

Name/Nombre:
Title/Cargo:
Date/Fecha:

Página 37 de 39

Contrato comercial para la adquisición de las vacunas de Pfizer, firmado con el gobierno de Colombia (El mismo se firmó en todos los países dónde fue adquirida, aunque con mucha menos transparencia del gobierno para hacer público el documento.)

DocuSign Envelope ID: [illegible]

CONFIDENTIAL - CONFIDENCIAL

This Agreement shall be written and executed in, and all other communications under or in connection with this Agreement shall be in, the English language. Any translation into any other language shall not be an official version thereof, and in the event of any conflict in interpretation between the English version and such translation, the English version shall control.

12.20 Legal Costs.

Each Party will bear its own legal costs in preparing and concluding this Agreement.

IN WITNESS WHEREOF, the Parties hereto have caused this Agreement to be duly executed and delivered as of the date first written above.

PFIZER EXPORT BV (PEBV) By:
Name:
Title:

Liesbeth van Gorkom February 2, 2021

Fiduprevisora S.A., as the legal representative and administrator of the Autonomous Patrimony of the National Fund for Disaster Risk Management – Subaccount for the mitigation of emergencies COVID - 19 ("FNGRD") acting as instructed by the Director of the National Disaster and Risk Management Unit (UNGRD)

By:
Name: Saul Hernando Suancha Talero
Title: Legal Representative

oficial y, en el evento de conflicto de interpretación entre la versión en inglés y la traducción, prevalecerá la versión en inglés.

12.20 Costos Legales.

Cada Parte asumirá sus propios costos legales de preparar y concertar este Acuerdo.

EN CONSTANCIA DE LO CUAL, las Partes han hecho que este Acuerdo sea debidamente suscrito y entregado en la fecha antes indicada.

PFIZER EXPORT BV (PEBV) Por:
Nombre:
Cargo:

Liesbeth van Gorkom February 2, 2021

Fiduprevisora S.A. como representante legal y administradora del Patrimonio Autónomo del Fondo Nacional de Gestión de Riesgo de Desastres – Sub Cuenta para la mitigación de emergencias contra el COVID 19 ("FNGRD") actuando por instrucción del Director de la Unidad Nacional de Gestión del Riesgo de Desastres (UNGRD)

Por:
Nombre: Saul Hernando Suancha Talero
Cargo: Representante Legal

IN WITNESS WHEREOF, duly authorized representatives of the Parties have signed this Agreement as of the Effective Date.

Signed on behalf of **PFIZER INC.**

By:
Print Name: Susan Silbermann
Title: President, Emerging Markets

Signed on behalf of **FIDUPREVISORA S.A.**
Representative and Administrator of the Autonomous Patrimony NATIONAL DISASTER RISK MANAGEMENT FUND

By:
Print Name: Saúl Hernando Suancha Talero
Title: Legal Representative

Signed on behalf of **NATIONAL UNIT FOR DISASTER RISK MANAGEMENT** Expenditure Authorizing Officer of the FNGRD

By:
Name: Eduardo José González Ariza
Title: General Director

EN FE DE LO ANTERIOR, los representantes de las Partes debidamente autorizados han firmado este Acuerdo en la Fecha Efectiva.

Firmado a nombre de **PFIZER INC.**

Por:
Nombre: Susan Silbermann
Cargo: Presidente, Mercados Emergentes

Firmado a nombre de **FIDUPREVISORA S.A.**
Vocero y Administrador del Patrimonio Autónomo FONDO NACIONAL DE GESTIÓN DEL RIESGO DE DESASTRES

Por:
Nombre: Saúl Hernando Suancha Talero
Cargo: Representante legal

Firmado a nombre de **UNIDAD NACIONAL PARA LA GESTIÓN DEL RIESGO DE DESASTRES**
Ordenador del Gasto del FNGRD

Por:
Nombre: Eduardo José González Ariza
Cargo: Director General

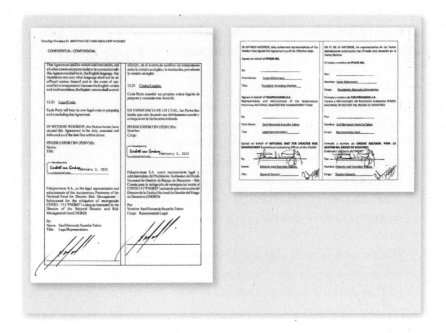

Como vemos, la responsabilidad recae sobre el propio Gobierno, sobre el que compra la vacuna, y no sobre la empresa que la fabrica, que no solo reconoce que todo lo dicho es «aspiracional» sino que establece por escrito que han de reconocérsele «los esfuerzos desplegados». Tanto es así que la cuestión de la responsabilidad queda englobada en el apartado de las Garantías del Comprador.

Haciendo uso de esta estrategia de presionar con información acuciante por un lado pero, a la vez, no aceptar responsabilidad alguna en lo que está ocurriendo a raíz de las consecuencias provocadas por esa información, la Organización Mundial de la Salud afirma lo siguiente en su documento *Rastreador y panorama de la vacuna COVID-19*, con fecha de 1 de febrero de 2022:

> Estos documentos sobre la situación actual han sido preparados por la Organización Mundial de la Salud (OMS) solo con fines informativos en relación con la pandemia 2019-2020 del nuevo coronavirus. La inclusión de cualquier producto o entidad, en cualquiera de estos documentos, no constituye, y no se considerará ni interpretará como, una aprobación o respaldo por parte de la OMS de dicho producto o entidad (o cualquiera de sus negocios o actividades).
>
> Si bien la OMS toma medidas razonables para verificar la exactitud de la información presentada en estos documentos, la OMS no

hace (y por la presente renuncia a todas) declaraciones y garantías con respecto a la exactitud, integridad, idoneidad para un propósito particular (incluido cualquiera de los propósitos antes mencionados), calidad, seguridad, eficacia, comerciabilidad y/o no infracción de cualquier información proporcionada en estos documentos de situación y/o de cualquiera de los productos a los que se hace referencia en ellos. La OMS también se exime de toda obligación o responsabilidad por cualquier muerte, discapacidad, lesión, sufrimiento, pérdida, daño u otro perjuicio de cualquier tipo que pueda surgir de o en relación con la adquisición, distribución o uso de cualquier producto incluido en cualquiera de estos documentos de situación.

En este contexto de alarma potenciada por las propias instituciones y los medios de comunicación, que siguen el discurso oficial, se pasan por alto con total impunidad las consideraciones que toda vacuna ha de contemplar.

En primer lugar, algo que ni siquiera se ha puesto en duda, cuando se debería haber empezado por ahí, es el hecho de que sea necesaria. Ya hemos visto que la vacuna COVID-19 no está aprobada, sino asumida como un instrumento de emergencia, y que se ha dejado la responsabilidad en manos de otros. Pero ¿ha sido necesario vacunarse contra el COVID-19? La vacunación ha de contemplarse para disminuir el riesgo de contraer una enfermedad grave. ¿Qué sentido tendría hacerlo, y exponerse a los efectos adversos de una sustancia experimental, contra una dolencia leve? Es imposible no considerar el ánimo de ganancia del sector farmacéutico, beneficiado con ríos de dinero público al darse por buena la necesidad de someter a la población, de forma masiva, a la inoculación de sus productos. Nunca como hasta ahora han tenido estas empresas la oportunidad de obtener clientes entre los sanos, que no entre los enfermos. Aun a riesgo de enfermarlos, quizá grave o fatalmente, como veremos después.

Hablé con el profesor Michael Levitt, biofísico, catedrático de Biología Estructural en la Universidad de Stanford, en California, y Premio Nobel de Química en 2013, casi un año después de haber iniciado mi investigación. Había leído sobre él y también sobre su opinión en la gestión que se estaba llevando a cabo de las inoculaciones masivas.

Este premio nobel fue el primero que se pronunció acerca de la *estupidez* —según sus palabras— a la que estamos asistiendo con la excusa del virus. Levitt se mostró totalmente en contra de vacunar sin tener en cuenta las cifras reales de fallecidos que estaba provocando el COVID-19, así como de no tener en cuenta el daño económico.

En su opinión, no se han tenido en cuenta los efectos secundarios que puede acarrear todo esto. Él mismo se ha vacunado, me dice, y de los primeros, así que no estamos ante una persona volcada hacia el lado de la no vacuna, y eso hace su discurso aún más objetivo.

Michael Levitt entiende que la dificultad en cualquier pandemia está en lograr el equilibrio entre el daño que produce la enfermedad y el daño que produce su tratamiento, y que recibir una dosis cada seis meses durante los próximos veinte años no es una buena idea: es, más bien, una circunstancia aterradora y significaría que la vacuna no se ha trabajado bien.

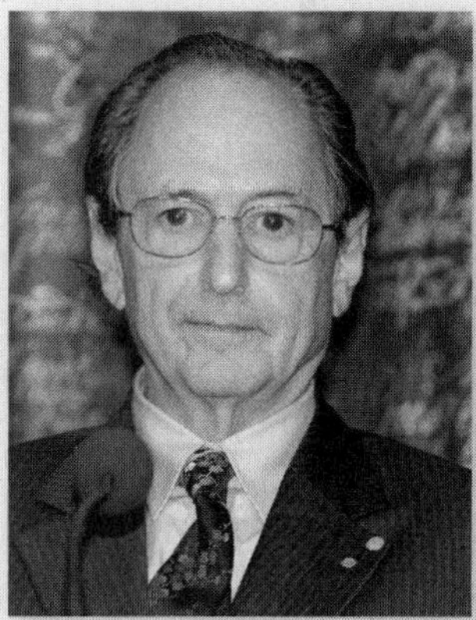

Dr. Michael Levitt (Pretoria, Sudáfrica, 1947): físico y biofísico sudafricano (nacionalizado estadounidense). En 2013 recibió el Premio Nobel de Química por el desarrollo de modelos y programas informáticos que permiten entender y predecir el comportamiento de complejos químicos. Es catedrático de Biología Estructural en la Universidad de Stanford y miembro de la Academia Nacional de Ciencias de EE. UU. y de la Organización Europea de Biología Molecular. *(Foto Bengt Nyman)*

Testimonio del doctor Michael Levitt durante la entrevista mantenida conmigo en abril de 2022, hablando sobre las vacunas de la COVID-19:

«Pienso que la gente tiene que darse cuenta de que haber estado enfermo de COVID-19 es lo mismo que haber sido vacunado.

En algunos países puedes conseguir el certificado de vacunación si has sufrido la enfermedad, y en otros países no. Debe reconocerse

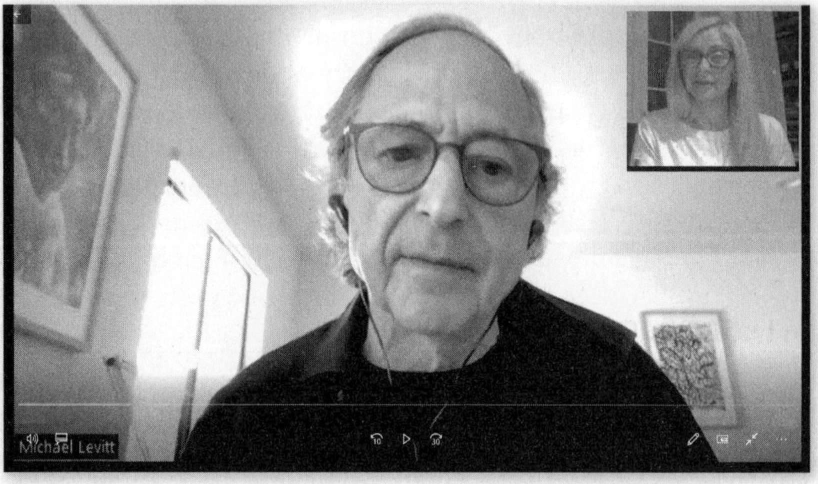

Captura de pantalla de un momento de la entrevista de la autora a Michael Lewitt, biofísico, catedrático de Biología Estructural en la Universidad de Stanford, California, y premio nobel de química en 2013.

oficialmente que has sufrido la enfermedad, que es como estar vacunado de forma natural.

Puedo decir que tengo familiares que se han infectado dos veces estando vacunados, lo que quiere decir que se puede sufrir la enfermedad varias veces, aunque la persona esté vacunada contra la COVID-19. Esta vacuna es más un tipo de medicamento.

El mensaje, para m*í*, es que las vacunas están aquí y hay razones para no vacunarse, pero con las mismas razones que existen, por ejemplo, para no fumar.

Creo que la ciencia tiene muchos problemas. La cuestión es: ¿cómo de grande es el problema? Es muy difícil decir cuál es el problema de la vacunación. Cuando preguntas a los médicos, ellos te dicen que, generalmente, la gente que muere es la no vacunada. Pero imagina que tú eres una persona mayor enferma con un cáncer terminal, ¿tú te vacunarías? Probablemente no.

Creo que debemos ser muy cuidadosos con el tema de la vacunación. No sé en España, pero sí tengo familia en Portugal y no creo que el estar preocupados por vacunar al 100 % de la población sea importante. Debemos abandonar esta idea».

Con las palabras del profesor Levitt en mente, me pregunto: ¿puede ser que vacunar al 100 % de la población esconda algo más?

Las cifras cantan. El ingreso estimado de Pfizer por vacunas COVID en el ejercicio 2021 se estima en más de 13 000 millones de euros. En 2019, Moderna anunciaba pérdidas, pero la pandemia declarada le ha permitido pasar de verse sumida en esa mala situación en 2021 a disfrutar de unos beneficios de más de 5500 millones de euros, y esto solo con las vacunas COVID. Esto es un hecho.

INOCULACIÓN PARA TODOS

Una vacuna ha de mostrarse eficaz. Es decir, debe evitar la enfermedad para la que se supone que ha sido diseñada. Esto no es lo que está ocurriendo, cuando, incluso mezclando a los fallecidos con y por COVID-19, los datos oficiales admiten que un 90 % de las bajas corresponden a personas que se habían inoculado. Así, es imposible justificar la recomendación de vacunarse, recomendación que ha llegado a la coacción activa en forma de pasaportes vacunales y otras restricciones de derechos y libertades fundamentales para los que no lo hacían.

Evidentemente, para añadir más gravedad al asunto, a la hora de inocular las vacunas COVID no se ha distinguido si las personas inoculadas formaban parte de la población de riesgo o no, ni se ha tomado en cuenta su historial médico, ni siquiera qué medicamentos estaban tomando o incluso su peso. De hecho, ni siquiera existen estudios al respecto. Del mismo modo, la vacunación se ha llevado a cabo en personas que ya habían pasado la enfermedad, algo innecesario y que simplemente se ha justificado comentando que se trataba de «una vacuna de refuerzo».

De nada han servido los numerosos estudios que afirman que la inmunidad natural es mucho más poderosa que cualquier otra. Científicos a sueldo de la farmacéutica Pfizer han llegado a admitir este extremo. Así, Nick Karl, científico de Pfizer, y Chris Croce, científico asociado sénior de Pfizer, llegaron a admitir que los anticuerpos naturales «probablemente sean mejores que la vacuna» —coinciden con el profesor Levitt— o que con anticuerpos naturales «estás protegido durante más tiempo». No hace falta ni recordar que las llamadas «vacunas de refuerzo» o «de recuerdo» solo se administran, en casos normales, años después de la primera dosis, y no meses, semanas e incluso días después.

En un contexto de pandemia, la exposición continuada al virus es probablemente el mejor entrenamiento y la actualización natural del sistema inmune es continua, todo esto sin que la persona sea consciente ni presente síntoma alguno. Esta es la razón por la que los análisis de serología en pacientes que acaban de cursar la enfermedad presentan niveles altos de anticuerpos, porque están provocados por la exposición al virus.

Qué distancia se puede apreciar a simple vista entre estas consideraciones, todas ellas demostradas, y la administración masiva, descontrolada y sin certeza alguna que se ha acometido. Una práctica global que se ha ejecutado sin que nadie asuma responsabilidad por los efectos adversos, sin que se le dé opción a la persona inoculada de firmar un consentimiento informado sobre los riesgos a los que se expone y, desde luego, sin prescripción facultativa o información acerca de los componentes de la sustancia inoculada.

Efectos adversos de las inoculaciones

Ante todo, una vacuna ha de ser segura. Esto nos lleva a profundizar sobre los temidos efectos adversos a corto, medio y largo plazo. Como es lógico, la administración de una vacuna no puede conducir de ninguna manera a un riesgo para la salud que resulte más grave que la dolencia que se pretende evitar. De nuevo, aquí nos hemos encontrado con un mantra repetido de manera mediática y propagandística, el de que «los beneficios superan a los riesgos». Y de nuevo hemos asistido a una afirmación que los hechos contradicen. Cada semana que ha pasado desde el comienzo de las inoculaciones masivas, ha resultado, para los distintos estamentos involucrados en este proceso, más difícil obviar la presencia de efectos adversos graves, incluso letales. Y todo esto a pesar de la manta de silencio que pronto se dejó caer sobre el asunto.

Incluso tomando por buenos los datos iniciales de Moderna, de febrero de 2021, respecto a los efectos adversos leves, las cifras resultan inasumibles: en población sana, hablan de dolores locales, fatiga; dolor de cabeza, muscular o de articulaciones; vómitos, fiebre, hinchazón, náuseas, vómitos, diarreas... Uno de cada seis inoculados presentaba fiebre superior a 38 grados. La mitad de ellos, acompañada de dolores articulares o escalofríos. Y esto es lo leve y lo admitido. Conforme

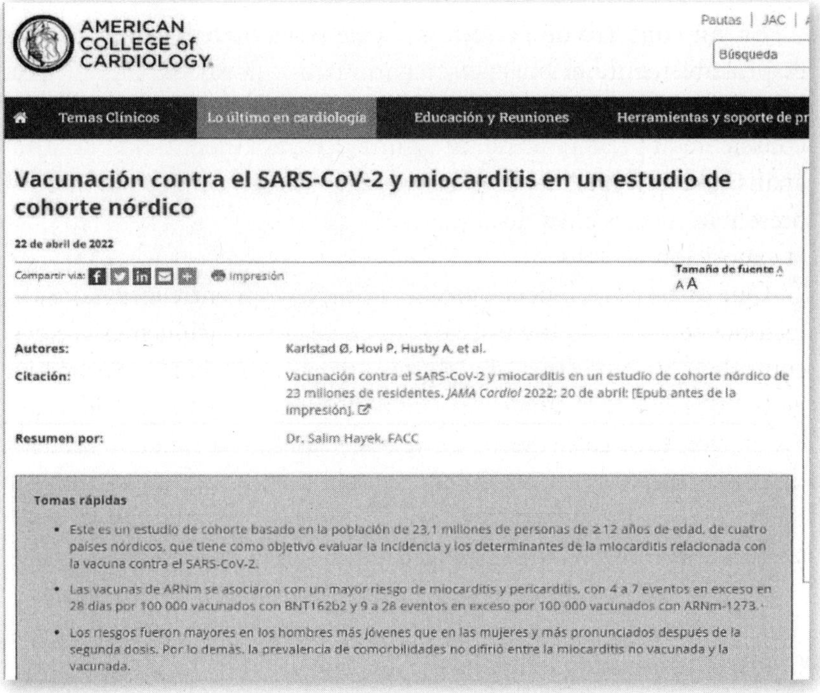
AMERICAN COLLEGE of CARDIOLOGY

Pautas | JAC |

Búsqueda

Temas Clínicos | Lo último en cardiología | Educación y Reuniones | Herramientas y soporte de pr

Vacunación contra el SARS-CoV-2 y miocarditis en un estudio de cohorte nórdico

22 de abril de 2022

Compartir vía: impresión

Tamaño de fuente A A A

Autores:	Karlstad Ø, Hovi P, Husby A, et al.
Citación:	Vacunación contra el SARS-CoV-2 y miocarditis en un estudio de cohorte nórdico de 23 millones de residentes. *JAMA Cardiol* 2022: 20 de abril: [Epub antes de la impresión].
Resumen por:	Dr. Salim Hayek, FACC

Tomas rápidas

- Este es un estudio de cohorte basado en la población de 23,1 millones de personas de ≥12 años de edad, de cuatro países nórdicos, que tiene como objetivo evaluar la incidencia y los determinantes de la miocarditis relacionada con la vacuna contra el SARS-CoV-2.
- Las vacunas de ARNm se asociaron con un mayor riesgo de miocarditis y pericarditis, con 4 a 7 eventos en exceso en 28 días por 100 000 vacunados con BNT162b2 y 9 a 28 eventos en exceso por 100 000 vacunados con ARNm-1273.
- Los riesgos fueron mayores en los hombres más jóvenes que en las mujeres y más pronunciados después de la segunda dosis. Por lo demás, la prevalencia de comorbilidades no difirió entre la miocarditis no vacunada y la vacunada.

ha ido avanzando la inoculación masiva, los efectos reales, más allá de los admitidos, han ido dando la cara, pese al intento de obviarlos.

Uno de los estudios más recientes nos llega desde la Asociación Estadounidense del Corazón. En su página web, y con fecha 6 de septiembre de 2022, publica textualmente:

> «Varios estudios e informes de agencias de salud pública de todo el mundo, incluidos los Centros para el Control y la Prevención de Enfermedades de EE. UU., han resaltado una posible conexión y un riesgo potencialmente mayor de miocarditis después de recibir una vacuna de ARNm contra la COVID-19, lo que genera un interés científico, político y público considerable».

Otra investigación de interés la da a conocer el *Journal of the American Medical Association*, *JAMA* por sus siglas. Se trata de una revista médica revisada por pares, que edita la Asociación Médica Americana y que lleva en activo desde 1883. El 20 de abril de 2022 publicó un estudio que habla sobre la relación directa entre las vacunas COVID y la miocarditis: esa conocida enfermedad del corazón.

La investigación fue efectuada teniendo en cuenta una muestra de veintitrés millones de personas de países nórdicos: Dinamarca, Finlandia, Noruega y Suecia. La pretensión de este trabajo era la de responder a una pregunta clara: ¿está asociada la inoculación de la vacuna COVID con ARN mensajero con el riesgo de padecer miocarditis? Y leemos:

> «Tras la evaluación de los análisis realizados, en el estudio de cohorte de 23,1 millones de residentes de cuatro países nórdicos, el riesgo de miocarditis después de la primera y de la segunda dosis de las vacunas de ARNm contra el SARS-COV-2 fue más alto en hombres jóvenes de dieciséis a veinticuatro años después de la segunda dosis».

Se identificaron mil setenta y siete incidentes de miocarditis y mil ciento cuarenta y nueve incidentes de pericarditis tan solo en el periodo de veintiocho días posteriores a la inoculación.

El estudio apunta que el riesgo de padecer del corazón se acentúa tras la segunda dosis. El doctor Doug Corrigan, al respecto de estos datos, indicó que «de ellos se desprende que el riesgo entre los hombres entre dieciséis y veinticuatro años aumenta cinco veces tras la vacuna Pfizer y catorce veces después de la de Moderna en comparación con los no vacunados».

La vacunación en niños ha resultado aún más ilógica teniendo en cuenta todos los datos conocidos y las consideraciones que resultan obligatorias a la hora de administrar una vacuna. Partiendo del hecho de que, en este segmento de la población, la enfermedad no ha pasado de presentar un carácter leve. Hasta la propia OMS, pese a su discurso, ya el 15 de junio de 2021 llegaba a admitir que «se necesita más evidencia para el uso de las diferentes vacunas contra el COVID en niños para poder hacer recomendaciones generales».

Más claro que la OMS lo dijo, el 19 de julio de 2021, el Comité Conjunto de Vacunación e Inmunización del Gobierno del Reino Unido: «No aconsejamos actualmente la vacunación universal rutinaria de menores de dieciocho años. Los beneficios para la salud en esta población son pequeños, y los beneficios para la población en general, muy dudosos».

Con todo, si usted tiene preguntas relacionadas con los datos de las vacunas COVID-19, puede ponerse en contacto directamente con la

OMS en el correo electrónico que le dejo aquí: rdblueprint@who.int. Qué menos.

En el caso de Estados Unidos, contamos con los datos VAERS (*Vaccine Adverse Event Reporting System*). Se trata de un sistema de advertencia temprana mediante el que se monitorean eventos adversos ocurridos tras la vacunación. Pero no ha sido a través de ese organismo, sino a través de una orden judicial, como hemos logrado acceder a la lista conocida de efectos adversos que reconoce la propia corporación Pfizer.

Mark T. Pittman, juez de distrito de los Estados Unidos, ordenó en enero de 2022 a la Administración de Alimentos y Medicamentos la entrega de la información sobre la vacuna COVID de la multinacional Pfizer. Fue la asociación de Profesionales de la Salud Pública y de la Medicina por la Transparencia la que tuvo que interponer una demanda ante la negativa de los organismos oficiales a la hora de suministrar tan sensible información. El volumen de lo que se ordena publicar contiene diez mil documentos y engrosa un dosier de cuatrocientas cincuenta mil páginas.

A raíz de esta decisión judicial, hemos conocido registros de eventos adversos asociados a la vacuna en el plazo que va desde el 1 de diciembre de 2020 hasta el 28 de febrero de 2021. En estos tres meses se registraron cuarenta y dos mil ochenta y seis eventos adversos, de los cuales mil doscientos veintitrés finalizaron en muerte. Se incluye en estos datos información de sesenta países, entre ellos España, Estados Unidos, Reino Unido, Italia, Alemania, Francia y Portugal.

Actualicemos datos oficiales —verificados por la Agencia Europea de Medicamentos (EMA)— de los efectos adversos notificados, a día 4 de junio de 2022: 5 704 371 efectos adversos (4 416 778 en Europa, 1 287 593 en EE. UU.) y 73 848 muertes (45 316 en Europa, 28 532 en EE. UU.).

EudraVigilance - European database of suspected adverse drug reaction reports

EUROPEAN MEDICINES AGENCY
SCIENCE MEDICINES HEALTH

Last Update: Jun 04, 2022	Reported Cases	Fatalities	% fatalities to cases	All Multiple Symptoms	Serious injuries	% serious to ALL
Pfizer-BioNTech	971 864	21 333	2,20%	2 244 030	971 899	43,31%
Oxford/AstraZeneca	493 367	9 033	1,83%	1 280 160	644 454	50,34%
Moderna	300 012	12 010	4,00%	732 849	311 111	42,45%
Janssen	61 338	2 940	4,79%	156 991	64 844	41,30%
Novavax	1 001	0	0,00%	2 748	632	23,00%
Total:	1 827 582	45 316	2,48%	4 416 778	1 992 940	45,12%

Datos actualizados a 9 de julio de 2022

A continuación expongo los efectos adversos reportados por vacunas a EudraVigilance (los que no se han notificado o han sido diagnosticados como efectos de otras causas, obviamente, no están aquí contabilizados. Solo aparecen números oficiales).

También le reproduzco el enlace con el siguiente código QR para que usted pueda ir actualizando los datos. Ya le digo que cambian con mucha rapidez:

VACUNA COVID-19 ARNM PFIZER-BIONTECH (TOZINAMERAN)
1 043 308 CASOS ADVERSOS REPORTADOS.

The number of individual cases identified in EudraVigilance for **TOZINAMERAN** is **1,043,308** (up to 09/07/2022)

Number of individual cases by Age Group

Age Group	Cases	%
Not Specified	56,157	5.4%
0-1 Month	342	0.0%
2 Months - 2 Years	638	0.1%
3-11 Years	4,162	0.4%
12-17 Years	27,806	2.7%
18-64 Years	796,656	76.4%
65-85 Years	133,073	12.8%
More than 85 Years	24,474	2.3%
Total	**1,043,308**	**100.0%**

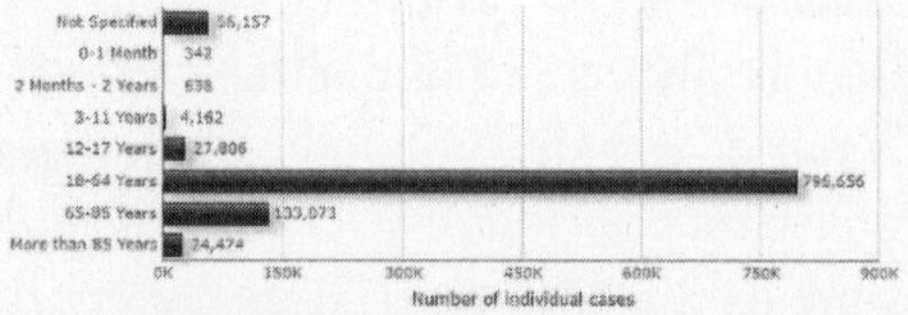

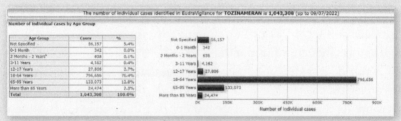

Un mes después de la fecha de cierre de estos gráficos, se habían sumado 71 444 personas más que habían reportado efectos adversos tras la inoculación.

VACUNA COVID-19 ARNM MODERNA
312 013 CASOS ADVERSOS REPORTADOS.

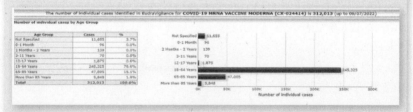

The number of individual cases identified in EudraVigilance for **COVID-19 MRNA VACCINE MODERNA (CX-024414)** is **312,013** (up to 09/07/2022)

Number of individual cases by Age Group

Age Group	Cases	%
Not Specified	11,655	3.7%
0-1 Month	96	0.0%
2 Months - 2 Years	139	0.0%
3-11 Years	70	0.0%
12-17 Years	1,875	0.6%
18-64 Years	245,325	78.6%
65-85 Years	47,095	15.1%
More than 85 Years	5,848	1.9%
Total	**312,013**	**100.0%**

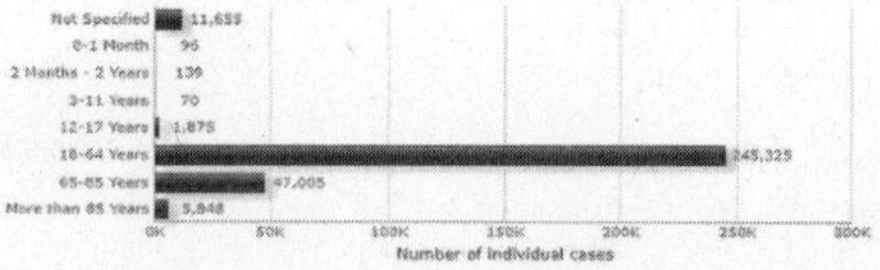

Un mes después de la fecha de cierre de estos gráficos, ya se habían sumado 12 001 personas que habían reportado efectos adversos tras la inoculación.

Vacuna covid-19 ASTRAZENECA

506 221 efectos adversos reportados.

The number of individual cases identified in EudraVigilance for **COVID-19 VACCINE ASTRAZENECA (CHADOX1 NCOV-19)** is **506,221** (up to 09/07/2022)

Number of individual cases by Age Group

Age Group	Cases	%
Not Specified	33,084	6.5%
0-1 Month	302	0.1%
2 Months - 2 Years	343	0.1%
3-11 Years	285	0.1%
12-17 Years	304	0.1%
18-64 Years	394,315	77.9%
65-85 Years	74,476	14.7%
More than 85 Years	3,112	0.6%
Total	**506,221**	**100.0%**

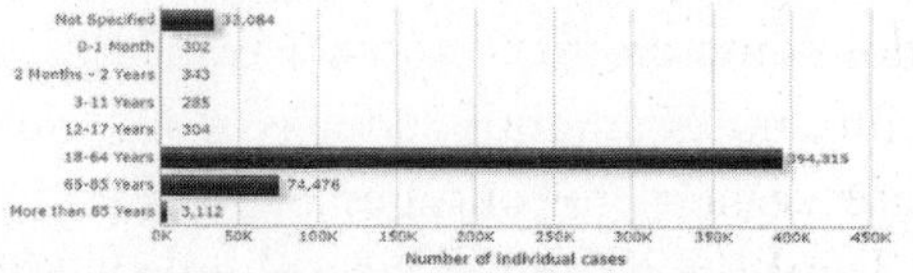

Un mes después de la fecha de cierre de estos gráficos, ya se habían sumado 12 854 personas más que habían reportado efectos adversos tras la inoculación.

Vacuna covid-19 JANSSEN

65 669 efectos adversos reportados.

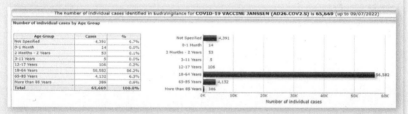

The number of individual cases identified in EudraVigilance for **COVID-19 VACCINE JANSSEN (AD26.COV2.S)** is **65,669** (up to 09/07/2022)

Number of individual cases by Age Group

Age Group	Cases	%
Not Specified	4,391	6.7%
0-1 Month	14	0.0%
2 Months - 2 Years	53	0.1%
3-11 Years	5	0.0%
12-17 Years	106	0.2%
18-64 Years	56,582	86.2%
65-85 Years	4,132	6.3%
More than 85 Years	386	0.6%
Total	**65,669**	**100.0%**

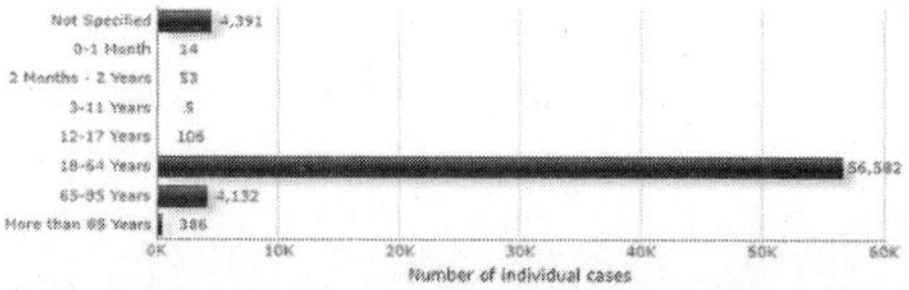

Un mes depués de la fecha de cierre de estos gráficos, ya se habían sumado 4 331 personas más que habían reportado efectos adversos tras la inoculación.

Vacuna covid-19 NOVAMAX

1117 efectos adversos reportados.

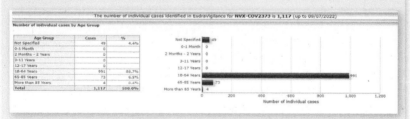

The number of individual cases identified in EudraVigilance for **NVX-COV2373** is **1,117** (up to 09/07/2022)

Number of individual cases by Age Group

Age Group	Cases	%
Not Specified	49	4.4%
0-1 Month	0	
2 Months - 2 Years	0	
3-11 Years	0	
12-17 Years	0	
18-64 Years	991	88.7%
65-85 Years	73	6.5%
More than 85 Years	4	0.4%
Total	**1,117**	**100.0%**

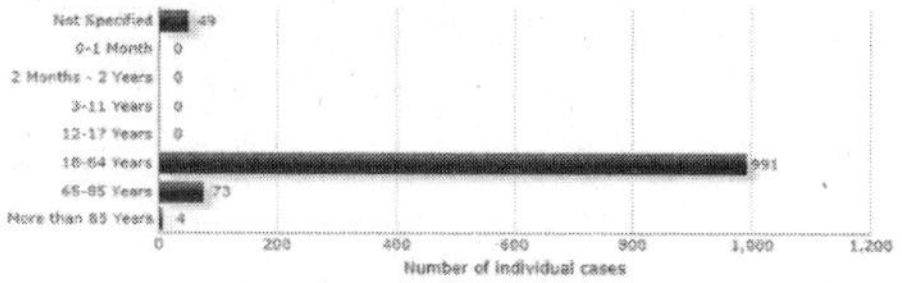

Un mes depués de la fecha de cierre de estos gráficos, ya se habían sumado 116 personas más que habían reportado efectos adversos tras la inoculación.

El total de efectos adversos acumulados en un mes entre las vacunas de ARNm Pfizer-BioNtech (71 444), ARNm Moderna (12 001), Astrazeneca (12 854), Janssen (4331) y Novamax (116) ascendió a 100 746 personas más. Y, en la actualidad, las cifras aún siguen creciendo.

Otro de los mantras obsesivos es el de que morir tras la vacuna no implica morir por la vacuna. Pero, frente a esa etiqueta de pensamiento, el dato real indica que un cuarto de las muertes se producen en las cuarenta y ocho horas siguientes a la inoculación y hasta un 40 % de los fallecidos comienzan a padecer los síntomas que acarrea la dolencia que les conduce a la muerte antes de las cuarenta y ocho horas posteriores a la vacunación.

Se estima, además, que el VAERS solo reporta una mínima parte de los sucesos —el 1 % según algunas fuentes—, con lo que las cifras reales han de ser muy superiores a las admitidas oficialmente.

Tampoco ofrece mucha discusión la comparación de muertes ocurridas tras la vacunación durante el primer semestre de 2021 con las muertes ocurridas por el mismo motivo en los treinta años anteriores. En seis meses, el número de fallecidos supera a la suma de las tres décadas anteriores.

Cada día conocemos más datos, todos oficiales, la mayoría de ellos surgidos de la publicación de las propias compañías implicadas. Así, a finales de abril de 2022 hemos conocido la comunicación que la empresa BioNTech ha dirigido a sus accionistas. Este documento nos brinda interesantes afirmaciones.

Aclaremos antes que BioNTech es una empresa alemana de biotecnología dedicada al desarrollo y la elaboración de inmunoterapias activas. Es la corporación que ha colaborado con la farmacéutica estadounidense Pfizer para desarrollar una vacuna COVID, que han denominado Comirnaty y que se basa en la tecnología de ARN mensajero.

Este nuevo modelo experimental de vacunas opera de distinta forma a la vacuna tradicional, mediante la cual se introducen gérmenes atenuados causantes de la enfermedad de la que hay que protegerse y esto provocaría una respuesta inmune por parte del cuerpo. Las vacunas ARNm, por el contrario, se supone que envían instrucciones genéticas para producir una sola parte del virus. En el caso del SARS-CoV-2, coronavirus de tipo 2 al que se atribuye la enfermedad que desencadena la pandemia de COVID-19, la parte del virus que producen nuestras células gracias a las instrucciones de ARNm que contienen las vacunas es la llamada proteína *spike*, de la que tanto hemos hablado en el apartado de las evidencias de manipulación genética. Supuestamente, este trabajo genético artificial llevaría al cuerpo a producir anticuerpos específicos que bloquearían las células con la proteína en cuestión y se impediría que estas se infectaran.

En palabras textuales de Deborah Fuller, vacunóloga y profesora de Microbiología de la Facultad de Medicina de la Universidad de Washington: «Insertamos un código genético de esa proteína directamente en tus células y tú te conviertes en la fábrica que elabora su propia vacuna».

Pues bien, el documento que dirigen a sus accionistas y que hemos conocido en abril fue presentado por BioNTech el 30 de marzo ante la Comisión de Bolsa y Valores de Estados Unidos. Y en él se realizan las siguientes manifestaciones:

— 1. «Es posible que no podamos demostrar suficiente eficacia o seguridad de nuestra vacuna COVID-19 y/o formulaciones específicas de variantes para obtener la aprobación regulatoria permanente en los Estados Unidos, el Reino Unido, la Unión Europea u otros países donde ha sido autorizada para uso de emergencia».

— 2. «Pueden ocurrir eventos adversos significativos durante nuestros ensayos clínicos o incluso después de recibir la aprobación regulatoria o la aceptación en el mercado de cualquiera de nuestros productos candidatos».

— 3. «El desarrollo de fármacos de ARNm tiene importantes riesgos regulatorios y de desarrollo clínico».

— 4. «Nuestros ingresos futuros de las ventas de nuestra vacuna COVID-19 dependen del alcance de la propagación de la infección por COVID-19».

— 5. «La durabilidad de la respuesta inmune generada por nuestra vacuna aún no se ha demostrado en ensayos clínicos».

— 6. «Nuestros ingresos futuros dependerán del perfil de seguridad de nuestra vacuna, incluso si se identifican efectos adversos previamente desconocidos o una mayor incidencia o gravedad de los conocidos».

— 7. «Nuestra vacuna es sensible a la temperatura, a las condiciones de envío y almacenamiento, y podría estar sujeta a riesgo de pérdida o daño».

— 8. «El descubrimiento posterior de problemas previamente desconocidos con un producto podría afectar negativamente a las ventas comerciales».

Llama la atención, sobre todas las declaraciones, que se reconozca de manera abierta que desconocen la eficacia y la seguridad de la vacuna. La preocupación por que no se lleguen a conocer los efectos adversos graves evidencia que dependen de ello para que los resultados económicos sean los deseados.

Este uso del lenguaje en el que predominan el subjuntivo o el condicional y que señala hacia una clara falta de certezas no ha de sorprendernos. En el documento que Pfizer presentó el 20 de noviembre de 2020 ante la Administración de Alimentos y Medicamentos (FDA) de EE. UU. ya se empleaban las siguientes expresiones:

— «La vacuna puede ser efectiva».
— «Es razonable creer que es eficaz».
— «La eficacia quedaría bajo investigación adicional».
— «No es posible evaluar la duración de la protección por más de dos meses».
— «Efectividad en población de alto riesgo: no es posible evaluar».
— «No es posible evaluar la eficacia a largo plazo».
— «Eficacia contra la mortalidad: se necesita mayor número de individuos de alto riesgo para evaluarla».
— «Eficacia contra la mortalidad: debe evaluarse tras la vacunación».
— «Riesgos conocidos graves: en el grupo de los más jóvenes, menores de 55 años, 4,6 %».
— «Riesgos desconocidos: no hay datos suficientes».

A pesar de esta base de desconocimiento de los efectos adversos y de la eficacia real de lo que se pretendía inocular, la empresa farmacéutica obtuvo, en efecto, el 11 de diciembre de 2020, la autorización de su uso de emergencia, siguiendo las indicaciones del Comité

A la derecha y en páginas siguientes, las nueve páginas del anexo con la «lista de eventos adversos de especial interés», en la que se enumeran 1291 tipos de efectos adversos ocurridos tras la vacunación.

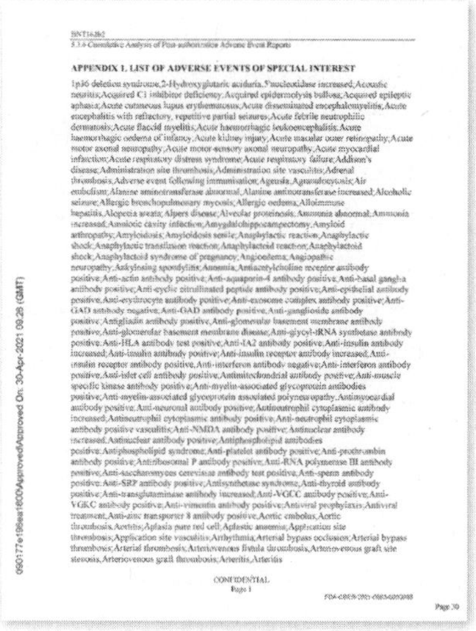

APPENDIX 1. LIST OF ADVERSE EVENTS OF SPECIAL INTEREST

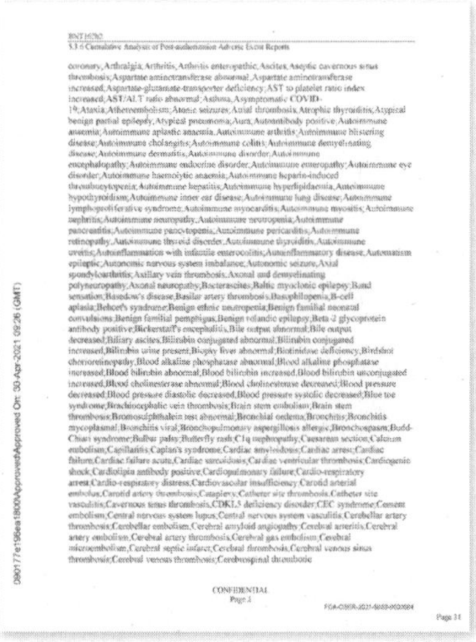

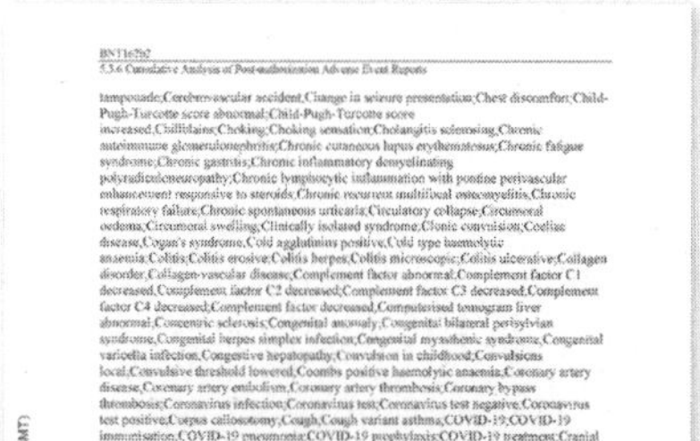

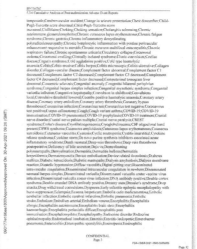

Asesor de Vacunas y Productos Biológicos Relacionados de la mencionada FDA.

Pero voy más allá. Posteriormente a esa autorización, pero antes de que se hubiese realizado la primera inoculación, Pfizer envió a la FDA un documento confidencial de treinta y ocho páginas que hablan de los efectos adversos de su vacuna, de las cuales nueve, con escasos espacios y pocos interlineados, detallan todos los efectos que ya habían sido confirmados. Aquí se las muestro porque son absolutamente escandalosas. Sobre todo, porque ni los médicos tuvieron acceso a ellas.

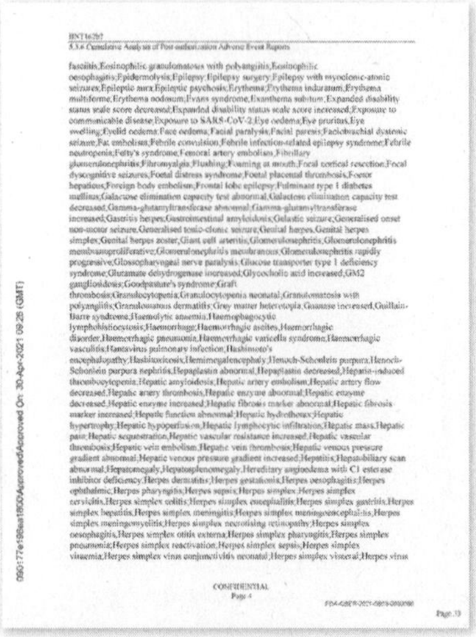
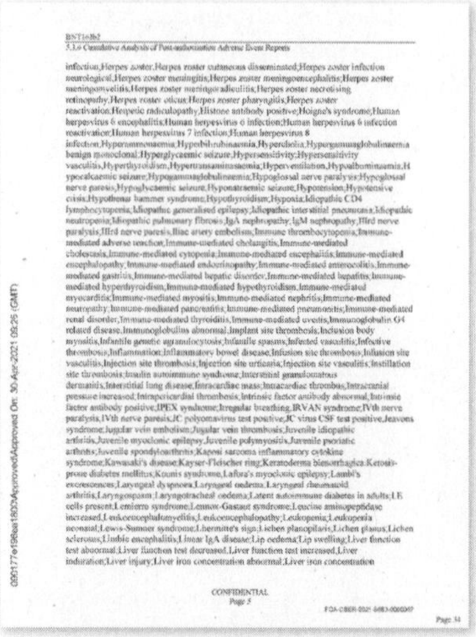
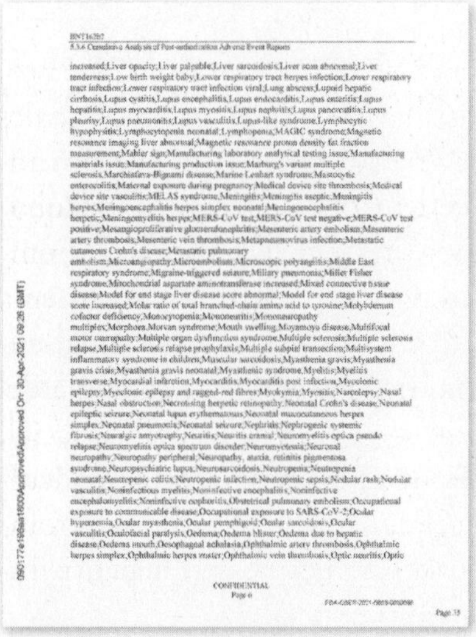
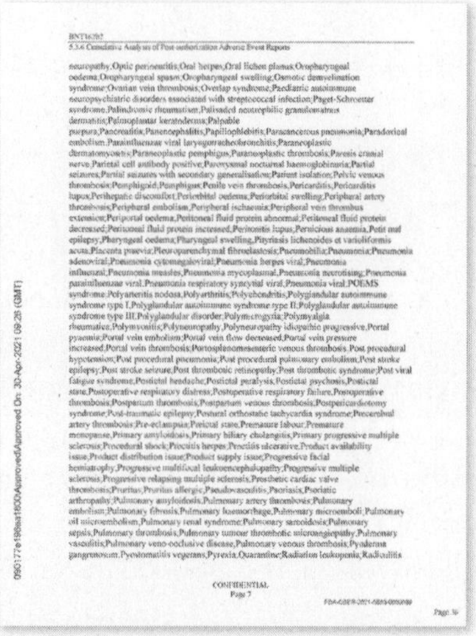

Hay que recordar que, mientras los documentos oficiales admitían este desconocimiento absoluto de los efectos adversos y de la eficacia de lo inoculado, el discurso mediático dictado desde la oficialidad hablaba de «inmunización». De esto habrá que ocuparse en otro capítulo.

En otro informe de la propia Pfizer, filtrado a principios de marzo de 2022, de 38 páginas, el epígrafe titulado «Análisis acumulado de eventos adversos posteriores a la autorización recibidos hasta el 28 de febrero de 2021» incorpora un anexo de «lista de eventos adversos de especial interés» en el que se enumeran 1291 tipos de efectos

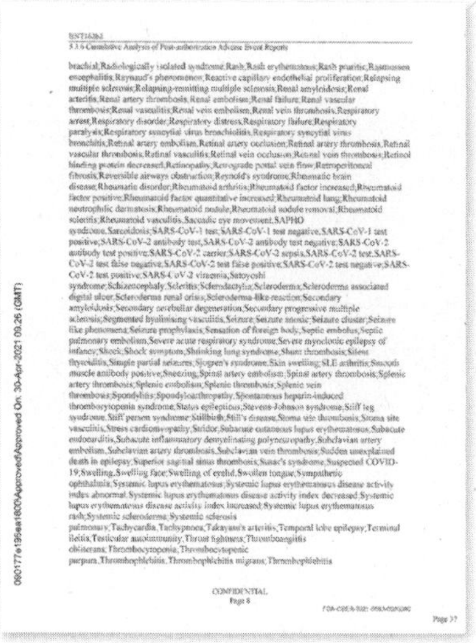

BNT162b2
5.3.6 Cumulative Analysis of Post-authorization Adverse Event Reports

brachial;Radiologically isolated syndrome;Rash;Rash erythematous;Rash pruritic;Rasmussen encephalitis;Raynaud's phenomenon;Reactive capillary endothelial proliferation;Relapsing multiple sclerosis;Relapsing-remitting multiple sclerosis;Renal amyloidosis;Renal arteritis;Renal artery thrombosis;Renal embolism;Renal failure;Renal vascular thrombosis;Renal vasculitis;Renal vein embolism;Renal vein thrombosis;Respiratory arrest;Respiratory disorder;Respiratory distress;Respiratory failure;Respiratory paralysis;Respiratory syncytial virus bronchiolitis;Respiratory syncytial virus bronchitis;Retinal artery embolism;Retinal artery occlusion;Retinal artery thrombosis;Retinal vascular thrombosis;Retinal vasculitis;Retinal vein occlusion;Retinal vein thrombosis;Retinol binding protein decreased;Retinopathy;Retrograde portal vein flow;Retroperitoneal fibrosis;Reversible airways obstruction;Reynold's syndrome;Rheumatic brain disease;Rheumatic disorder;Rheumatoid arthritis;Rheumatoid factor increased;Rheumatoid factor positive;Rheumatoid factor quantitative increased;Rheumatoid lung;Rheumatoid neutrophilic dermatosis;Rheumatoid nodule;Rheumatoid nodule removal;Rheumatoid scleritis;Rheumatoid vasculitis;Saccadic eye movement;SAPHO syndrome;Sarcoidosis;SARS-CoV-1 test;SARS-CoV-1 test negative;SARS-CoV-1 test positive;SARS-CoV-2 antibody test;SARS-CoV-2 antibody test negative;SARS-CoV-2 antibody test positive;SARS-CoV-2 carrier;SARS-CoV-2 sepsis;SARS-CoV-2 test;SARS-CoV-2 test false negative;SARS-CoV-2 test false positive;SARS-CoV-2 test negative;SARS-CoV-2 test positive;SARS-CoV-2 viraemia;Satoyoshi syndrome;Schizencephaly;Scleritis;Sclerodactylia;Scleroderma;Scleroderma associated digital ulcer;Scleroderma renal crisis;Scleroderma-like reaction;Secondary amyloidosis;Secondary cerebellar degeneration;Secondary progressive multiple sclerosis;Segmented hyalinising vasculitis;Seizure;Seizure anoxic;Seizure cluster;Seizure like phenomena;Seizure prophylaxis;Sensation of foreign body;Septic embolus;Septic pulmonary embolism;Severe acute respiratory syndrome;Severe myoclonic epilepsy of infancy;Shock;Shock symptom;Shrinking lung syndrome;Shunt thrombosis;Silent thyroiditis;Simple partial seizures;Sjogren's syndrome;Skin swelling;SLE arthritis;Smooth muscle antibody positive;Sneezing;Spinal artery embolism;Spinal artery thrombosis;Splenic artery thrombosis;Splenic embolism;Splenic thrombosis;Splenic vein thrombosis;Spondylitis;Spondyloarthropathy;Spontaneous heparin-induced thrombocytopenia syndrome;Status epilepticus;Stevens-Johnson syndrome;Stiff leg syndrome;Stiff person syndrome;Stillbirth;Still's disease;Stoma site thrombosis;Stoma site vasculitis;Stress cardiomyopathy;Stridor;Subacute cutaneous lupus erythematosus;Subacute endocarditis;Subacute inflammatory demyelinating polyneuropathy;Subclavian artery embolism;Subclavian artery thrombosis;Subclavian vein thrombosis;Sudden unexplained death in epilepsy;Superior sagittal sinus thrombosis;Susac's syndrome;Suspected COVID-19;Swelling;Swelling face;Swelling of eyelid;Swollen tongue;Sympathetic ophthalmia;Systemic lupus erythematosus;Systemic lupus erythematosus disease activity index abnormal;Systemic lupus erythematosus disease activity index decreased;Systemic lupus erythematosus disease activity index increased;Systemic lupus erythematosus rash;Systemic scleroderma;Systemic sclerosis pulmonary;Tachycardia;Tachypnoea;Takayasu's arteritis;Temporal lobe epilepsy;Terminal ileitis;Testicular autoimmunity;Throat tightness;Thromboangiitis obliterans;Thrombocytopenia;Thrombocytopenic purpura;Thrombophlebitis;Thrombophlebitis migrans;Thrombophlebitis

CONFIDENTIAL
Page 8

090177e195ea1800\Approved\Approved On: 30-Apr-2021 09:26 (GMT)

Page 37

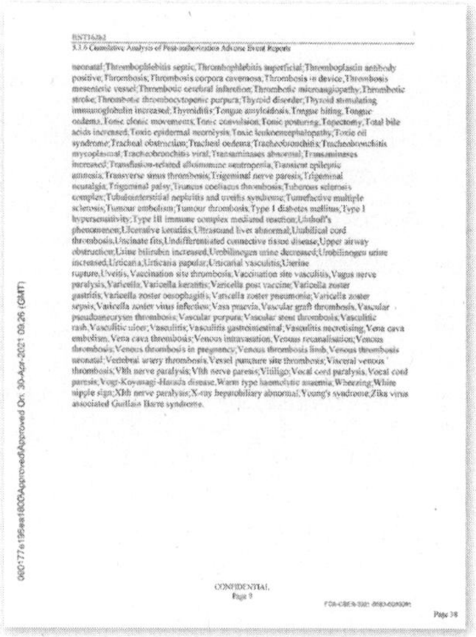

BNT162b2
5.3.6 Cumulative Analysis of Post-authorization Adverse Event Reports

neonatal;Thrombophlebitis septic;Thrombophlebitis superficial;Thromboplastin antibody positive;Thrombosis;Thrombosis corpora cavernosa;Thrombosis in device;Thrombosis mesenteric vessel;Thrombotic cerebral infarction;Thrombotic microangiopathy;Thrombotic stroke;Thrombotic thrombocytopenic purpura;Thyroid disorder;Thyroid stimulating immunoglobulin increased;Thyroiditis;Tongue amyloidosis;Tongue biting;Tongue oedema;Tonic clonic movements;Tonic convulsion;Tonic posturing;Topectomy;Total bile acids increased;Toxic epidermal necrolysis;Toxic leukoencephalopathy;Toxic oil syndrome;Tracheal obstruction;Tracheal oedema;Tracheobronchitis;Tracheobronchitis mycoplasmal;Tracheobronchitis viral;Transaminases abnormal;Transaminases increased;Transfusion-related alloimmune neutropenia;Transient epileptic amnesia;Transverse sinus thrombosis;Trigeminal nerve paresis;Trigeminal neuralgia;Trigeminal palsy;Truncus coeliacus thrombosis;Tuberous sclerosis complex;Tubulointerstitial nephritis and uveitis syndrome;Tumefactive multiple sclerosis;Tumour embolism;Tumour thrombosis;Type 1 diabetes mellitus;Type I hypersensitivity;Type III immune complex mediated reaction;Uhthoff's phenomenon;Ulcerative keratitis;Ultrasound liver abnormal;Umbilical cord thrombosis;Uncinate fits;Undifferentiated connective tissue disease;Upper airway obstruction;Urine bilirubin increased;Urobilinogen urine decreased;Urobilinogen urine increased;Urticaria;Urticaria papular;Urticarial vasculitis;Uterine rupture;Uveitis;Vaccination site thrombosis;Vaccination site vasculitis;Vagus nerve paralysis;Varicella;Varicella keratitis;Varicella post vaccine;Varicella zoster gastritis;Varicella zoster oesophagitis;Varicella zoster pneumonia;Varicella zoster sepsis;Varicella zoster virus infection;Vasa praevia;Vascular graft thrombosis;Vascular pseudoaneurysm thrombosis;Vascular purpura;Vascular stent thrombosis;Vasculitic rash;Vasculitic ulcer;Vasculitis;Vasculitis gastrointestinal;Vasculitis necrotising;Vena cava embolism;Vena cava thrombosis;Venous intravasation;Venous recanalisation;Venous thrombosis;Venous thrombosis in pregnancy;Venous thrombosis limb;Venous thrombosis neonatal;Vertebral artery thrombosis;Vessel puncture site thrombosis;Visceral venous thrombosis;VIth nerve paralysis;VIth nerve paresis;Vitiligo;Vocal cord paralysis;Vocal cord paresis;Vogt-Koyanagi-Harada disease;Warm type haemolytic anaemia;Wheezing;White nipple sign;XIth nerve paralysis;X-ray hepatobiliary abnormal;Young's syndrome;Zika virus associated Guillain Barre syndrome.

CONFIDENTIAL
Page 9

090177e195ea1800\Approved\Approved On: 30-Apr-2021 09:26 (GMT)

Page 38

adversos ocurridos tras la vacunación. No hablamos de 1291 casos, sino de 1291 tipos de dolencias distintas. Aquí se incluyen males como la lesión renal aguda, la mielitis flácida aguda, anticuerpos antiespermatozoides positivos, embolia del tronco encefálico, trombosis del tronco encefálico, paro cardíaco, insuficiencia cardíaca, trombosis ventricular cardíaca, *shock* cardiogénico, vasculitis del sistema nervioso central, muerte neonatal, trombosis venosa profunda, encefalitis del tronco encefálico, encefalitis hemorrágica, epilepsia del lóbulo frontal, espuma en la boca, psicosis epiléptica, parálisis facial, síndrome de sufrimiento fetal, amiloidosis gastrointestinal, convulsión tónico-clónica generalizada, encefalopatía de Hashimoto, trombosis vascular hepática, reactivación del herpes zóster, hepatitis inmunomediada, enfermedad pulmonar intersticial...

En la misma línea, se filtró a la web projectveritas.com en abril de 2022 una conversación del CEO de AstraZeneca, Pascal Soriot, mantenida por Zoom en 2020 y en la que afirma que «si tienes una enfermedad inmunológica o alguna otra condición inmunológica, no puedes ser vacunado. Millones de personas en el mundo necesitarán una protección que no puede venir de una vacuna». A pesar de contar con esta información, en un aviso sanitario del 16 de marzo de 2022, la OMS se reafirmó en su postura de que la vacuna AstraZeneca era segura para las personas inmunodeprimidas.

También a principios de abril, el día 1, los Centros para el Control y la Prevención de Enfermedades de EE. UU. confirmaron, en un informe más, el riesgo existente de complicaciones cardíacas persistentes tras recibir la vacuna ARN mensajero, concretamente de miocarditis y pericarditis. Se hallaron casos de síndrome inflamatorio multisistémico. El riesgo de estas afecciones cardíacas, se aseguró, aumentaba entre una y tres semanas después de la vacunación.

La propia directora de los CDC, Rochelle Walensky, en febrero de 2022, en la Facultad de Medicina de la Universidad de Washington en San Luis (Misuri), al ser preguntada por las vacunas COVID, respondió lo siguiente: «Quizá tuvimos muy poca precaución y demasiado optimismo por algunas cosas buenas que se nos presentaron».

Todo esto contrasta con el mensaje, repetido hasta la saciedad en principio, de que las vacunas tenían «una efectividad del 95 por ciento».

Respecto a la tecnología en sí de las vacunas ARNm, también disponemos de reacciones y de declaraciones que hacen tambalearse todo el discurso con el que desde hace dos años tratan de convencernos.

El jueves 10 de marzo de 2022, el director ejecutivo de Pfizer, Albert Bourla, en un programa especial de *The Washington Post Live*, reconoció que en su empresa tan solo llevaban dos años trabajando en ese nuevo modo de hacer vacunas:

> «El ARNm era una tecnología con la que, hasta entonces, no habíamos entregado ni un producto. Optar por ella fue contrario a la intuición, y me sorprendió cuando me dijeron que ese era el camino que seguir. Yo lo cuestioné, pero me convencieron. El objetivo final es el de las revacunaciones anuales».

Este rosario de nuevas informaciones que vamos conociendo, algunas de ellas por orden judicial, como ya hemos visto, y a pesar de la intención inicial de mantener esos datos fuera del conocimiento general, conduce a conclusiones como las del epidemiólogo y cardiólogo Peter McCullough, que el 8 de abril de 2022 intervino en un simposio sobre el COVID en Bahamas y declaró que «la vacuna contra el coronavirus ha matado ya a más estadounidenses que algunas guerras». El simposio estaba organizado por Optimist, una organización de médicos y otros profesionales de la salud que trabaja para que la vacunación no sea la única estrategia que seguir frente al COVID.

> «La narrativa oficial de la pandemia está desmoronándose por completo. Esto incluye declaraciones falsas sobre la propagación asintomática, la confianza en los encierros y las mascarillas, que obviamente no funcionaron; la supresión del tratamiento temprano y la promoción masiva de vacunas que fallaron. Las vacunas deberían retirarse del mercado. Claramente, no están resolviendo el problema. Están en fase de investigación aún. No son seguras ni efectivas».

Hay una distancia abismal entre el apoyo institucional a las actuales vacunas, aún en fase de elaboración y sin haber recibido la aprobación, solo admitidas como un procedimiento de emergencia, y la información que proporcionan desde las propias empresas farmacéuticas, que evidencia que las ponían en duda desde el primer momento, tanto por su eficacia como por sus efectos adversos.

Hemos asistido a una lucha de miedos; por un lado, el miedo a la pandemia, un horror fomentado a tiempo completo desde los medios de comunicación, al dictado de la información oficial impuesta por las instituciones; por otro, el miedo a los efectos de una vacuna experimental. El mismo tesón empleado desde la oficialidad para alimentar el pánico se ha puesto en juego para evitar hablar de los efectos adversos de las inoculaciones.

Esta estrategia la hemos observado en todos los países, siguiendo una orden global, conjunta y orquestada. En España, no obstante, la dureza del mensaje en pos, aparentemente, de mantener a la población asustada ha cobrado dimensiones extraordinarias.

Es algo ya admitido. Por ejemplo, por el psicólogo Gavin Morgan, del Scientific Pandemic Influenza Group on Behaviour (Grupo Científico de Comportamiento sobre la Influenza Pandémica), un subcomité del Grupo Asesor Científico para Emergencias del Reino Unido. Morgan, ya en mayo de 2021, reconoció que desde el Gobierno se ha usado el miedo como estrategia, como medio de control:

> «Usar el miedo huele a totalitarismo. No es una postura ética para ningún Gobierno moderno. Hubo discusiones sobre la necesidad del miedo para fomentar el cumplimiento, y se tomaron decisiones

sobre cómo aumentar el miedo de la población. La forma en que lo hemos fomentado es distópica».

En estas condiciones, las vacunas experimentales se comercializaron a toda prisa, ofrecidas como el salutífero, económico y eficaz bálsamo de Fierabrás cervantino que todo lo solucionaría. Un remedio casi mágico. Y esto pese a que no fueron aprobadas, sino que tan solo recibieron una autorización para su uso de emergencia. Las pruebas se realizaron entre participantes que no tuvieran anticuerpos (aplicaron las terapias a gente sana) y sin que tuvieran presencia personas pertenecientes a grupos de riesgo, bien fuera por edad, por inmunodeficiencias o por comorbilidades.

La sensación que todo esto generó fue que, en la carrera comercial por hacerse con una cuota de mercado de vacunas, con esos suculentos contratos milmillonarios, no quedaba mucho espacio para la seguridad sanitaria. Y todo para una enfermedad cuya letalidad nunca ha sido mayor que la de la gripe.

Frente al río de aseveraciones oficiales, de corriente rápida pero de contenido muy cambiante, otras voces han advertido desde el principio de la necesidad de ser prudentes, si bien ese llamado no ha encontrado eco en los medios convencionales.

En un documento firmado en marzo de 2021 por cincuenta y nueve médicos y treinta y cinco biólogos, pertenecientes a los grupos Médicos por la Verdad y Biólogos por la Verdad, ya se hablaba de notificaciones de muertes y demás efectos adversos registrados por diversas agencias del medicamento de distintos países. Y pedían el «cese inmediato de las campañas de vacunación destinadas a implementar productos génicos en la población sana, con la excusa del virus SARS-CoV-2». Sostenían que los riesgos no eran asumibles:

> «Consideramos una absoluta barbaridad la experimentación con productos génicos en la población sana, ya que supone un ataque directo al código deontológico de nuestra profesión, la cual se fundamenta en la preservación de la salud y la vida».

En las conclusiones de este trabajo, después de analizar los diferentes tipos de sustancias que se estaban inoculando bajo la etiqueta de «vacuna», estos médicos y biólogos sostienen, entre otras cosas, que todos los tipos de vacuna pueden producir VED («enfermedad aumentada por vacuna» o *vaccine enhanced disease*). Que las vacunas de ARN mensajero nunca se han experimentado con población humana de manera generalizada.

Recuerdan que se encuentran en la fase experimental, que su aprobación está condicionada para uso de emergencia; que en las fases de prueba se ha descartado a los voluntarios con anticuerpos COVID-19, que se han llevado a cabo principalmente con individuos jóvenes y sanos mientras que el número de personas mayores de 65 años, con patologías o polimedicadas ha sido insuficiente. Ellos sí se han percatado, y así lo recalcan, de que los estudios de las propias empresas farmacéuticas advierten que las vacunas no garantizan que vayan a evitar la transmisión, como tampoco saben si protegerán de nuevas variantes víricas ni cuánto durará la protección.

No existe evidencia, añaden, de que no puedan producir trombosis y trombocitopenia, y previenen de una serie de efectos adversos como patología neurológica y parálisis, enfermedades autoinmunes como esclerosis múltiple y diabetes, esterilidad femenina y abortos, esterilidad masculina, inmunodeficiencia, cáncer —especialmente, leucemias y linfomas—, esquizofrenia y trastornos del comportamiento, demencia y ELA y alteraciones genéticas por silenciamiento génico.

NO TODOS LOS VIALES CONTIENEN LA MISMA SUSTANCIA

Insisto en que no es necesario salirse de la senda marcada por los documentos oficiales para poner en cuestión todo el relato que estamos recibiendo. Los investigadores Craig Paardekooper y Alexandra Latypova dieron a conocer en enero de 2022 el estudio que efectuaron basándose en las reacciones adversas provocadas por las vacunas, siempre con datos oficiales del VAERS. En sus trabajos, Latypova y Paardekooper concluyen específicamente que es posible asociar el número de muertes y discapacidades asociadas a cada lote vacunal. No están inyectando, por lo tanto, la misma sustancia a cada persona.

De entrada, el estudio revela que un cinco por ciento de los lotes de cada marca es responsable del noventa y cinco por ciento de las muertes y lesiones. Esto indica una toxicidad relativa de un lote en comparación con otro, y es que algunos lotes muestran una variación de entre mil y cinco mil veces más de toxicidad. No en vano, ellos han empleado la significativa expresión de *la lotería de las vacunas*.

Confieso que el resultado de la investigación que llevaron a cabo Latypova y Paardekooper me quitó el sueño. Básicamente, lo que ambos investigadores han hecho ha sido cruzar los datos de efectos adversos que aparecen en el Sistema de Notificación de Reacciones Adversas a las Vacunas (VAERS), que actualizan los hospitales y los particulares tras suministrar las vacunas, con los números de lote de esas mismas vacunas.

En su investigación se puede comprobar claramente que los efectos adversos de algunos lotes son reiterativos y que, en algunos casos, pueden considerarse letales, por el número de muertos que se han producido o los efectos adversos graves que se han reportado entre los vacunados. Así, si mira usted la vacuna que le han inoculado y el número de lote, puede conocer también los efectos adversos que ha causado la misma sustancia que le han inyectado a usted a otros vacunados.

Otro dato importante que considerar según Latypova es que, para inocular las vacunas, no han tenido en cuenta el ratio hombres/mujeres, sino que las inyectaban igual y en la misma dosis, aunque las mujeres suelen pesar un 30 % menos que los hombres.

Entonces, ¿están inyectando sustancias distintas a cada persona? ¿Por qué? ¿Puede explicar eso las diferentes reacciones adversas de las personas ante la misma vacuna?

No tardé en localizar a los dos investigadores y ellos tampoco tardaron en responderme. Pocos días después de haber leído sobre su trabajo, pudimos hablar durante varias horas desde Madrid (donde

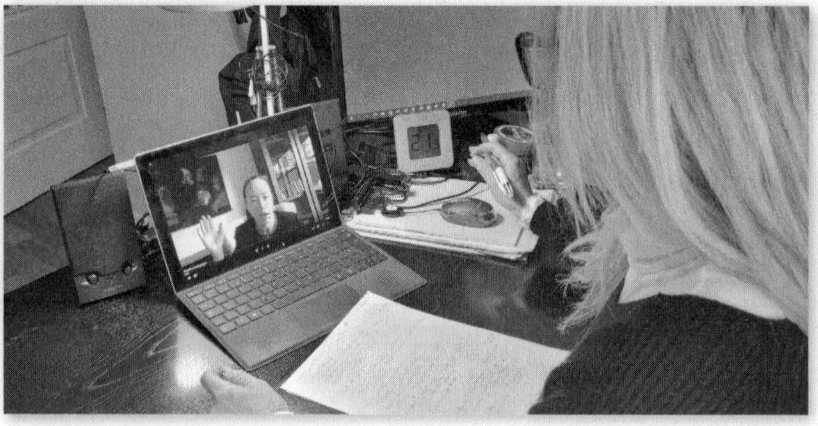

Un momento de la entrevista de la autora a Alexandra Latypova.

estaba yo), Londres (donde se encontraba Paardekooper) y Nevada (donde reside Latypova).

Latypova y Paardekooper aseguran que los tóxicos difieren mucho según el tipo de vacuna que usan:

> «Comenzamos este análisis de eventos adversos por número de búsqueda y vimos este rango gigantesco de variabilidad que no es consistente con ningún producto normal producido en masa, como alimentos, vacunas, bebidas... nada, por lo que, si compra algo como una píldora en la farmacia, siempre es lo mismo para la misma dosis».

La duda de estos investigadores es si los Gobiernos están haciendo esto a propósito o es circunstancial. Llegan a ese extremo:

> «Específicamente, los CDC mantienen la lista de los lotes que lanzaron al público en secreto para que no podamos obtener una lista definitiva de todo el lote de fabricación. (...) Para permitir la progresión del experimento, los medios de comunicación deben bloquear la información, aislar de la percepción general a individuos y familias dañadas».

Latypova alerta de otro dato llamativo: el setenta por ciento de los daños (y esto ocurre con todas las marcas de vacunas) es sufrido por mujeres. Otra cifra importante es la del número que entonces quedaba registrado en el VAERS, de 456 922 reacciones adversas.

> «Si usted se ha inoculado con Moderna, Pfizer o Janssen, hay una probabilidad de 1 entre 200 de que su inyección provenga de alguno de los lotes tóxicos».

Alexandra Latypova sostiene que su estudio permite descartar que la edad o las comorbilidades previas sean la causa de las reacciones adversas y señala a la naturaleza del lote tóxico como causa lógicamente más probable. Pero ¿por qué unos lotes de vacunas resultan tan extremadamente tóxicos frente a otros? Estos investigadores explican esta circunstancia por tres potenciales razones:

— 1. Porque el lote en cuestión contiene componentes más peligrosos.

— 2. Porque la concentración de ciertos componentes se ha incrementado por encima de la dosis letal.
— 3. Ambas respuestas de manera simultánea.

E insisten en apuntar hacia los Gobiernos, recordando su responsabilidad y la obligación que tienen de retirar los lotes tóxicos, acusándolos de establecer la censura a través de los medios de comunicación y las redes sociales para imponer la vacuna.

Craig Paardekooper hace un llamamiento al personal sanitario para que tenga en cuenta este historial de daños cuando decida administrar la vacuna y reitera que es fundamental que los ciudadanos tengan acceso a esta información antes de decidir sobre la vacunación: es obligatorio que se proporcione un consentimiento informado, algo que no se ha hecho de ningún modo: «Imponer una vacuna, a sabiendas de que la muerte o la discapacidad son posibles reacciones adversas, constituye un delito grave».

El trabajo que han realizado Latypova y Paardekooper muestra sin pudor el número de muertes y discapacidades asociadas a cada lote, lo que es indicativo del grado de toxicidad, que, como ya he escrito, es diferente de un lote a otro. Algunos de los lotes muestran una toxicidad de entre 1000 y 5000 veces más.

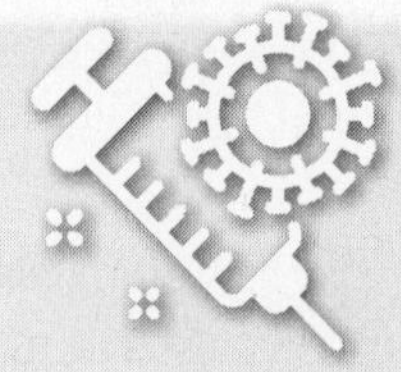

**Si se ha inoculado y quiere saber qué tipo de lote le han inyectado a usted, bajo estas líneas, y con el permiso de los investigadores,
le proporciono un código QR que le dirigirá directamente a la página de comprobación que los investigadores han creado. Solo tiene que introducir el número de lote del vial que le han inoculado, que encontrará en la hoja que le entregaron tras ponerle la inyección.**

Es posible que esté manifestando algunos efectos adversos que aún no sepa que son debidos a la inoculación. Si es así, en este capítulo ha

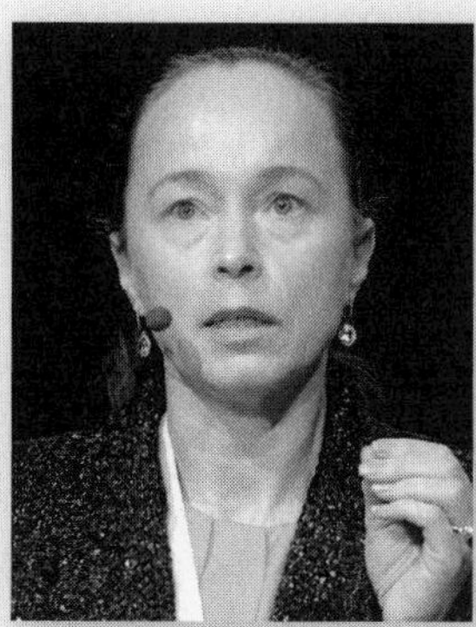

podido leer los efectos más comunes, notificados en el VAERS, y también podrá comprobar la toxicidad del vial que le han inoculado.

Si usted no siente ningún efecto adverso, tal vez tenga curiosidad en ver esta investigación.

Alexandra Latypova: lleva más de veinticinco años en el campo de los ensayos clínicos, tecnologías clínicas y aprobaciones regulatorias. Administra varias organizaciones de investigación, trabaja para más de sesenta compañías farmacéuticas en todo el mundo e interactúa con la FDA como parte del consorcio de la industria científica para mejorar las evaluaciones de seguridad cardíaca en ensayos clínicos.

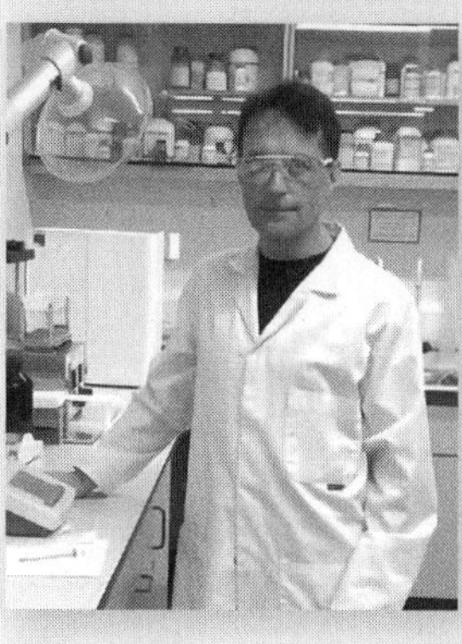

Craig Paardekooper: investigador farmacéutico de la Universidad de Kings-ton, Reino Unido, y miembro del NHS Staff for Choice. Desarrollador de *software* y experto en bases de datos sobre la salud.

«Somos muchos investigadores interesados en este tema en el mundo: Reino Unido, Dinamarca, Suecia, Alemania. Trabajamos en estrecha colaboración con Mike Yeadon, quien fue director científico de Pfizer durante muchos años y tiene una gran experiencia en I+D farmacéutico.

Tenemos conversaciones a diario con cientos de médicos al mismo tiempo, a través de Zoom, y compartimos la información entre todos. Esta comunicación, este cruce de datos, nos ayuda a entender lo que pasa en todos los países, nos ayuda a ir descubriendo nuevos datos».

Una de las preguntas que le hice a la pareja de investigadores era si tenían ayuda externa para llevar a cabo una investigación tan laboriosa. La respuesta fue que sí y uno de los nombres que me dieron lo tenía en la lista de personas con las que me interesaba hablar. Me refiero al citado doctor Michael Yeadon.

Intento judicial para prohibir la aprobación de las vacunas

Michael Yeadon es licenciado en Bioquímica y Toxicología. Tiene un doctorado de investigación en Farmacología Respiratoria y ha trabajado más de treinta años en algunas de las más grandes compañías farmacéuticas, como Pfizer, en la que tenía el cargo de vicepresidente y jefe científico de Alergia y Respiratorio. De todas formas, si usted intenta averiguar algo sobre él —si es que aún no lo ha hecho—, le dirán que es un activista antivacunas. El resto de su currículo, incluido su cargo ejecutivo en Pfizer, seguramente estará en letra pequeña. Un caso que no es aislado.

El tema es que yo llevaba días intentando convencerlo de que hablásemos por videoconferencia. Yeadon respondió a mi correo diciendo que estaba terminando una investigación que le mantenía ocupado todo el tiempo, así que la cosa estaba complicada. Pero, cuando Alexandra Latypova lo mencionó como colaborador, le pedí que le hiciera llegar mi petición o mis preguntas. Finalmente, fueron las preguntas. Latypova me respondió a algunas de ellas.

El doctor Yeadon había despertado mi atención cuando, en diciembre de 2020, antes de la campaña de vacunación masiva, presentó una solicitud a la Agencia Europea de Medicamentos (EMA), junto con el doctor Wolfgang Wodarg, pidiendo la suspensión de la vacunación contra el SARS-CoV-2 bajo la «Petición para acción administrativa reguladora con respecto a confirmación de puntos finales de eficacia y uso de datos en conexión con los siguientes ensayos clínicos: fase III- número EDUCRACT: 2020-002641-42; y número del patrocinador: C4591001 BIONTECH SE...».

En el punto uno de la exposición de motivos, Yeadon no deja lugar a dudas sobre cuál es su intención al pedir que no saquen al mercado las vacunas:

> «Como se detalla en el presente, sin la suspensión solicitada, el peticionario y muchos residentes/ciudadanos de la UE sufrirán un daño

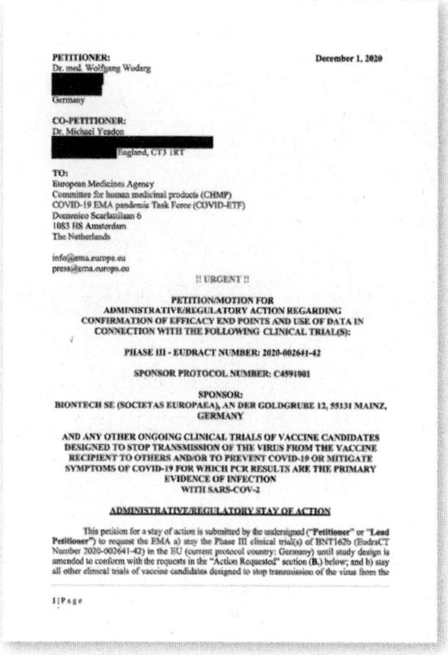

PETITIONER: **December 1, 2020**
Dr. med. Wolfgang Wodarg
[redacted]
Germany

CO-PETITIONER:
Dr. Michael Yeadon
[redacted] England, CT3 1RT

TO:
European Medicines Agency
Committee for human medicinal products (CHMP)
COVID-19 EMA pandemic Task Force (COVID-ETF)
Domenico Scarlattilaan 6
1083 HS Amsterdam
The Netherlands

info@ema.europa.eu
press@ema.europa.eu

!! URGENT !!

PETITION/MOTION FOR ADMINISTRATIVE/REGULATORY ACTION REGARDING CONFIRMATION OF EFFICACY END POINTS AND USE OF DATA IN CONNECTION WITH THE FOLLOWING CLINICAL TRIAL(S):

PHASE III - EUDRACT NUMBER: 2020-002641-42

SPONSOR PROTOCOL NUMBER: C4591001

SPONSOR:
BIONTECH SE (SOCIETAS EUROPAEA), AN DER GOLDGRUBE 12, 55131 MAINZ, GERMANY

AND ANY OTHER ONGOING CLINICAL TRIALS OF VACCINE CANDIDATES DESIGNED TO STOP TRANSMISSION OF THE VIRUS FROM THE VACCINE RECIPIENT TO OTHERS AND/OR TO PREVENT COVID-19 OR MITIGATE SYMPTOMS OF COVID-19 FOR WHICH PCR RESULTS ARE THE PRIMARY EVIDENCE OF INFECTION WITH SARS-COV-2

ADMINISTRATIVE/REGULATORY STAY OF ACTION

This petition for a stay of action is submitted by the undersigned ("**Petitioner**" or "**Lead Petitioner**") to request the EMA a) stay the Phase III clinical trial(s) of BNT162b (EudraCT Number 2020-002641-42) in the EU (current protocol country: Germany) until study design is amended to conform with the requests in the "Action Requested" section (**B.**) below; and b) stay all other clinical trials of vaccine candidates designed to stop transmission of the virus from the

1|Page

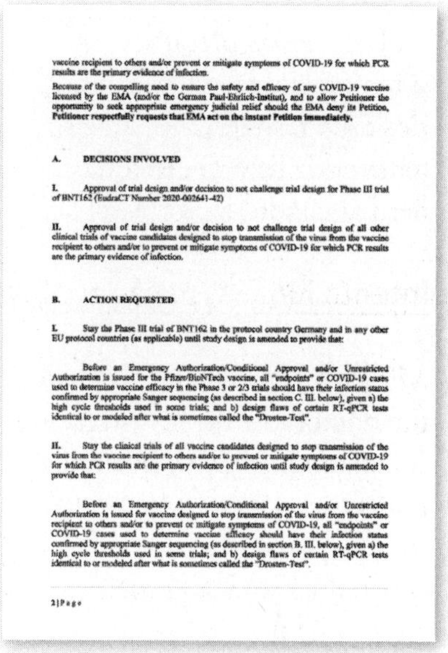

vaccine recipient to others and/or prevent or mitigate symptoms of COVID-19 for which PCR results are the primary evidence of infection.

Because of the compelling need to ensure the safety and efficacy of any COVID-19 vaccine licensed by the EMA (and/or the German Paul-Ehrlich-Institut), and to allow Petitioner the opportunity to seek appropriate emergency judicial relief should the EMA deny its Petition, **Petitioner respectfully requests that EMA act on the instant Petition immediately.**

A. DECISIONS INVOLVED

I. Approval of trial design and/or decision to not challenge trial design for Phase III trial of BNT162 (EudraCT Number 2020-002641-42)

II. Approval of trial design and/or decision to not challenge trial design of all other clinical trials of vaccine candidates designed to stop transmission of the virus from the vaccine recipient to others and/or to prevent or mitigate symptoms of COVID-19 for which PCR results are the primary evidence of infection.

B. ACTION REQUESTED

I. Stay the Phase III trial of BNT162 in the protocol country Germany and in any other EU protocol countries (as applicable) until study design is amended to provide that:

Before an Emergency Authorization/Conditional Approval and/or Unrestricted Authorization is issued for the Pfizer/BioNTech vaccine, all "endpoints" or COVID-19 cases used to determine vaccine efficacy in the Phase 3 or 2/3 trials should have their infection status confirmed by appropriate Sanger sequencing (as described in section C. III. below), given a) the high cycle thresholds used in some trials; and b) design flaws of certain RT-qPCR tests identical to or modeled after what is sometimes called the "Drosten-Test".

II. Stay the clinical trials of all vaccine candidates designed to stop transmission of the virus from the vaccine recipient to others and/or to prevent or mitigate symptoms of COVID-19 for which PCR results are the primary evidence of infection until study design is amended to provide that:

Before an Emergency Authorization/Conditional Approval and/or Unrestricted Authorization is issued for vaccine designed to stop transmission of the virus from the vaccine recipient to others and/or to prevent or mitigate symptoms of COVID-19, all "endpoints" or COVID-19 cases used to determine vaccine efficacy should have their infection status confirmed by appropriate Sanger sequencing (as described in section B. III. below), given a) the high cycle thresholds used in some trials; and b) design flaws of certain RT-qPCR tests identical to or modeled after what is sometimes called the "Drosten-Test".

2|Page

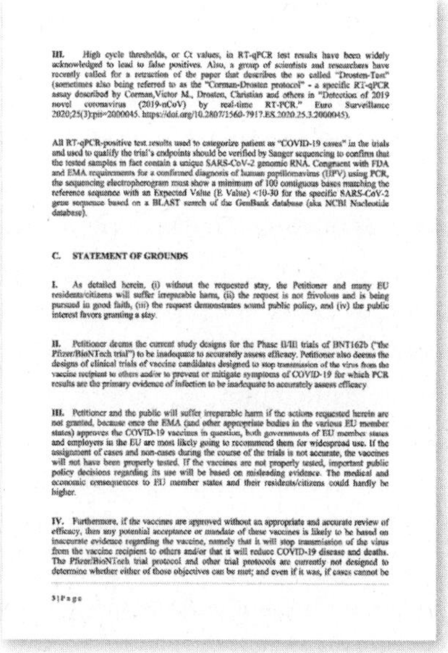

III. High cycle thresholds, or Ct values, in RT-qPCR test results have been widely acknowledged to lead to false positives. Also, a group of scientists and researchers have recently called for a retraction of the paper that describes the so called "Drosten-Test" (sometimes also being referred to as the "Corman-Drosten protocol" - a specific RT-qPCR assay described by Corman,Victor M., Drosten, Christian and others in "Detection of 2019 novel coronavirus (2019-nCoV) by real-time RT-PCR." Euro Surveillance 2020;25(3):pii=2000045. https://doi.org/10.2807/1560-7917.ES.2020.25.3.2000045).

All RT-qPCR-positive test results used to categorize patient as "COVID-19 cases" in the trials and used to qualify the trial's endpoints should be verified by Sanger sequencing to confirm that the tested samples in fact contain a unique SARS-CoV-2 genomic RNA. Congruent with FDA and EMA requirements for a confirmed diagnosis of human papillomavirus (HPV) using PCR, the sequencing electropherogram must show a minimum of 100 contiguous bases matching the reference sequence with an Expected Value (E Value) <10-30 for the specific SARS-CoV-2 gene sequence based on a BLAST search of the GenBank database (aka NCBI Nucleotide database).

C. STATEMENT OF GROUNDS

I. As detailed herein, (i) without the requested stay, the Petitioner and many EU residents/citizens will suffer irreparable harm, (ii) the request is not frivolous and is being pursued in good faith, (iii) the request demonstrates sound public policy, and (iv) the public interest favors granting a stay.

II. Petitioner deems the current study designs for the Phase II/III trials of BNT162b ("the Pfizer/BioNTech trial") to be inadequate to accurately assess efficacy. Petitioner also deems the designs of clinical trials of vaccine candidates designed to stop transmission of the virus from the vaccine recipient to others and/or to prevent or mitigate symptoms of COVID-19 for which PCR results are the primary evidence of infection to be inadequate to accurately assess efficacy

III. Petitioner and the public will suffer irreparable harm if the actions requested herein are not granted, because once the EMA (and other appropriate bodies in the various EU member states) approves the COVID-19 vaccines in question, both governments of EU member states and employers in the EU are most likely going to recommend them for widespread use. If the assignment of cases and non-cases during the course of the trials is not accurate, the vaccines will not have been properly tested. If the vaccines are not properly tested, important public policy decisions regarding its use will be based on misleading evidence. The medical and economic consequences to EU member states and their residents/citizens could hardly be higher.

IV. Furthermore, if the vaccines are approved without an appropriate and accurate review of efficacy, then any potential acceptance or mandate of these vaccines is likely to be based on inaccurate evidence regarding the vaccine, namely that it will stop transmission of the virus from the vaccine recipient to others and/or that it will reduce COVID-19 disease and deaths. The Pfizer/BioNTech trial protocol and other trial protocols are currently not designed to determine whether either of those objectives can be met; and even if it was, if cases cannot be

3|Page

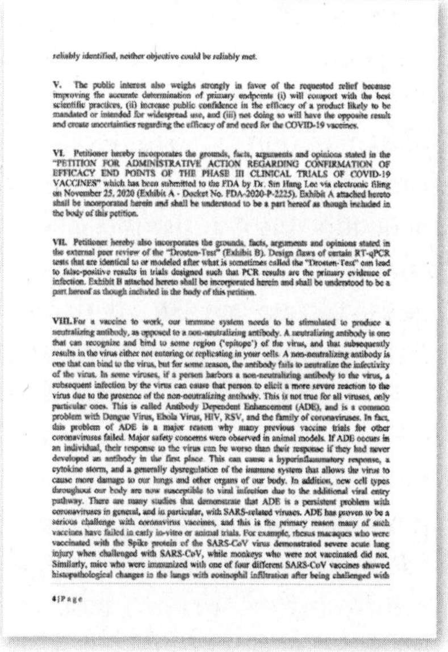

reliably identified, neither objective could be reliably met.

V. The public interest also weighs strongly in favor of the requested relief because improving the accurate determination of primary endpoints (i) will comport with the best scientific practices, (ii) increase public confidence in the efficacy of a product likely to be mandated or intended for widespread use, and (iii) not doing so will have the opposite result and create uncertainties regarding the efficacy of and need for the COVID-19 vaccines.

VI. Petitioner hereby incorporates the grounds, facts, arguments and opinions stated in the "PETITION FOR ADMINISTRATIVE ACTION REGARDING CONFIRMATION OF EFFICACY END POINTS OF THE PHASE III CLINICAL TRIALS OF COVID-19 VACCINES" which has been submitted to the FDA by Dr. Sin Hang Lee via electronic filing on November 25, 2020 (Exhibit A - Docket No. FDA-2020-P-2225). Exhibit A attached hereto shall be incorporated herein and shall be understood to be a part hereof as though included in the body of this petition.

VII. Petitioner hereby also incorporates the grounds, facts, arguments and opinions stated in the external peer review of the "Drosten-Test" (Exhibit B). Design flaws of certain RT-qPCR tests that are identical to or modeled after what is sometimes called the "Drosten-Test" can lead to false-positive results in trials designed such that PCR results are the primary evidence of infection. Exhibit B attached hereto shall be incorporated herein and shall be understood to be a part hereof as though included in the body of this petition.

VIII. For a vaccine to work, our immune system needs to be stimulated to produce a neutralizing antibody, as opposed to a non-neutralizing antibody. A neutralizing antibody is one that can recognize and bind to some region ('epitope') of the virus, and that subsequently results in the virus either not entering or replicating in your cells. A non-neutralizing antibody is one that can bind to the virus, but for some reason, the antibody fails to neutralize the infectivity of the virus. In some viruses, if a person harbors a non-neutralizing antibody to the virus, a subsequent infection by the virus can cause that person to elicit a more severe reaction to the virus due to the presence of the non-neutralizing antibody. This is not true for all viruses, only particular ones. This is called Antibody Dependent Enhancement (ADE), and is a common problem with Dengue Virus, Ebola Virus, HIV, RSV, and the family of coronaviruses. In fact, this problem of ADE is a major reason why many previous vaccine trials for other coronaviruses failed. Major safety concerns were observed in animal models. If ADE occurs in an individual, their response to the virus can be worse than their response if they had never developed an antibody in the first place. This can cause a hyperinflammatory response, a cytokine storm, and a generally dysregulation of the immune system that allows the virus to cause more damage to our lungs and other organs of our body. In addition, new cell types throughout our body are now susceptible to viral infection due to the additional viral entry pathway. There are many studies that demonstrate that ADE is a persistent problem with coronaviruses in general, and in particular, with SARS-related viruses. ADE has proven to be a serious challenge with coronavirus vaccines, and this is the primary reason many of such vaccines have failed in early in-vitro or animal trials. For example, rhesus macaques who were vaccinated with the Spike protein of the SARS-CoV virus demonstrated severe acute lung injury when challenged with SARS-CoV, while monkeys who were not vaccinated did not. Similarly, mice who were immunized with one of four different SARS-CoV vaccines showed histopathological changes in the lungs with eosinophil infiltration after being challenged with

4|Page

Arriba y en la página siguiente, las seis páginas de la solicitud a la Agencia Europea de Medicamentos (EMA) presentada por el doctor Yeadon junto con el doctor Wolfgang Wodarg, pidiendo la suspensión de la vacunación, en diciembre de 2020.

irreparable; la solicitud no es frívola y se lleva a cabo de buena fe. La solicitud tiene un interés de política pública y en interés público se debe favorecer la concesión de una suspensión».

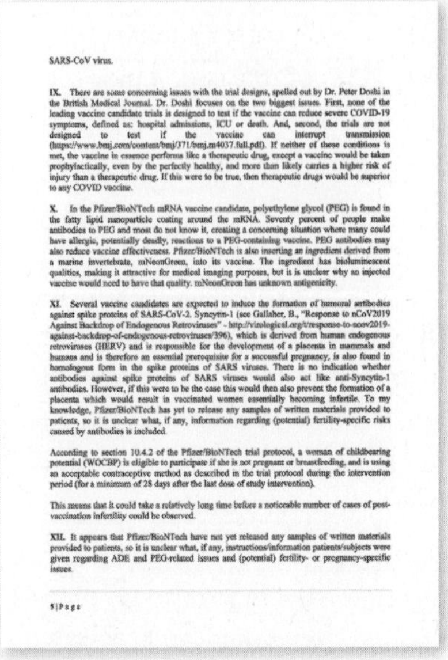

SARS-CoV virus.

IX. There are some concerning issues with the trial designs, spelled out by Dr. Peter Doshi in the British Medical Journal. Dr. Doshi focuses on the two biggest issues. First, none of the leading vaccine candidate trials is designed to test if the vaccine can reduce severe COVID-19 symptoms, defined as: hospital admissions, ICU or death. And, second, the trials are not designed to test if the vaccine can interrupt transmission (https://www.bmj.com/content/bmj/371/bmj.m4037.full.pdf). If neither of these conditions is met, the vaccine in essence performs like a therapeutic drug, except a vaccine would be taken prophylactically, even by the perfectly healthy, and more than likely carries a higher risk of injury than a therapeutic drug. If this were to be true, then therapeutic drugs would be superior to any COVID vaccine.

X. In the Pfizer/BioNTech mRNA vaccine candidate, polyethylene glycol (PEG) is found in the fatty lipid nanoparticle coating around the mRNA. Seventy percent of people make antibodies to PEG and most do not know it, creating a concerning situation where many could have allergic, potentially deadly, reactions to a PEG-containing vaccine. PEG antibodies may also reduce vaccine effectiveness. *Pfizer*/BioNTech is also inserting an ingredient derived from a marine invertebrate, mNeonGreen, into its vaccine. The ingredient has bioluminescent qualities, making it attractive for medical imaging purposes, but it is unclear why an injected vaccine would need to have that quality. mNeonGreen has unknown antigenicity.

XI. Several vaccine candidates are expected to induce the formation of humoral antibodies against spike proteins of SARS-CoV-2. Syncytin-1 (see Gallaher, B., "Response to nCoV2019 Against Backdrop of Endogenous Retroviruses" - http://virological.org/t/response-to-ncov2019-against-backdrop-of-endogenous-retroviruses/396), which is derived from human endogenous retroviruses (HERV) and is responsible for the development of a placenta in mammals and humans and is therefore an essential prerequisite for a successful pregnancy, is also found in homologous form in the spike proteins of SARS viruses. There is no indication whether antibodies against spike proteins of SARS viruses would also act like anti-Syncytin-1 antibodies. However, if this were to be the case this would then also prevent the formation of a placenta which would result in vaccinated women essentially becoming infertile. To my knowledge, Pfizer/BioNTech has yet to release any samples of written materials provided to patients, so it is unclear what, if any, information regarding (potential) fertility-specific risks caused by antibodies is included.

According to section 10.4.2 of the Pfizer/BioNTech trial protocol, a woman of childbearing potential (WOCBP) is eligible to participate if she is not pregnant or breastfeeding, and is using an acceptable contraceptive method as described in the trial protocol during the intervention period (for a minimum of 28 days after the last dose of study intervention).

This means that it could take a relatively long time before a noticeable number of cases of post-vaccination infertility could be observed.

XII. It appears that Pfizer/BioNTech have not yet released any samples of written materials provided to patients, so it is unclear what, if any, instructions/information patients/subjects were given regarding ADE and PEG-related issues and (potential) fertility- or pregnancy-specific issues.

5|Page

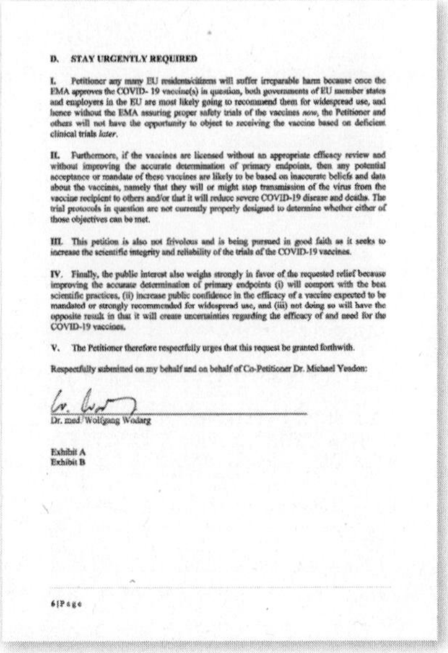

D. STAY URGENTLY REQUIRED

I. Petitioner any many EU residents/citizens will suffer irreparable harm because once the EMA approves the COVID- 19 vaccine(s) in question, both governments of EU member states and employers in the EU are most likely going to recommend them for widespread use, and hence without the EMA assuring proper safety trials of the vaccines *now*, the Petitioner and others will not have the opportunity to object to receiving the vaccine based on deficient clinical trials *later*.

II. Furthermore, if the vaccines are licensed without an appropriate efficacy review and without improving the accurate determination of primary endpoints, then any potential acceptance or mandate of these vaccines are likely to be based on inaccurate beliefs and data about the vaccines, namely that they will or might stop transmission of the virus from the vaccine recipient to others and/or that it will reduce severe COVID-19 disease and deaths. The trial protocols in question are not currently properly designed to determine whether either of those objectives can be met.

III. This petition is also not frivolous and is being pursued in good faith as it seeks to increase the scientific integrity and reliability of the trials of the COVID-19 vaccines.

IV. Finally, the public interest also weighs strongly in favor of the requested relief because improving the accurate determination of primary endpoints (i) will comport with the best scientific practices, (ii) increase public confidence in the efficacy of a vaccine expected to be mandated or strongly recommended for widespread use, and (iii) not doing so will have the opposite result in that it will create uncertainties regarding the efficacy of and need for the COVID-19 vaccines.

V. The Petitioner therefore respectfully urges that this request be granted forthwith.

Respectfully submitted on my behalf and on behalf of Co-Petitioner Dr. Michael Yeadon:

Dr. med. Wolfgang Wodarg

Exhibit A
Exhibit B

6|Page

Las vacunas se aprobaron, y a Yeadon y Wolfdarg los marcaron con la letra escarlata con la que se ha ido marcando a cualquier persona que disiente de la versión llamada oficial. La conclusión de Yeadon sobre por qué no tuvieron en cuenta su solicitud me la deja él bastante clara:

Presión política y colusión con reguladores y fabricantes para impulsar la Agenda Global y poder controlar a la población. Es un posible mecanismo para reducir la población con el tiempo:

Punto número uno: Esto no son vacunas. Han estado en desarrollo durante mucho tiempo, pero nunca se aprobaron para nada debido a la falta de seguridad y se clasificaron como «medicamentos de terapia génica», en ocasiones denominados «vacunas terapéuticas», pero nunca se clasificaron como vacunas porque no previenen infección o transmisión de un patógeno infeccioso.

La definición de «vacuna» (que es un estado legal de un producto) fue modificada arbitrariamente por los cdc (que no tienen esta autoridad) para incluir de manera inapropiada las terapias génicas.

Punto número dos: Las inyecciones de terapia génica de ARNm consisten en un código genético creado sintetizando una molécula similar al ARN y encapsulándola en «burbujas» de lípidos.

El arn no es ARN natural, contiene modificaciones que no ocurren naturalmente, para evadir el cuerpo y sus mecanismos de defensa normales, que están diseñados para destruir material genético extraño. Una vez dentro del cuerpo, las burbujas de lípidos liberan el código de ARN modificado, que instruye a las células para que comiencen a producir proteínas de punta. La proteína espiga es una sustancia tóxica y el cuerpo crea anticuerpos contra ella y trata de combatirla.

Las terapias génicas de ARNm han estado en desarrollo desde finales de los 90 y principios de los 2000 y han fallado repetidamente en progresar incluso a las fases humanas de los ensayos clínicos. Han mostrado demasiadas toxicidades, muchas de las mismas que ahora vemos en las personas que están siendo asesinadas y heridas por estas inyecciones. Ninguna de las toxicidades se resolvió nunca.

Y las pruebas de PCR no son pruebas de diagnóstico, nunca fueron diseñadas ni pensadas para uso diagnóstico. No pueden diferenciar entre muchos tipos de virus comunes. Producen grandes tasas de falsos positivos, especialmente en los niveles de ciclo que utilizaron los promotores de la pandemia (40 ciclos = 97 % de tasa de falsos positivos). Estas pruebas fueron diseñadas para uso en investigación/laboratorio. El covid solo puede ser diagnosticado por síntomas clínicos.

Cómo llegaron a aprobarse estas «vacunas» y qué medios se utilizaron puede que nunca se sepa con certeza, pero aportaremos información relevante sobre ello.

Correos electrónicos que reflejan las prisas por aprobar las vacunas

Vamos a dar una vuelta de tuerca y mostrar, a continuación, unos documentos que pueden sacarnos de algunas dudas. Son unos correos electrónicos que me envió Latypova, de la Agencia Europea del Medicamento (EMA); sí, la misma agencia a la que Yeadon le solicitó que no aprobase las vacunas y la misma que tiene como principal responsabilidad proteger y promover la salud pública. Tengo que reconocer que, después de estudiar el contenido de estos correos, entiendo por qué comenzaron su estudio Latypova y Paardekooper. Es difícil no reaccionar al leerlos.

El periodo de tiempo en el que tiene lugar el intercambio de correos electrónicos filtrados va desde el día 10 al 25 de noviembre de 2020, apenas unos días antes de que la EMA aprobara como uso de emergencia (EUA) la vacuna COVID-19 Pfizer-BioNTech, el 21 de diciembre de 2020. Aunque la FDA ya la había aprobado el día 11 de ese mismo mes.

Aclaro que los correos intercambiados también corresponden a la FDA y a MHRA, que es lo mismo que la EMA pero de EE. UU. la primera y de Reino Unido la segunda; todas ellas facultadas para tomar decisiones en favor de la salud pública.

¿Qué podemos aclarar con estos correos? Las prisas comerciales que tienen las compañías para que les autoricen por emergencia las vacunas, y cómo se asemejan a una carrera contrarreloj, en la que compiten las diferentes empresas farmacéuticas que presentaron sus vacunas contra la COVID-19 para ser los primeros. Aunque también observamos que no todos estaban de acuerdo con estas prisas. Por ejemplo, Noël Wathion, entonces director ejecutivo adjunto de la EMA (jubilado pocos días después), manifestaba su preocupación y

From: Wathion Noel
Sent: Sunday, 22 November 2020 17:19
To: SOLOMON Olga (SANTE) <Olga.Solomon@ec.europa.eu>; Boone Hilde <Hilde.Boone@ema.europa.eu>; Cavaleri Marco <Marco.Cavaleri@ema.europa.eu>
Cc: RYS Andrzej Jan (SANTE) <Andrzej.RYS@ec.europa.eu>; SCHMIDT Florian (SANTE) <Florian.SCHMIDT@ec.europa.eu>; Cooke Emer <Emer.Cooke@ema.europa.eu>
Subject: RE: Covid vaccines: information flow in the coming weeks

Dear Olga,

Of course we can discuss on Monday how to best provide updates to the EC on real time developments for these first vaccines. Let's see how to best achieve this.

Three comments I would like to make in addition:

- The likelihood that FDA (and also MHRA) will issue an EUA before a CMA is granted is extremely high. So we have to prepare for this. Certainly the lay public and the media will not understand the nuance...for them an "authorisation" is an authorisation. We have options to address this going from damage limitation to proactive expectation management. We have to choose which option is the best taking into account the exact circumstances.
- We are speeding up as much as possible but we also need to make sure that our scientific assessment is as robust as possible. Let's not forget the responsibility/ accountability attached to the recommendation to the EC to grant a CMA. And we need the (Co)-Rapps' and the CHMP's support for achieving this. Without them it will not happen.
- The fact that the company now suddenly wants to get a full MA instead of a CMA may even make things more challenging...

Kind regards,

Noel

Classified as confidential by the European Medicines Agency

escribía: «Estamos acelerando tanto como nos es posible, pero también tenemos que asegurarnos de que nuestra evaluación científica sea lo más sólida posible».

En el siguiente correo electrónico, enviado el día 19 de noviembre

-----Original Message-----
From: Wathion Noel <Noel.Wathion@ema.europa.eu>
Sent: Thursday, 19 November 2020 19:12
To: Cooke Emer <Emer.Cooke@ema.europa.eu>; Sweeney Fergus <Fergus.Sweeney@ema.europa.eu>; Nolte Alexis <Alexis.Nolte@ema.europa.eu>; Boone Hilde <Hilde.Boone@ema.europa.eu>; Dias Monica <Monica.Dias@ema.europa.eu>; Cavaleri Marco <Marco.Cavaleri@ema.europa.eu>
Subject: Some reflections after today's TC with the Commissioner

Dear all,

Since Alexis and Monica were no longer connected when we had our short discussion after today's TC with the Commissioner, a brief summary of what I already said together with some additional reflections.

As a minimum we can say that the TC was interesting, the atmosphere was rather tense, at times even a bit unpleasant, and provides a hint on what EMA may expect if the expectations are not being met, irrespective if such expectations are realistic or not.

The real added value of today's TC in my view is that we have more clarity now on what may not be easily acceptable for the EC, ie a delay of several weeks between an authorisation granted by the FDA/ MHRA (under whatever form) and a CMA opinion issued by EMA. The political fall-out seems to be too high, even if the "technical" level at the MSs (as it was referred to by the Commissioner) could defend such a delay in order to make the outcome of the scientific review as robust as possible.

Although we know that whatever we do (speeding up the process to align as much as possible with the "approval" timing by FDA/MHRA versus taking the time needed to have robust assurance in particular as regards CMC and safety) EMA will have a very big challenge addressing questions and criticism from various parties (EC, MSs at political level, EP, media, the general public) in case of a delay of several weeks.

Even if it can not be excluded now that at the end we are aligned with the FDA/MHRA (both in the outcome of the scientific review and the timing), the opposite certainly can not be excluded at this moment so we need to prepare for the worst case scenario. So how do we go from here? Are the current measures enough? In my view, probably not. We will be overwhelmed from all fronts and be in the middle of the storm. And on who's support will we be able to count? I hope it will not be a rethorical question...

What can we do on top, without creating the perception that we are interfering outside our "technical" mandate?
A non-exhaustive list:
1. Explaining the EMA process and what it will deliver:
- A public event is organised on 11/12: I think we need to critically review if we will achieve what is needed, taking into account the already brought forward date and the content related aspects.
- Making better use of social media tools as referred to by Emer today: we urgently need a dedicated strategy. However the resources in Comms are so stretched already that they have at this moment enormous difficulties to cope with the high influx of (media) queries. Reaching out to a specialist company to help out?
2. Explaining the differences between US/U.K. EUA and CMA: although the general public and the media will not (necessarily) understand the nuances between the 2 concepts we have to finalise this exercise which is currently ongoing ASAP, and then, more importantly, decide how to make best use of it. CMC, responsibility and accountability are certainly elements to be considered in my view.
3. Making the CMA process adapted as much as possible to the current pandemic situation: this exercise is ongoing but (1) the time gained may be limited and (2) any changes may be too late for the Pfizer/BioNTech vaccine. Nevertheless I think we should finalise ASAP if only to demonstrate that we did our utmost.

I hope these reflections can contribute to coming to a decision how to best address the important challenges ahead.

KR,

Noel

de 2020, Wathion comenta una teleconferencia muy tensa que había mantenido con Ursula von der Leyen, presidenta de la Comisión Europea, debido a la presión a la que estaban sometiendo al personal de la EMA para que aprobara de emergencia la vacuna Pfizer-BioNTech, ya que la FDA la había aprobado unos días antes. Wathion dice textualmente:

> «Las consecuencias políticas parecen ser demasiado altas, incluso si el nivel "técnico" en los Estados miembros pudiera defender tal retraso para hacer que el resultado de la revisión científica sea lo más sólido posible».

O lo que es lo mismo, que en la negociación se priorizó la política antes que la ciencia.

Tengo que decir que, en 2022, *TrialSite News*, una página *online* de investigación biomédica, informó de que un grupo de eurodiputados independientes había exigido la renuncia inmediata de Von der Leyen y, asimismo, que se hiciesen públicos un conjunto de mensajes de texto enviados entre ella y Albert Bourla, director ejecutivo de Pfizer. Los mensajes delataban tanto a Von der Leyen como a Bourla, que habían estado negociando, unilateralmente, partes del acuerdo de vacunas en toda Europa.

En la misma conversación podemos seguir intuyendo la preocupación de Wathion ante las críticas que le podía ocasionar el retraso en la aprobación de la vacuna por parte de la Comisión Europea y también del Parlamento Europeo. También dice que a él le sigue pareciendo un tiempo necesario «para que el resultado de la revisión científica sea lo más sólido posible», pero las posibles consecuencias políticas lo tenían atemorizado. Aquí queda bastante claro que la autorización de la vacuna de COVID-19 dependía claramente de la po-

Few highly confidential news after talking with FDA:

Pfizer:
- they need to sort out CMC aspects which will require a bit of time.
-They are in negotiation with Pfizer to postpone submission for EUA until end of NOV (planned NOV 21).
-Mature efficacy data will be ready likely beg of DEC (earlier than expected)
-FDA may target an AC 18 DEC for issuing EUA before end of the year
- we agreed to keep channels open and share views so to avoid misleading messages going through (Pfizer CEO lobbied Peter Marks telling him EMA wants the data earlier!!)
-we may discuss together with FDA (and HC) the CMC package once ready
- we concurred that a conclusion roughly at the same time, if at all possible, would be fantastic

Moderna:
-they plan to submit EUA application end of NOV and could follow a similar pattern or even faster as CMC seems to more straight forward
-for us this may take a bit longer but colleagues are pushing hard to compress review timeframe

Can tell you more at tomorrow's SG

Marco

lítica más que de la ciencia, tal y como ya hemos señalado.

En otra de las conversaciones confidenciales, Marco Cavaleri, funcionario de la EMA, deja ver que Albert Bourla presionó a Peter Marks, director del Centro de Evaluación e Investigación Biológica de la FDA. Esto es, cuanto menos, inquietante, teniendo en cuenta que estamos hablando de la FDA, una agencia federal científica, y de una empresa farmacéutica con fines comerciales.

En los correos también hablan sobre el estándar para la aceptación de los lotes, que se establece en un cincuenta por ciento. Se puede comprobar la relación de mensajes a través de los cuales llegaron a la conclusión de que «probablemente estuviera bien y no causara daño

Cavaleri Marco
Tue 10/11/2020 14:00
Deleted Items
Thanks Irene
I just learned from FDA that there are some issues on CMC to be sorted out so I guess that if we can try to catch up would be good. I fear CMC will end up being the difficult bit
FDA may conclude on EUA by Xmas (not earlier); any chances we can issue CMA at the same time?
Marco
Classified as internal/staff & contractors by the European Medicines Agency

al público». Esa fue, de hecho, la única justificación para lanzar lotes con esta amplia variabilidad de la que he hablado hace un momento.

Por ejemplo, un nuevo correo electrónico de Marco Cavaleri revela que la FDA sabía que existían «algunos problemas» que iban asociados con la CMC (calidad farmacéutica) de las vacunas que, si no se resolvían, «podían terminar siendo la parte más difícil».

Evdokia Korakianiti, administradora científica de la EMA, escri-

Korakianiti Evdokia

Mon 23/11/2020 10:38

Inbox

Dear Colleagues,

This email is for awareness and to flag an important comparability issue with the BioNTech vaccine that needs to be addressed prior to approval.

Issue: A significant difference in %RNA integrity / truncated species has been observed between the clinical batches (~ 78% mRNA integrity) based on which the Interim analysis was performed and the proposed commercial batches (~ 55%).

The company claims that the efficacy of the drug product is dependent on the expression of the delivered RNA, which requires a **sufficiently intact RNA molecule.** The root cause for for the lower %RNA integrity at commercial batches has not yet been identified

Impact: The potential implications of this RNA integrity loss in commercial batches compared to clinical ones in terms of both safety and efficacy are yet to be defined. Whether or not the observed comparability issues could be a blocking point will depend on the relevance of these observations to safety and efficacy and the company will be requested to fully justify the lower %RNA integrity (and other differences noted).

Point for discussion will be whether the comparability issues can be solved only by Quality data (additional functional/ in vitro biological data + available non-clinical) or that further clinical data (bridging studies are/will be performed) will be needed. It is difficult to make any projections on this.

Way forward: This issue and other MO (but in our view not blocking to a potential approval) have been raised at ETF and are being discussed at BWP this week and in a TC with FDA on Wednesday

With many thanks to Ton who's is the Quality specialist for this vaccine together with Brian looking after the chemical elements

Best regards

Evdokia

Ext. 7150

be en otro mensaje sobre estas preocupaciones y dice que lo más alarmante eran las diferencias en los niveles de integridad del ARNm que existían entre los diferentes lotes de las vacunas comerciales de Pfizer-BioNTech, sin que se supiera la causa. Esto tiene que ver, y mucho, con el estudio que hemos visto —y seguiremos viendo— de Latypova.

Esta disparidad en los niveles de integridad del ARNm en los lotes comerciales que han sido distribuidos e inoculados por todo el mundo es lo que afecta a la seguridad potencial del producto.

> Cavaleri Marco
> Mon 23/11/2020 16:14
> Deleted Items
>
> An update from FDA:
>
> Pfizer/Biontech:
>
> Advisory committee on 10 December and opinion for EUA likely one week later.
>
> CMC issues would affect authorisation but not EUA. In any case, the issue on the mRNA content not perceived as major. Gaps are around comparability and process validation for drug substance.
>
> For EUA, commercial lots will be used but maybe also clinical lots (to be confirmed)
>
> Unclear if GCP inspections ever done (TBC), but no major interest from FDA
>
> Moderna:
>
> Advisory committee on 17 December for an EUA opinion by end of the year.
>
> CMC seems more streamlined. Interim clinical report awaited
>
> AZ:
>
> FDA very sceptical on data from the ongoing studies outside US and data are indeed quite puzzling as released today. They are not encouraging any submission for EUA at this stage
>
> We may go first on this one, but it would still take a bit longer even in the best case scenario
>
> Marco
>
> Classified as internal/recipients only by the European Medicines Agency

En otro correo electrónico relacionado con el anterior, Veronika Jekerle, jefa de la Oficina de Calidad Farmacéutica, asegura que esta diferencia en el nivel del ARNm es muy importante y que también alarma a la mayoría de los Estados miembros, pero que para fin de año podría ser posible una aprobación si estas diferencias se resolvían.

A toda esta información podemos seguir sumando más evidencias, como otro correo de Marco Cavaleri en el que expresa su temor de que a las vacunas ARNm de Pfizer no se les hubiesen realizado las inspecciones de GCP («buenas prácticas clínicas») obligatorias, requeridas para informar de los ensayos que implican la participación de humanos. Aunque parece que esta inspección le importa bien poco a la FDA.

La implicación que yo aprecio aquí es que tanto la EMA como la FDA como la MHRA, es decir, las agencias del medicamento gubernamentales, sabían que existía un problema preocupante en relación con las vacunas de Pfizer, eran conscientes de las diferencias en sus lotes con respecto al porcentaje de integridad del ARNm. Sin embargo, este último correo que hemos visto está fechado el día 23 de noviembre de 2020 y, el día 2 de diciembre de 2020, la MHRA, es decir, la Agencia del Medicamento del Reino Unido, la aprobó, en medio de una gran incertidumbre en cuanto a la seguridad y eficacia del producto que pensaban inocular a millones de personas en todo el mundo. También la FDA, que debería velar por la protección de la salud en EE. UU., aprobó la vacuna. La aprobó desconociendo su seguridad, la aprobó desconociendo su eficacia.

Traducción del primer apunte del documento de la Agencia Europea del Medicamento, del día 25 de noviembre de 2020, el cual resume sus discusiones internas.

Vacuna covid ARNm BioNTech: mlt analizó la principal preocupación de cmc sobre los porcentajes en los niveles de integridad del ARNm que se observaron en lotes de productos comerciales en comparación con lotes clínicos y podrían tener un impacto en la eficacia y la seguridad. Hay algunos indicios de que un ajuste del proceso de fabricación comercial puede restaurar los niveles de integridad a los niveles vistos durante el desarrollo clínico, pero quedan dudas sobre la reproducibilidad y se esperan más datos. En general, siempre que se aborden todos los problemas restantes, los lotes actualmente disponibles podrían ser suficientes para respaldar una autorización de comercialización de la UE. Los problemas de calidad restantes se considerarán en el contexto de b/r general, incluida la posibilidad de solicitar datos adicionales (calificación y evaluación del desempeño) posteriores a la autorización.

El secretismo de la vacunación

En cuanto a Moderna puede que aún exista más secretismo. En julio de 2020, la vacuna ARNm de Moderna aún estaba en su fase I de ensayo clínico; en agosto de ese mismo año se anunció que se había pasado a la fase III (desconozco qué pasó con la fase II), y, en diciembre, la vacuna de Moderna fue aprobada para su uso de emergencia.

Hay más relacionado con la aprobación de las vacunas. Como se ha relatado, tanto Pfizer como la FDA se negaron en repetidas ocasiones a publicar los datos de seguridad de las mismas. Muchas organizaciones y despachos de abogados, un total de más de treinta profesionales médicos, de salud pública y científicos de Harvard, Yale y la UCLA intentaron apelar a la transparencia, tanto de Pfizer como de las instituciones, presentando, en septiembre de 2021 y después de que persistiera el hermetismo y se les dijera que los documentos no estarían disponibles hasta pasados setenta y cinco años, una demanda contra la FDA. Los demandantes no obtuvieron resultados positivos hasta que el juez federal Mark Pittman, del Tribunal del Distrito de EE. UU. para el Distrito Norte de Texas, emitió una orden el día dos de febrero, disponiendo que la FDA debía publicar las versiones disponibles de los documentos relacionados con la aprobación de la vacuna COVID-19 de Pfizer.

Se trata de unas cuatrocientas cincuenta y cinco mil páginas de documentos, que se están desclasificando por partes. El día 1 de mar-

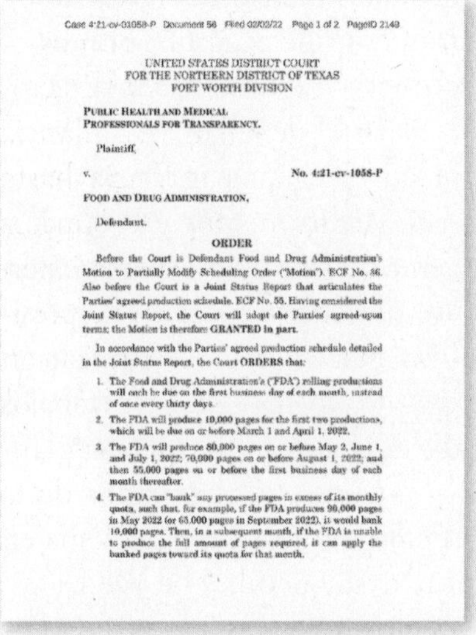

Case 4:21-cv-01058-P Document 56 Filed 02/02/22 Page 1 of 2 PageID 2149

UNITED STATES DISTRICT COURT
FOR THE NORTHERN DISTRICT OF TEXAS
FORT WORTH DIVISION

PUBLIC HEALTH AND MEDICAL PROFESSIONALS FOR TRANSPARENCY,

Plaintiff,

v. **No. 4:21-cv-1058-P**

FOOD AND DRUG ADMINISTRATION,

Defendant.

ORDER

Before the Court is Defendant Food and Drug Administration's Motion to Partially Modify Scheduling Order ("Motion"). ECF No. 36. Also before the Court is a Joint Status Report that articulates the Parties' agreed production schedule. ECF No. 55. Having considered the Joint Status Report, the Court will adopt the Parties' agreed-upon terms; the Motion is therefore **GRANTED in part**.

In accordance with the Parties' agreed production schedule detailed in the Joint Status Report, the Court **ORDERS** that:

1. The Food and Drug Administration's ("FDA") rolling productions will each be due on the first business day of each month, instead of once every thirty days.
2. The FDA will produce 10,000 pages for the first two productions, which will be due on or before March 1 and April 1, 2022.
3. The FDA will produce 80,000 pages on or before May 2, June 1, and July 1, 2022; 70,000 pages on or before August 1, 2022; and then 55,000 pages on or before the first business day of each month thereafter.
4. The FDA can "bank" any processed pages in excess of its monthly quota, such that, for example, if the FDA produces 90,000 pages in May 2022 (or 65,000 pages in September 2022), it would bank 10,000 pages. Then, in a subsequent month, if the FDA is unable to produce the full amount of pages required, it can apply the banked pages toward its quota for that month.

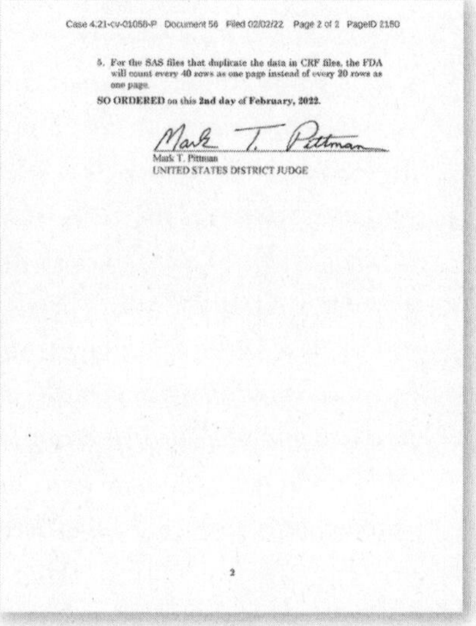

Case 4:21-cv-01058-P Document 56 Filed 02/02/22 Page 2 of 2 PageID 2150

5. For the SAS files that duplicate the data in CRF files, the FDA will count every 40 rows as one page instead of every 20 rows as one page.

SO ORDERED on this **2nd day of February, 2022.**

Mark T. Pittman
Mark T. Pittman
UNITED STATES DISTRICT JUDGE

2

zo de 2022 se desclasificaron diez mil páginas; los días 2 de mayo, 1 de junio y 1 de julio del mismo año se desclasificaron trescientas veinte mil páginas; el 1 de agosto se desclasificarán setenta mil páginas más, y las últimas cincuenta y cinco mil páginas se han ido publicando el día 1 de cada mes desde el 1 de septiembre de 2022. Todos los archivos que han sido desclasificados los tengo en mi poder, aún sin revisar íntegros. Solo puedo decir que estaré muy atenta.

Aportamos el documento de la orden judicial:

Añado una opinión más a esta visión panorámica que estoy haciendo. Porque en España hemos tenido a una voz autorizada (aunque se hayan empeñado en desprestigiarla también, cómo no) que fue al Congreso de los Diputados el 7 de febrero de 2022, casi dos años después de haberse iniciado la pandemia, y habló con mucha contundencia, echando por tierra algunas de esas proclamas que se habían repetido hasta la extenuación pero que la realidad no ha refrendado. Me refiero al doctor Joan-Ramon Laporte, médico español especializado en farmacología, que en la citada fecha acudió al Congreso invitado por la comisión parlamentaria que se creó, supuestamente, para investigar la gestión de las vacunas y el proceso de inoculación en España.

Los políticos allí reunidos escucharon afirmaciones que no fueron del agrado de quien defiende el discurso oficial. Antes de que toda la maquinaria de información oficial se pusiera en marcha para desprestigiar al experto (no es fácil mantener la categoría de experto si se contradice al poder, esto viene ocurriendo desde hace un tiempo), Laporte tuvo la oportunidad de dejar claros unos cuantos puntos.

De entrada, hay que recordar que el doctor Laporte ha sido director del Centro Coordinador del Sistema Español de Farmacovigilancia y miembro de la Comisión Nacional de Farmacovigilancia hasta la creación de la Agencia Española del Medicamentos y Productos Sanitarios, en 1999, de la que desde entonces ha sido experto externo y, durante un tiempo, miembro de su consejo asesor. Fue presidente del Comité de Medicamentos Esenciales de la Organización Mundial de la Salud en 2004. Ha publicado más de 250 trabajos originales de investigación en farmacología clínica, farmacovigilancia y farmacoepidemiología. Dirigió el Centro Colaborador de la Organización Mundial de la Salud. Es profesor de Farmacología en la Universidad Autónoma de Barcelona desde octubre de 1984.

El doctor Laporte centró su intervención en tres campos: la farmacovigilancia de las vacunas y el papel de las agencias reguladoras, algunos aspectos de la campaña de vacunación y derechos de propiedad intelectual sobre las vacunas. Para el contenido de este capítulo, resulta especialmente relevante lo que se refiere a los dos primeros bloques.

En el punto de la farmacovigilancia, Laporte mencionó el último informe de la Agencia Española de Medicamentos y Productos Sanitarios, del día 26 de enero de 2022. En ese documento se afirma que, hasta el 9 de enero de 2022, la agencia había sido informada de más de cincuenta y cinco mil notificaciones de efectos adversos provocados por las vacunas, de los cuales trescientas setenta y cinco finalizaron en muerte y más de once mil fueron calificados como graves. Laporte añadió que en esa fecha se iniciaba la inoculación en menores y que, a pesar de que se citan 872 efectos adversos en menores de 20 años, el informe de farmacovigilancia no contiene comentario alguno sobre ese grupo de edad, que es el que precisamente concita mayores incertidumbres respecto a la conveniencia de la vacunación.

Realiza entonces un repaso a las primeras vacunas COVID disponibles en España hasta ese momento: la Comirnaty de Pfizer y la spikevax de Moderna. Y recuerda que son vacunas que se basan en una nueva tecnología que consiste en introducir ácido nucleico para que la célula fabrique una proteína que será la encargada de estimular al sistema inmunitario. El procedimiento tampoco se ha ajustado a las medidas de prudencia más elementales. En el estudio previo de Pfizer, de cuarenta y tres mil participantes, solo cinco fueron mayores de ochenta y cinco años. Y solo un cuatro por ciento mayores de setenta y cuatro años. Sin embargo, la vacunación empezó por esa franja de edad. En España, la primera persona vacunada tenía noventa y seis años.

A continuación, el doctor Joan-Ramon Laporte realiza una de las afirmaciones más rotundas y que más me impactan de todo su discurso: «No. No se ha demostrado que las vacunas salven vidas». Los datos promovidos por las compañías farmacéuticas, añade, no han de ser considerados como evidencias, sino como indicios. El hecho de que expertos y dirigentes de instituciones sanitarias insistan en hablar de *evidencias* él lo califica como una «triste ironía». «Las llamadas evidencias sobre las vacunas no tenían nada de cierto, nada de claro».

Poco puede extrañarnos, después de esta fotografía en la que tan mal parados salen las compañías farmacéuticas, los sistemas sanitarios, los propios responsables políticos, que el discurso oficialista se apresurara a cargar contra Laporte. En redes sociales fue silenciado y el propio canal del Congreso de los Diputados eliminó su intervención de su página web. Dolió mucho, desmontaba demasiados intereses; señal inequívoca de que había tocado el *nervio simpático* en más de uno.

A mi entender, lo que se oculta bajo la campaña de vacunación es demasiado como para poder despacharse en pocas páginas. Da la impresión de que tendrán que pasar muchos años para que esto se aclare, porque quizá nos hallamos ante uno de los hechos colectivos de más calado y con más responsabilidad de los que tenemos recuerdo.

Todavía, el mismo día que cierro este capítulo dedicado a la vacunación (o supuesta vacunación, si hemos de seguir la opinión de alguno de los expertos que hemos atendido), me llega una voz más que creo que hay que incluir. Le hablo de Geert Vanden Bossche, un experto del que podemos destacar que es doctorado en Virología por la Universidad alemana de Hohenheim. Ha ejercido como docente en las universidades de Lovaina y Gante en Bélgica y Hohenheim en Alemania, y después ha trabajado en varias compañías de vacunas (GSK Biologicals, Novartis Vaccines, Solvay Biologicals) en puestos de I+D de vacunas y sus efectos. Se unió al Equipo de Investigación de Salud Global de la Fundación Bill y Melinda Gates en Seattle. Trabajó en la Alianza Global para Vacunas e Inmunización (CAVI) en Ginebra, en un proyecto encaminado a desarrollar una vacuna contra el ébola. Ya en 2015 alzó su voz cuestionando la seguridad de la vacuna contra el ébola que fue empleada en los ensayos de vacunación emprendidos por la Organización Mundial de la Salud en Guinea.

Finalizando abril de 2022, la opinión de Geert Vanden Bossche, con el que también he cruzado comunicaciones por escrito, se hace pública a través de una charla con la periodista Dana Loesch. El virólogo anuncia que vienen curvas y que probablemente las empresas farmacéuticas lo saben y lo están ocultando. «La complejidad de lo que está ocurriendo no se acaba de entender», opina, porque a su parecer podemos estar en la antesala de la llegada de una nueva serie de variantes que conlleven una mortalidad más elevada que las hasta ahora conocidas. Recuerda que los vacunados, por mucha protección con la que cuenten, sea del tipo que sea, «se están apoyando en anticuerpos cada vez más escasos y están menos protegidos contra la enfermedad grave». Y lanza su gran advertencia:

> «Si continuamos vacunando, el virus va a mutar en algo muy infeccioso y virulento. Las vacunas no esterilizan y el virus va a encontrar alguna manera de incrementar la gravedad de la enfermedad y también de la infección para evadir la presión inmunológica que estamos ejerciendo sobre él».

El panorama que vislumbra este experto para los inoculados puede no ser demasiado halagüeño:

> «Si los anticuerpos aumentan, los vacunados van a ser más susceptibles al virus. Esto conlleva que las posibilidades de ser infectados crecerán para ellos y entonces necesitarán una vacunación extra, entrando en un círculo vicioso cada vez más intenso. Esto, creo, puede hacer que dentro de poco tiempo veamos que, en alguno de los países con las tasas de vacunación más altas, aparezca una variante más virulenta».

El día 27 de abril de 2022 ocurrió algo revelador, teniendo en cuenta los meses durante los que se intimidó a la población con el concepto de «vacunación obligatoria», una aberración que, como va quedando claro, se sabía del todo ilegal y puede que solo estuviese siendo empleada como un modo más de coacción por parte del poder hacia la ciudadanía.

El Tribunal de Justicia Administrativa de Sicilia, en Italia, dictaminó que la posibilidad de la vacunación obligatoria contra el COVID era inconstitucional. El órgano declaró que había quedado sobradamente demostrado que los tratamientos experimentales de ARN mensajero, supuestamente destinados a proteger a la población, eran causantes de «efectos adversos graves o fatales». Los magistrados llegan a afirmar que, incluso aunque la muerte ocasionada por la inoculación fuese algo raro, una sola muerte era motivo suficiente para convertir el mandato en inconstitucional.

El abogado italiano Marco Mori se pronunció al respecto de la decisión del tribunal siciliano. Recordó que se trataba de una decisión relativa a la cuestión planteada de la vacunación obligatoria del personal sanitario, algo que se había intentado en Italia. Y subrayó que, aunque el caso, en principio, surge de la demanda de los sanitarios, la exposición de motivos era de tal calado que afectaba a la totalidad de los intentos de imponer como obligatoria la inoculación de estas sustancias.

El fallo se extiende durante 53 páginas y fue remitido directamente a la Corte Constitucional italiana. Mori explicó que el tribunal se había detenido en los detalles de los datos ofrecidos por EudraVigilance, la base de datos de farmacovigilancia de la Unión Europea, y los calificó como «impactantes». El fallo dice, textualmente:

> «Los datos recopilados por la base de datos europea revelan que, a finales de febrero de 2022, se habían administrado 570 millones de dosis de Pfizer en el territorio de la Unión Europea.

En relación con ellos, se reportaron 582 000 casos de efectos adversos, de los cuales 7000 tuvieron desenlace fatal».

Atención a ese dato: solo a finales de febrero de 2022, se había reconocido oficialmente la muerte de 7000 personas a causa de la inoculación del producto experimental de ARN mensajero de Pfizer. Tengamos en cuenta que existe una auténtica oposición, con trabas de todo tipo, a reportar este tipo de datos. Por lo que hemos de plantearnos: ¿cuántos han muerto realmente? El fallo del Tribunal de Justicia Administrativa de Sicilia continúa:

«En cuanto a AstraZeneca, entre 69 millones de dosis, se informó de 244 000 casos de efectos adversos, de los cuales 1447 tuvieron un desenlace fatal».

Se menciona asimismo a Moderna: 139 millones de dosis, con 150 000 reacciones adversas, entre ellas 834 fallecidos. Y Janssen: 19 millones de dosis, 40 766 casos de efectos adversos notificados, con 279 muertos.

Hablamos de cerca de 9000 fallecidos admitidos.

«Entre esos efectos también existen patologías graves que en algunos casos pueden comprometer la salud del paciente vacunado de manera irreversible, causando invalidez o, en los casos más lamentables, la muerte.

Por lo tanto, es dudoso que tales productos médicos, cuyos datos sobre las reacciones adversas se están recopilando, cumplan con el requisito constitucional antes mencionado».

Y concluye:

«Debe excluirse la legalidad de una vacunación obligatoria, si utiliza productos cuyos efectos sobre la salud de los pacientes vacunados superan el umbral de tolerabilidad normal. Lo cual no puede incluir el riesgo de efectos adversos graves o fatales, aunque estos sean una porción pequeña con relación a la población vacunada».

Hasta ahí, el tribunal. Porque el letrado Marco Mori apostilla, en su comentario sobre la decisión judicial: «Basta un efecto fatal para que esto sea inadmisible». ¿Quién determinará el porcentaje de ciudadanos desechables?

CHINA Y EL MISTERIO DE LA (NO) VACUNA

China ha optado por otro método de vacunación. En realidad, China se ha volcado en soluciones que me dan mucho que pensar.

Empezando por el final, aún desconozco si el líder chino Xi Jinping se ha vacunado, y, si quiere que le diga la verdad, apuesto a que no. A pesar, incluso, de que Zeng Yixin, subdirector de la Comisión Nacional de Salud, dijera recientemente que los principales líderes de China habían sido vacunados con inyecciones de fabricación nacional. Yixin se pronunció en el transcurso de una rueda de prensa donde se le preguntó expresamente por el estado de vacunación de su máximo dirigente, a quien no mencionó. De hecho, el Gobierno de China ha tenido innumerables oportunidades de decir si Xi Jinping ha sido vacunado, pero no lo ha hecho en ninguna ocasión. ¿Por qué?

Dejando a un lado esta pregunta sin respuesta, más que en las inoculaciones, China ha confiado en la estrategia de «cero covid», bloqueando de forma severa, imponiendo cuarentenas centralizadas con los casos positivos y haciendo pruebas COVID masivas.

Y digo que da mucho que pensar la estrategia china porque nadie mejor que ellos sabe lo que se estaba cociendo en sus laboratorios y a qué tipo de multivirus nos estábamos enfrentando. Quiero decir, nadie mejor que los líderes chinos saben de la posible ineficacia que pueden presentar las actuales vacunas ARNm ante la imprevisibilidad de este COVID-19, o tal vez de la poca fiabilidad de las inyecciones occidentales que se están inoculando.

Sea cual sea el motivo, lo que está claro es que China ha seguido un curso muy diferente al enfoque de EE. UU. o de Europa para detener la propagación del virus. A este respecto, el epidemiólogo Ray Yip, también asesor de Bill Gates en estas inoculaciones, manifiesta algo que me resulta, como poco, sorprendente: «China aplastó la epidemia de coronavirus temprano, por lo que perdieron la oportunidad de probar la eficacia de sus vacunas allí».

Esta frase dice mucho. Por un lado, deja claro que China, la que más sabe acerca de este COVID-19, ha conseguido «aplastar» la

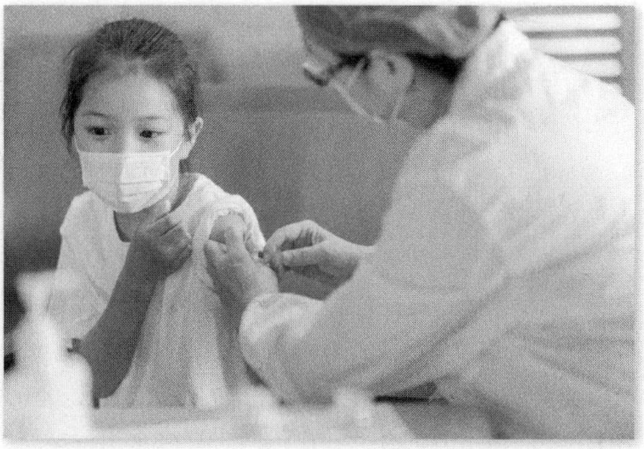

Administración de vacuna en China (foto: Sinovac).

epidemia sin que el medio haya sido la vacunación masiva, y, por otro lado, la frase tiene un contenido alarmante: «perdieron la oportunidad de probar la eficacia de sus vacunas allí». ¿Acaso hubiese sido mejor haber dejado morir a la gente para poder probar el resultado de las vacunas? ¿Tal vez ese es el motivo por el que los desarrolladores de vacunas están inoculando a las personas, aun sabiendo los efectos secundarios que se van a desencadenar a corto y largo plazo?

Dicho esto, China también tiene sus propias vacunas, aunque para fabricarlas ha optado por el método tradicional de hace un siglo: las vacunas históricas, que consisten en inyectar el virus completamente inactivado (el virus se inactiva con un químico llamado *propiolactona*) a diferencia de las principales vacunas occidentales, que se basan en los vectores virales genéticamente modificados y fragmentos de ARN.

Las dos principales vacunas de China son CoronaVac —la más utilizada—, de Sinovac Biotech, con sede en Pekín; y Sinopharm, producida por China National Biotec Group (CNBG), empresa estatal China. Meng Weining, director sénior de Sinovac, dice que, para la fabricación de su vacuna, compararon el enfoque inactivado que ya usan para fabricar seis de sus vacunas y que tanto para CoronaVac como para Sinopharm han utilizado SARS-CoV-2 muerto, que, según me cuenta un prestigioso virólogo chino a quien he preguntado, son las vacunas que mejor respuesta dan, porque con ellas, inactivadas, agregan una gran cantidad de antígenos diferentes.

Es decir, las vacunas chinas están hechas de varios virus inactivados, y funcionan enseñando al sistema inmunitario a producir anticuerpos contra SARS-Cov-2. Sin embargo, las vacunas no son la

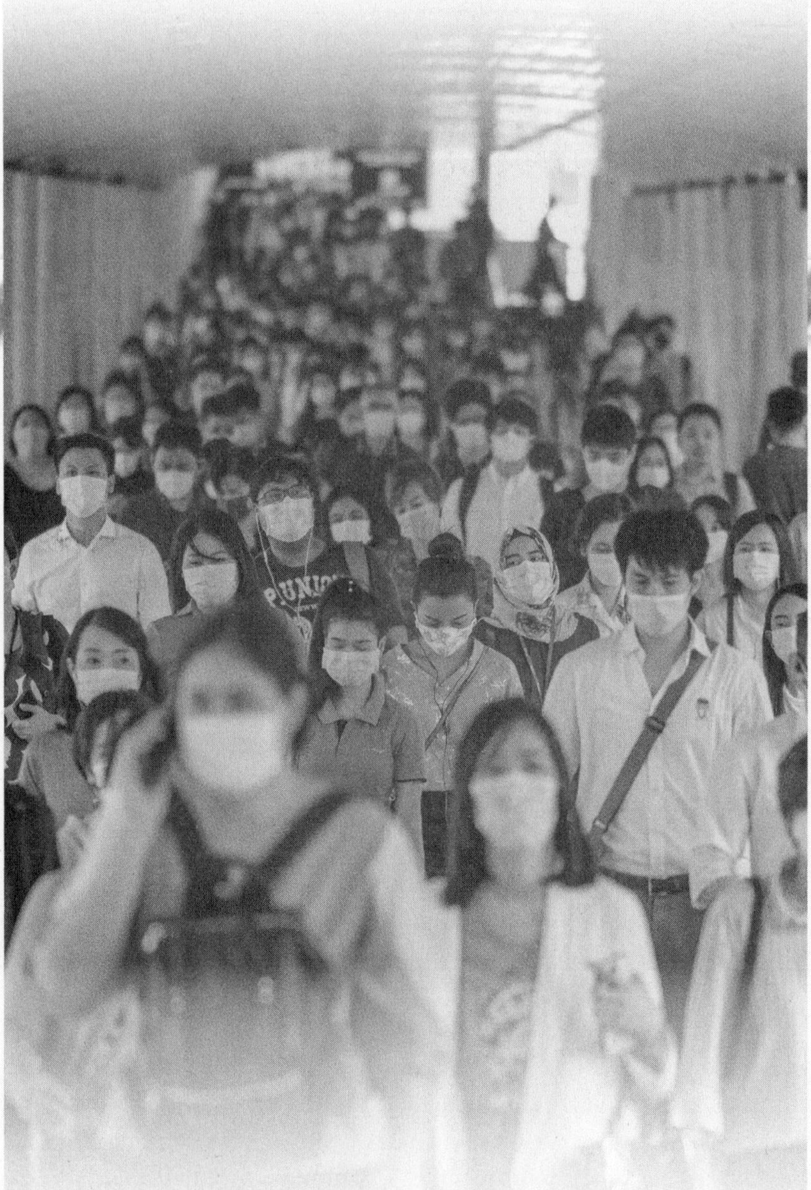

Conclusiones

Con la información previamente expuesta, así como de los resultados anteriormente comentados, se pueden extraer las conclusiones.
Un cambio de las circunstancias o nuevos datos, exigirían un nuevo análisis, y estos podrían modificar los resultados y las conclusiones.

CONCLUSIÓN SOBRE EL ORIGEN DE LA PANDEMIA

Es obvio que en este punto podemos estar en desacuerdo, porque apuntar a responsables y a sus responsabilidades depende de las conclusiones a las que cada uno haya llegado después de estudiar la documentación y los testimonios que he aportado durante todo el trabajo. Sobre esta base, la de las evidencias, las responsabilidades podemos verlas de forma distinta.

Mis conclusiones son claras: las evidencias me sugieren que el SARS-CoV-2 se liberó accidentalmente del laboratorio del Centro para el Control y la Prevención de Enfermedades de Wuhan (WHC-DC), durante la manipulación y el traslado de material peligroso a los nuevos laboratorios, que se encontraban a una manzana de dos hospitales de alguna manera implicados (el Union Hospital y el Jinyintan Hospital, donde se documentaron los primeros casos de personal médico infectado) y a unos trescientos metros del mercado de mariscos de Wuhan, el primer escenario de la versión oficial china. La fuga se debió, con toda probabilidad, a un fallo en la seguridad.

No he conseguido que se me informara de la fecha concreta en la que se llevó a cabo la mudanza del laboratorio, aunque la OMS señala que se hizo los primeros días de diciembre. Yo pienso que el traslado no se realizó en un solo día. Una fuente de un conocido laboratorio me ha explicado la dificultad de trasladar patógenos con elevados niveles de bioseguridad. Deduzco que la mudanza se hizo por partes y que se ejecutó durante meses, empezando en el mes de septiembre. Sospecho que una fecha plausible es el 12 de septiembre de 2019; en esto coincido con Michael McCaul. Me sorprende que esa misma noche se eliminaran las bases de datos del Instituto de Virología de Wuhan, donde trabajaba Shi Zhengli y donde, además, desempeñaba el cargo de subdirectora.

El virus —o la secuencia viral—, que también parece demostrado que fue manipulado genéticamente, es probable que fuera recolectado en la cueva de la provincia de Yunnan, a partir del año 2012 (que es cuando Zhengli se hace responsable de la investigación para estudiar cómo se infectaron los mineros que hacían labores de limpieza en el interior de la mina) y, aproximadamente, hasta 2015, año en que se consigue hacer con éxito la modificación genética del virus, mediante la práctica peligrosa de ganancia de función.

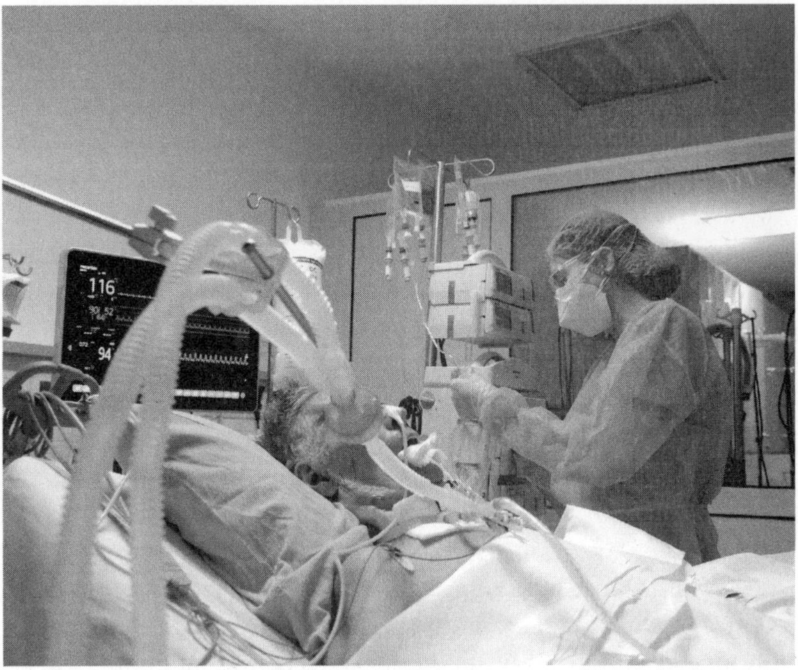

Una enfermera atiende a un paciente de la unidad de cuidados intensivos (UCI) del Hospital Sotiria, en Atenas, Grecia, a finales de 2021.

Tras la fuga accidental del patógeno, este se propagó sin piedad, primero en un escenario local, seguramente a través de los infectados que se movían por la ciudad en los medios de transporte público, y después como consecuencia de dos grandes eventos: los Juegos Mundiales Militares y el tradicional Festival de Primavera del Año Nuevo chino. Ambas celebraciones movilizaron un número altísimo de personas de todas partes del mundo. Cuando estas personas se contagiaron y volvieron a sus lugares de residencia, utilizando medios de transportes masivos como el tren o el avión, el escenario de pandemia mundial estaba servido en bandeja.

Responsabilidades sobre el origen de la pandemia

Por todo lo que hemos aportado aquí y con base en la información disponible, aunque lista para recibir nuevas aportaciones o testimonios, tanto que la contradigan como que la respalden con más datos, aquí están los agentes o los protagonistas en los que, siempre según mi punto de vista, parece que podría recaer la culpa:

— **1. Las autoridades chinas.** Por ocultar el inicio de la enfermedad. Por permitir que se celebraran unos Juegos Mundiales Militares cuando ya se sabía que el virus estaba contagiando a los ciudadanos y que este evento lo propagaría fuera de sus fronteras. Por permitir que miles de ciudadanos del mundo entraran o salieran de China para celebrar su tradicional Festival de Primavera (Año Lunar) cuando ya la ciudad de Wuhan había sido cerrada por la entonces todavía epidemia. Por suprimir aparentemente los registros de la base de datos en el Instituto de Virología de Wuhan. Por manipular, como avalan testimonios y hechos, la investigación de la OMS sobre los orígenes del virus y no facilitar la información de la que disponían. Por no tomar las medidas necesarias para impedir que una epidemia que era local se extendiera al resto del planeta. Y sin olvidar la destrucción de muestras, la encarcelación de periodistas ciudadanos chinos, la imposición de la ley mordaza para impedir que los científicos chinos se pronunciasen sobre los orígenes o la ley marcial para anular los derechos constitucionales de sus ciudadanos. Motivos, todos, acaso más peligrosos que el virus en sí.

— **2. Shi Zhengli, Peter Daszak y su equipo de virólogos.** Por realizar experimentos de ganancia de función en condiciones de seguridad laxas para trabajar con virus extremamente peligrosos como es el SARS2. Son responsables de modificar genéticamente el SARS y hacerlo más virulento y contagioso sin haber prevenido una posible fuga, aun sabiendo, como dijo Daszak en un simposio de virología, que no existían ni antivirales ni vacunas para curarlo. Shi y Daszak también son responsables de seguir adelante con sus investigaciones de ganancia de función aun cuando se les había impuesto una moratoria a la financiación federal para la investigación que venían realizando. Shi, como responsable por su cargo, y también por ser la primera autora de la mayor parte de las investigaciones que se llevaban a cabo en los laboratorios BSL2 y BSL3 del Centro para el Control y la Prevención de Enfermedades de Wuhan y BSL4 del Instituto de Virología de Wuhan, podría y debería haber hecho una evaluación de riesgos para prevenir cualquier fuga de laboratorio, ya fuera por traslado o por infección de algunos de sus investigadores.

— **3. Virólogos internacionales.** Los virólogos sabían mejor que nadie los peligros que entrañan las investigaciones de ganancia de función, pero fabricar ese tipo de virus es muy rentable como para no llegar a resultar tentador. Se reciben subvenciones y la financiación está asegurada. No todos, obviamente, pero muchos han mirado, y miran, hacia otro lado.

— **4. Estados Unidos.** Por financiar al Instituto de Virología de Wuhan. Desde el año 2014 hasta el 2019, EcoHealth Alliance, de Peter Daszak, recibió subvenciones del Instituto Nacional de Alergias y Enfermedades Infecciosas (NIAID), que es parte del Instituto Nacional de Salud, para realizar investigaciones de ganancia de función con coronavirus. También es responsable EE. UU. de conocer las fallas de seguridad de los laboratorios de Wuhan, como hemos demostrado con los correos electrónicos de Anthony Fauci, y no poner solución a tiempo para evitar una fuga, lo que ha podido permitir que se continuara trabajando en los laboratorios con patógenos altamente peligrosos en condiciones que no garantizaban la seguridad exigida.

En esta misma línea, podían estar comprometidos el director de NIAID, Anthony Fauci; el director del NIH, Francis Collins; y el subdirector de este, Lawrence Tabak: todos ellos son responsables de mentir al mundo al negar de forma reiterada que estos fondos del NIH no se han utilizado para experimentos prohibidos.

Estos responsables tienen razones institucionales y personales para no hablar de ello. Los virólogos tienen miedo de que sus investigaciones terminen y corren el riesgo de que sus subvenciones no se renueven.

Las autoridades chinas han mostrado todo su interés en eludir la culpabilidad y ocultar la naturaleza de la tragedia. Shi y su equipo, de reconocer su culpa, se enfrentarían a una censura mundial por haber permitido este accidente. Estados Unidos tiene a su Instituto de Salud en la incómoda posición de haber financiado un experimento peligroso que ha dado origen a esta pandemia.

Muchos responsables posibles y mucho que perder.

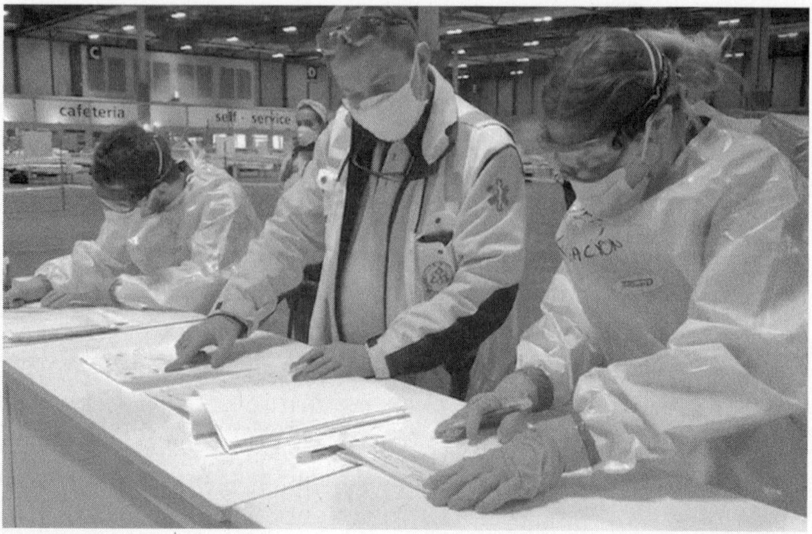

Personal sanitario de Madrid Salud, en el hospital de campaña habilitado en IFEMA, en marzo de 2020 (Foto: Ayuntamiento de Madrid, Diario de Madrid).

Responsabilidad de las inoculaciones

La responsabilidad en la gestión de las inoculaciones por parte de los Gobiernos, por parte de la Organización Mundial de la Salud, por parte las industrias farmacéuticas, por parte de la EMA, por parte de la FDA y por parte de las autoridades sanitarias parece resultar evidente.

También la aprobación de las mal llamadas vacunas, la falta de información sobre las mismas, la omisión de los efectos secundarios que ya conocían (cuyo alcance aún no sabemos), la distorsión deliberada de la información que han hecho llegar a los ciudadanos, incluso sin intencionalidad, han quedado probadas y son causa delictiva.

Añado, además, la implicación de haber procedido a una vacunación universal, desarrollada para la ocasión en un tiempo récord y aprobada para su uso de emergencia estando todavía en fase experimental, saltándose todos los estudios de seguridad que son necesarios para finalizar los estudios con éxito. En lugar de completar todas las fases de aprobación del medicamento, las actuales vacunas COVID-19 se han patentado y lanzado al mercado en cantidades industriales para ser inoculadas en millones de personas sin tener en cuenta su estado, su condición física y sus patologías previas. Puedo asegurar que cualquier medicamento, y estas vacunas lo son, tiene

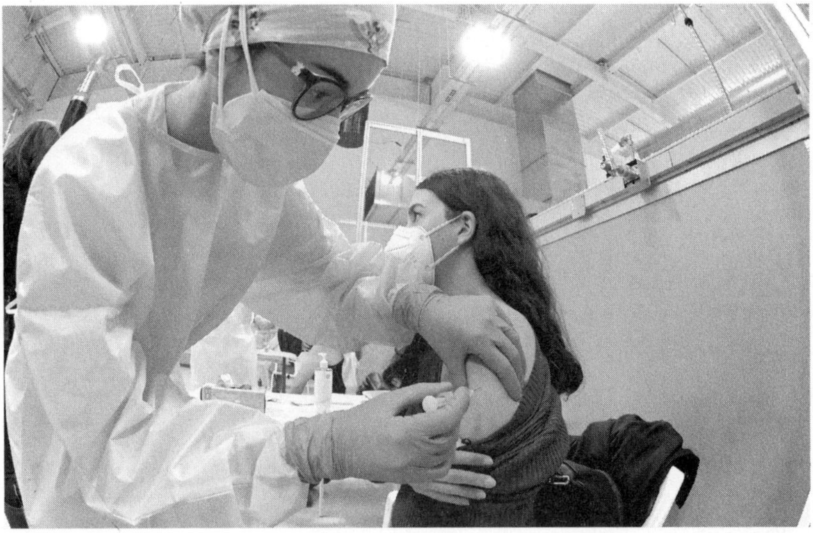

Vacunación en el Hospital Isabel Zendal, en Madrid, en febrero de 2021.

que ser recetado desde la individualidad y teniendo muy en cuenta la ficha clínica de cada paciente. Sin excepción.

Ha sido absurdo y negligente el proceder de todas estas instituciones (puede volver al capítulo de los efectos secundarios de las inoculaciones). En resumen, usted puede ir a una farmacia a comprar un antibiótico porque tiene una infección de muelas y, sin receta, no le venderán ninguno, pero pueden vacunarlo sin necesidad de prescripción mientras hace cola en un supermercado. Absurdo.

Estos son los motivos por los que he visto necesario enumerar las responsabilidades de algunos, aunque sea de forma provisional, con la clara intención de que ningún culpable quede impune o exento de su inculpación en el estado actual en que nos encontramos y, más importante aún, con la esperanza de prevenir que tenga lugar un nuevo suceso como este, que desencadene una nueva pandemia mundial o una inoculación masiva sin precedentes.

Estoy segura de que a las personas de todo el mundo que hemos estado confinadas, mermadas de libertad, embozadas con mascarillas, bañadas en geles hidroalcohólicos y desinfectantes, asustadas por las noticias, manipuladas por los que han aprovechado el miedo como arma para conseguir beneficio, nos gustaría tener a los culpables de esta situación ajustando cuentas con la justicia. Y creo que en esto sí estaremos de acuerdo.

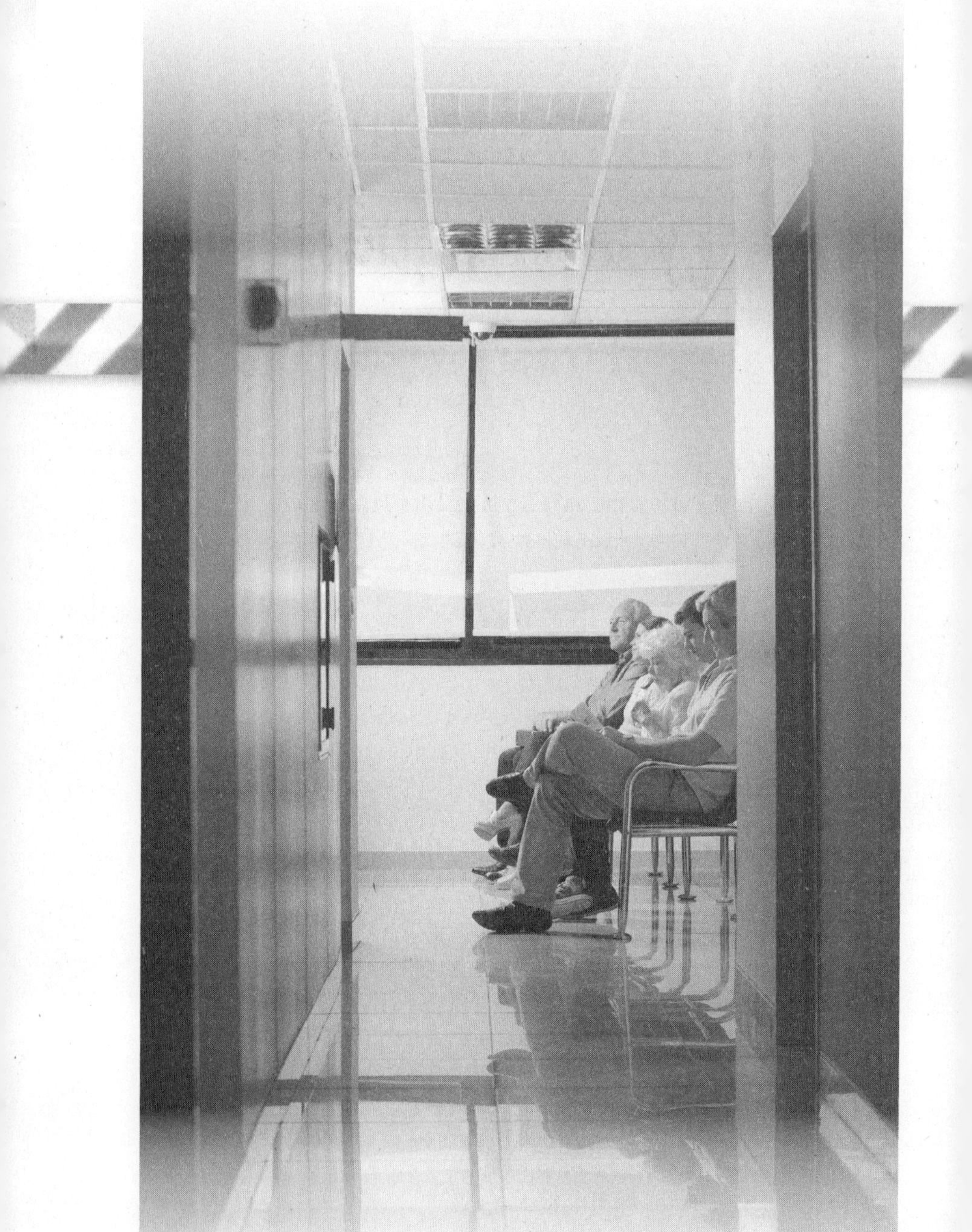

Escaneo del futuro: ¿y ahora qué?

Pese a todo, como en la Teoría del Caos, la naturaleza siempre se abre paso.

CÓMO EL COVID SE APROVECHÓ PARA CAMBIAR EL FUTURO

Creo que, desde hace mucho tiempo, de hecho desde que comenzó la crisis del 2008, los tomadores de decisiones fabricaron nuevos escenarios, impulsaron nuevos poderes y, de alguna manera, provocaron la decadencia de las instituciones internacionales. Ejemplo de ello son la propaganda sobre el cambio climático, la geopolítica de la energía o el Tratado Internacional de Pandemias, factores que probablemente darán forma a los nuevos escenarios en que nos irán introduciendo.

Uniendo los puntos y analizando las señales, podemos prever las tendencias globales que nos preparan y que forjarán el futuro, y su proceso, para adelantarnos parcialmente a vislumbrar cuál será el producto final que intentarán vendernos. Muestra clara es la brecha que ya existe en las máximas instituciones de las naciones debido a ese cambio intencionado en las manos que ostentan el poder, que con la excusa de globalización se les está regalando a actores no estatales y a empresas, con el resultado claro del aumento de redes criminales y problemas transnacionales —la mayoría inventados o provocados—, como la creciente limitación de energía o la escasez de ciertos alimentos o materiales; todo para conseguir la ansiada prosperidad global.

Sin duda, la pandemia originada por el SARS-Cov-2 ha sido un buen acelerante hacia las tendencias que ya estaban en curso. Los próximos años estarán llenos de riesgos; riesgos financieros, tecnológicos, sanitarios y también militares, porque la carrera armamentista va en aumento, la rivalidad militar con ella. Y las enfermedades derivadas del SARS-CoV-2, así como los efectos secundarios de las inoculaciones, continuarán entre nosotros durante mucho tiempo. Aunque esto último no interesará contarlo.

Nos van a presionar y mucho. De momento, esta es una historia sin un resultado claro, y tenemos que estar preparados porque estoy segura de que lo próximo que el *establishment* espera de nosotros es que hagamos frente a las crecientes demandas de cooperación que nos llegan y nos llegarán sistemáticamente. Así, hasta que consigan que nos hartemos del viejo orden y que recibamos con gran alegría el nuevo que se está gestando.

Por tanto, viviremos cambios dramáticos en los próximos meses, en los próximos años, en todo el sistema internacional. Tendremos que aprender a manejar los problemas. Por ejemplo, nos hablarán de la escasez de la energía y nos inculcarán su versión oficial de que nos dirigimos hacia una transición de combustibles más limpios; nos exigirán un esfuerzo que usted y yo deberemos hacer —no ellos—, como pasar frío en invierno y calor en verano, no consumir ciertos productos, no utilizar el automóvil o dejar de viajar en avión. Todo será determinante, aunque no sepamos muy bien si esas opciones son o no viables.

Esto es así: cualquier informe de inteligencia aborda ya el futuro de la globalización y, para ello, el coronavirus ha sido muy pero que muy conveniente. Lo que quiero decir con esto es que el COVID-19 surgió en un panorama que el *establishment* ya llevaba años planeando: un cambio mundial hacia la globalización. Lo que sí ha provocado la pandemia de coronavirus ha sido la aceleración de la tendencia preexistente de crear ese mundo moldeado a la conveniencia de unos pocos. Porque ese es el propósito: conseguir el ansiado mundo global y dejarnos como resultado un sistema bloqueado; una sociedad que perderá su brillo algún día.

Más allá de la pandemia, sí que han conseguido globalizar algo: han conseguido globalizar la enfermedad.

SOBRAN MUERTOS

Ahora sobran muertos.

No es mi intención inculcar más miedo, pero la decisión de ignorar la realidad es peligrosa. El hecho de que los casos de infección disminuyan por temporadas no hace que el problema esté resuelto, ni mucho menos. Porque la infección de COVID-19 no va a ser la única que suframos en los próximos años.

Tampoco resulta nada halagüeño que las fuentes oficiales nos digan, de vez en cuando, que el virus no desaparecerá, que será endémico. Nos lo dicen como si eso fuera bueno, como si tuviéramos que dejarlo a un lado y pasar página. Pero, oiga, que el virus sea endémico no lo convierte en un santo. La malaria, el VIH, incluso la influenza, son virus endémicos que matan a miles de personas cada año. El conformismo tampoco es solución, y más cuando no se basa en la verdad.

Estoy preocupada, que no asustada, y mucho. Y creo que razones no faltan. Los efectos en la salud de este virus diseñado son claramente amplios e impredecibles por el momento. La opacidad y el secretismo alrededor de las causas de esta pandemia y de los efectos secundarios que están provocando las vacunas no están ayudando. Existen muchos factores que aún desconocemos.

Lo que sí sabemos es que, en los últimos once años, tanto en el laboratorio BLS4 del Instituto de Virología como en el laboratorio del Centro para el Control y la Prevención de Enfermedades de Wuhan (WHCDC) se ha estado trabajando con este coronavirus con el objetivo de hacerlo más infeccioso y letal para el ser humano, diseñado como un arma biológica de doble uso por los militares. De doble uso porque, una vez que los científicos, bajo orden militar, habían creado el virus en el laboratorio, el arma asesina, debían experimentar sus efectos en los humanos y, primero, tenían que probar la capacidad de infectar y contagiar a la comunidad y, después, tenían que centrarse en encontrar la solución para controlarlo. En una guerra, esta arma (el virus) sería una forma limpia de acabar con el oponente sin dejar apenas rastro.

Por tanto, algo salió mal en esos centros de experimentación y, aunque se había conseguido hacer el arma perfecta, no se había encontrado aún la solución para curar sus efectos. El virus quimera se escapó por accidente del laboratorio, al infectarse un científico mientras trasladaban las instalaciones, y la última fase del experimento, esa en la que debían encontrar la solución para neutralizarlo, no se llegó a concluir. El coronavirus, con los insertos de otros virus como el VIH —y más—, les resultó tan terrorífico que aún no habían sido capaces de fabricar un antiviral o una vacuna que lo detuviese. No llegaron a tiempo.

Y esto no se acaba. Aquí es cuando nos hablan de sucesivas olas de la infección por coronavirus, de mutaciones del propio virus. De una variante alfa (que surgió en Reino Unido en septiembre de 2020), a la que siguió beta (que se originó en Sudáfrica en octubre del mismo año), después gamma (esta vez en Brasil en el mes de diciembre), delta (que surgió en la India en el mes de octubre de 2021), ómicron (que se ha venido dando en numerosos países desde noviembre de 2021) y más, y más. En este momento se han descrito miles de mutantes de SARS-CoV-2. En la base de datos de GISAD encontramos casi cinco millones de secuencias y cada una de las variantes corresponde a su propio linaje; y continuarán evolucionando, añadiendo más mutaciones con el paso del tiempo.

Cada una de estas variantes tiene unas características que la diferencian. Incluso, algunas son significativamente más contagiosas y otras son mucho más virulentas. Que los virus mutan todo el tiempo ya lo sabemos. La mutación sucede cuando una parte del material genético del virus se copia incorrectamente. Un científico de Stanford me ha informado de que solo ómicron tiene más de cincuenta mutaciones, y el profesor Johathan Stoye, virólogo del Instituto Francis Crick, de Londres, dice que no saben cómo está sucediendo esta evolución del COVID-19:

> «Está obteniendo un desarrollo que ocurre desde diferentes puntos de partida. Si está teniendo lugar a través de pacientes inmunosuprimidos, o si está produciéndose a través de animales, o cómo, no sé si lo sabemos, y no sé si realmente lo sabremos alguna vez».

Mientras tanto, nos hablan de los efectos del COVID a largo plazo, y también de que las vacunas que iban a salvarnos porque nos daban inmunidad, las mismas que se aprobaron sin tener las suficientes garantías de que fueran seguras en humanos y sobre los efectos que podían tener en las personas, resulta que no sirven para controlar las nuevas cepas —ninguna cepa, aunque eso no lo dicen—, que son más resistentes que los anticuerpos que proporcionan esas vacunas. Lo que quiere decir que las personas seguimos enfermando.

Bajo ningún concepto nos están contando cómo funciona nuestro sistema inmunitario y que, de forma natural, todo el que haya pasado la enfermedad de COVID-19, ya sea con una u otra cepa, tendrá más anticuerpos y por ello mejor vacuna que cualquiera de las experimentales que hoy por hoy están inoculando, cuyos efectos secundarios son cada vez más notables. Puede que esto no sea rentable explicarlo.

El caso es que tenemos un exceso de muertos en el mundo. Sobran muertos, hay muertos de más. Pero nadie dice nada; ninguna explicación oficial para estas defunciones.

El sistema de monitorización de la mortalidad diaria por todas las causas (MoMo), coordinado por el Ministerio de Sanidad en España, identifica las desviaciones de mortalidad con respecto a la esperada según las estadísticas. Desde el día 1 de enero de 2020 al 19 de julio de 2022, MoMo identificó en España un exceso de muertos de 113 898.

Enlace QR al sistema de monitorización de la mortalidad diaria por todas las causas (MoMo), del Instituto de Salud Carlos III y coordinado por el Ministerio de Sanidad.

Es más del 10 % de exceso de muertes con respecto a las esperadas. El pico más alto se dio en los meses de febrero y marzo de 2020, en pleno brote de la pandemia. Entre enero y febrero de 2021 se detecta un nuevo pico significativo, igual que de julio a septiembre. Y 2022 tiene exceso de defunciones prácticamente todos los meses hasta el 19 de julio, que es el último informe que encuentro en el momento de finalizar la investigación y entregar el libro.

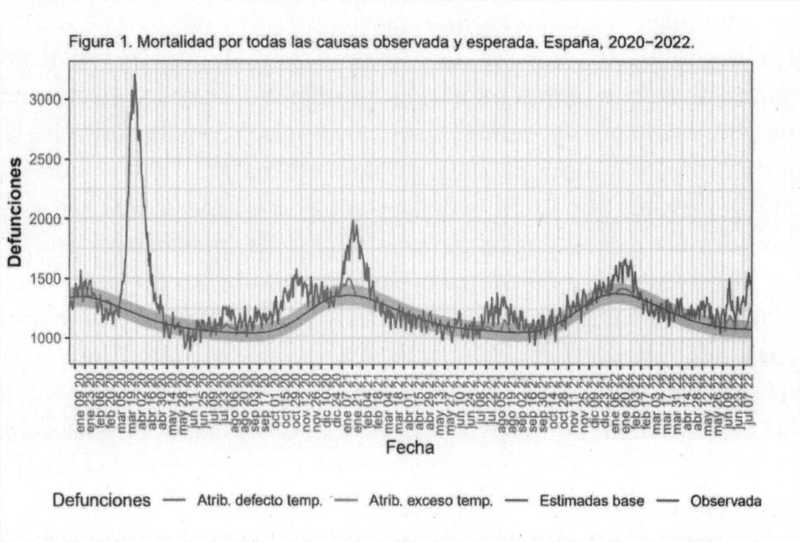

En el año 2020 hubo un exceso de 68 172 fallecidos, la mayor parte atribuidos a la pandemia; es decir, el 16 % más. Pero en 2021 se detectó un exceso de muertes de 24 490 personas.

Debemos tener en cuenta que, a fecha de 29 de diciembre de 2021, en España había recibido la primera dosis de la vacuna el 83 % de la población y había completado la pauta vacunal de entonces el 80 % de la población.

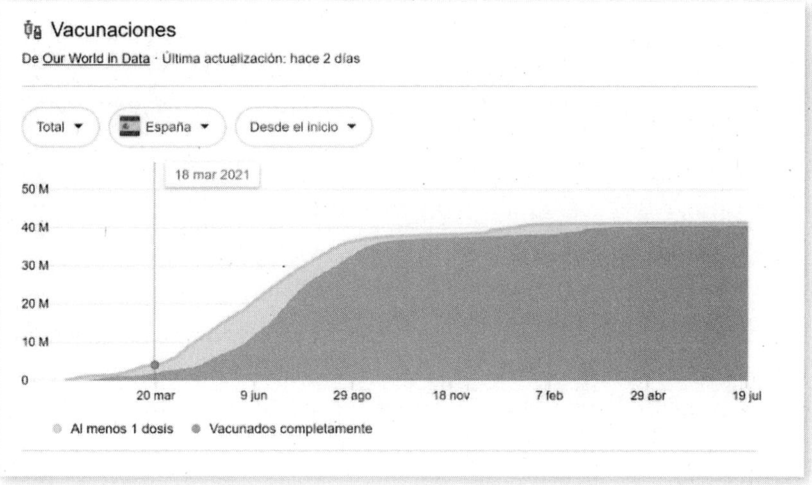

Al finalizar el año 2021 se contabilizaron sesenta y siete muertes diarias sin que se supiera la causa, y, a finales de julio de 2022 el exceso diario del número de fallecidos superaba los ciento catorce.

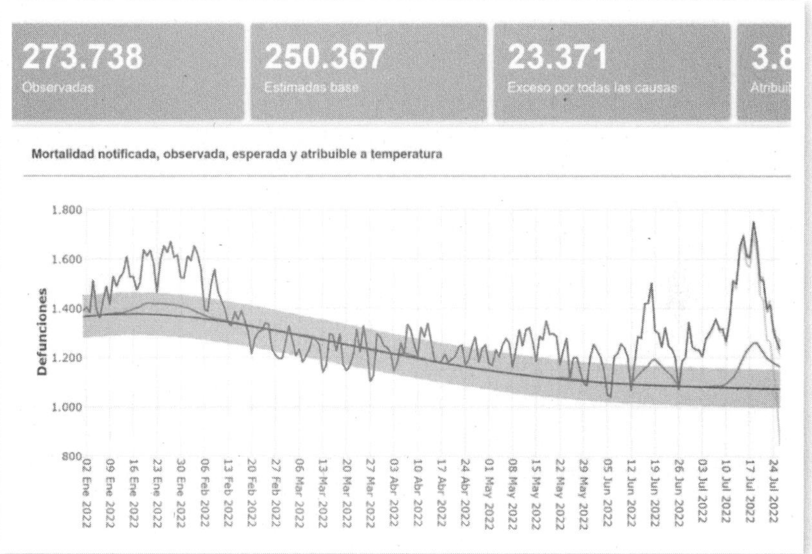

Este caso de muertes que superan a las esperadas solo se había producido durante las primeras olas de la pandemia. Ya en el verano de 2021, con la población vacunada, el exceso de mortalidad diaria superó en el doble a las muertes registradas el año anterior durante el COVID. Son defunciones que se producen en personas que no han sido diagnosticadas de ninguna enfermedad. Las personas mueren de repente, la causa no se conoce y ni siquiera precisan de hospitalización.

Esta situación no se está dando únicamente en España. En el EuroMoMO, el Proyecto Europeo de Monitoreo de Mortalidad, el dato de exceso de mortalidad de toda Europa desde el 1 de enero de 2022 hasta el 24 de julio de 2022 se eleva hasta los 175 747 fallecimientos, que suman casi once mil más que en las mismas fechas del año 2021.

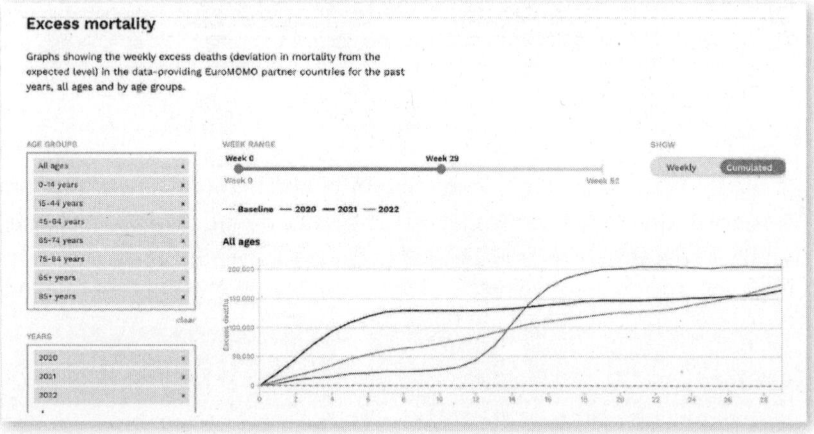

Va siendo hora de que conozcamos todos estos datos y de que la Administración sanitaria dé una explicación, porque es evidente que hay una causa que está provocando este exceso de muertes. De hecho, llevamos muchos meses arrastrando este exceso de fallecimientos por causas desconocidas. De lo contrario, si nadie busca una explicación, ¿para qué sirve esta vigilancia del MoMo?

Y no he tenido en cuenta otros factores como el crecimiento de los infartos, los ictus o la muerte súbita. Los códigos infarto se han incrementado en un 20 % y los de ictus en un 12 %, pero los que han crecido de forma más alarmante son los casos de muerte súbita, que rondan el 70 %, respecto a años anteriores. Aquí, algunos titulares:

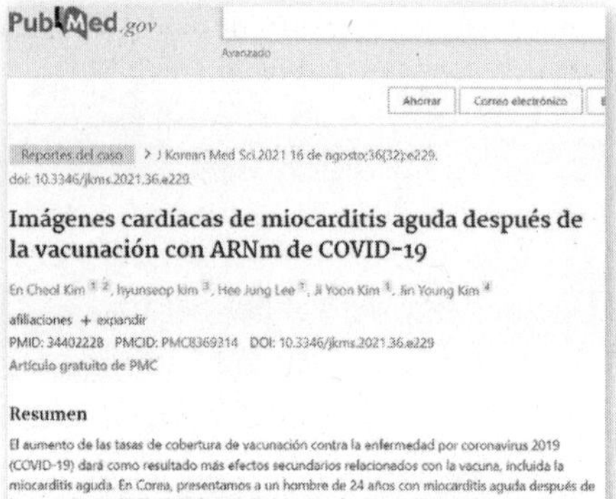
PubMed.gov

Avanzado

Ahorrar | Correo electrónico

Reportes del caso > J Korean Med Sci.2021 16 de agosto;36(32):e229.
doi: 10.3346/jkms.2021.36.e229.

Imágenes cardíacas de miocarditis aguda después de la vacunación con ARNm de COVID-19

En Cheol Kim [1,2], hyunseop kim [3], Hee Jung Lee [1], Ji Yoon Kim [1], Jin Young Kim [4]

afiliaciones + expandir

PMID: 34402228 PMCID: PMC8369314 DOI: 10.3346/jkms.2021.36.e229

Artículo gratuito de PMC

Resumen

El aumento de las tasas de cobertura de vacunación contra la enfermedad por coronavirus 2019 (COVID-19) dará como resultado más efectos secundarios relacionados con la vacuna, incluida la miocarditis aguda. En Corea, presentamos a un hombre de 24 años con miocarditis aguda después de la vacunación con COVID-19 (BNT162b2). Su dolor de pecho se desarrolló el día después de la vacunación y los biomarcadores cardíacos estaban elevados. La ecocardiografía mostró derrame pericárdico mínimo pero contractilidad miocárdica normal. El electrocardiograma reveló elevación

PubMed.gov

Avanzado

Ahorrar | Correo electrónico

Reportes del caso > J Korean Med Sci.18 de octubre de 2021; 36 (40): e286.
doi: 10.3346/jkms.2021.36.e286.

Muerte súbita inducida por miocarditis después de la vacunación con ARNm BNT162b2 contra la COVID-19 en Corea: informe de un caso centrado en los hallazgos histopatológicos

Sang Joon Choi [1], SangHan Lee [2], Jeong Wook Seo [3], Min-Ju Kim [3], Yo Han Jeon [1], Parque Ji Hyun [1], Jong Kyu Lee [1], Nam Seok Yoo [1]

afiliaciones + expandir

PMID: 34664804 PMCID: PMC8524235 DOI: 10.3346/jkms.2021.36.e286

Artículo gratuito de PMC

Resumen

Presentamos los hallazgos de la autopsia de un hombre de 22 años que desarrolló dolor torácico 5 días después de la primera dosis de la vacuna de ARNm BNT162b2 y murió 7 horas después. El examen histológico del corazón reveló miocarditis auricular aislada, con predominio de neutrófilos e

PubMed.gov

Avanzado

Ahorrar | Correo electrónico

Revisar > Rev Med Virol.2022 julio;32(4):e2318. doi: 10.1002/rmv.2318.
Epub 2021 17 de diciembre.

Complicaciones cardíacas posteriores a las vacunas mRNA COVID-19: una revisión sistemática de informes de casos y series de casos

Asra Fazlollahi [1 2], Mahdi Zahmatyar [1 2], Maryam Noori [3], Seyed Aria Nejadghaderi [4 5], Marcos JM Sullman [6 7], Reza Shekarriz-Foumani [8], Ali-Asghar Kolahi [8], Kuljit Singh [9 10], saeid safiri [11]

afiliaciones + expandir

PMID: 34921468 DOI: 10.1002/rmv.2318

Resumen

Ha habido varios eventos adversos locales y sistémicos asociados con las vacunas de ARNm COVID-19. La pericarditis, la miocarditis y el infarto de miocardio son ejemplos de complicaciones cardíacas relacionadas con estas vacunas. En este artículo, llevamos a cabo una revisión sistemática de informes de casos y series de casos para identificar el perfil clínico, las investigaciones y el tratamiento de las complicaciones cardíacas notificadas después de las vacunas de ARNm contra la COVID-19.

PubMed.gov

Avanzado

Ahorrar | Correo electrónico | En

Reportes del caso > J Cardiovasc Magn Reson.9 de septiembre de 2021; 23 (1): 101.
doi: 10.1186/s12968-021-00795-4.

Hallazgos de resonancia magnética cardiovascular en pacientes adultos jóvenes con miocarditis aguda después de la vacunación de ARNm COVID-19: una serie de casos

Yash R Patel [1 2], David W Luis [3], miguel atalay [4], Saurabh Agarwal [4], Nishant R Shah [3]

afiliaciones + expandir

PMID: 34496880 PMCID: PMC8425992 DOI: 10.1186/s12968-021-00795-4

Artículo gratuito de PMC

Resumen

Antecedentes: se sabe que la vacuna contra la enfermedad por coronavirus de ARN mensajero (ARNm) de 2019 (COVID-19) causa efectos secundarios menores en el lugar de la inyección y síntomas sistémicos globales leves en las primeras 24-48 h. Series de casos publicadas recientemente han informado una posible asociación entre la miocarditis aguda y la vacunación contra la COVID-19, predominantemente en hombres jóvenes.

Métodos: Presentamos una serie de casos de 5 pacientes varones jóvenes con miocarditis aguda confirmada por resonancia magnética cardiovascular (CMR) dentro de las 72 h posteriores a recibir una dosis de una vacuna COVID-19 basada en ARNm.

PubMed.gov

Avanzado

Ahorrar | Correo electrónico | E

> Ann Intern Med.2022 abril; 175 (4): 513-522. doi: 10.7326/M21-4502. Epub 2022 18 de enero.

Serie de casos de trombosis con síndrome de trombocitopenia después de la vacunación contra el COVID-19: Estados Unidos, diciembre de 2020 a agosto de 2021

isaac ver [1], allison lale [1], Paige Márquez [1], Michael B Streiff [2], Allison P Wheeler [3], Naomi K Tepper [1], emily jane woo [4], Karen R Broder [1], kathryn m edwards [3], ruth gallego [1], Andrés I Geller [1], kelly un jackson [1], Shashi Sharma [1], Kawsar R Talaat [2], emmanuel b walter [5], Imo J Akpan [6], Tomas L Ortel [5], Víctor C Urrutia [2], Shannon C Walker [3], Jennifer C Yui [2], Tom T Shimabukuro [1], Adamma Mba-Jonas [4], Juan R Su [1], David K Shay [1]

afiliaciones + expandir

PMID: 35038274 PMCID: PMC8787833 DOI: 10.7326/M21-4502

Artículo gratuito de PMC

Resumen

Antecedentes: La trombosis con síndrome de trombocitopenia (TTS, por sus siglas en inglés) es una afección potencialmente mortal asociada con la vacunación contra la COVID-19 con vector adenoviral. Se presenta de manera similar a la trombocitopenia espontánea inducida por heparina. Se han descrito previamente 12 casos de trombosis del seno venoso cerebral tras la vacunación con la vacuna Ad26.COV2.S COVID-19 (Janssen/Johnson & Johnson).

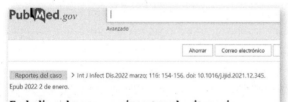

PubMed.gov

Avanzado

Ahorrar | Correo electrónico

Reportes del caso > Int J Infect Dis.2022 marzo; 116: 154-156. doi: 10.1016/j.ijid.2021.12.345.
Epub 2022 2 de enero.

Embolia pulmonar masiva y trombocitopenia inducidas por la vacuna después de una dosis única de la vacuna Janssen Ad26.COV2.S

rosa curcio [1], vitogandolfo [1], Ricardo Alcidi [1], Luciano Giacomino [2], Tommaso Campanella [1], Genni Casarola [1], raquel rossi [1], lorenzo chitti [1], marco d'abbondanza [1], Rita Comisario [2], Pablo Gresele [3], Giacomo Pucci [4], Gaetano Vaudo [1]

afiliaciones + expandir

PMID: 34986404 PMCID: PMC8720302 DOI: 10.1016/j.ijid.2021.12.345

Artículo gratuito de PMC

Resumen

La trombocitopenia trombótica inmunitaria inducida por la vacuna (VITT, por sus siglas en inglés) ha surgido como un efecto secundario raro de las vacunas basadas en vectores adenovirales contra la enfermedad por coronavirus 2019 (COVID-19), y se informa con mayor frecuencia después del uso de la vacuna Vaxzevria (AstraZeneca). Este reporte describe un caso de trombocitopenia severa asociada con embolismo pulmonar masivo y trombosis de la vena porta que ocurrió 13 días después de la administración de la vacuna Ad26.COV2.S (Vacunas Janssen) basada en un vector adenoviral de dosis única. Con base en la sospecha clínica temprana, el paciente recibió rápidamente tratamiento con

En las imágenes, noticias publicadas en la base de datos PubMed, mantenida por el Centro Nacional de Información Biotecnológica (NCBI), en la Biblioteca Nacional de Medicina (NLM) de EE. UU., ubicada en los Institutos Nacionales de Salud (NIH).

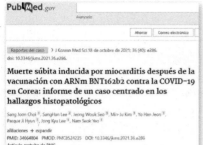

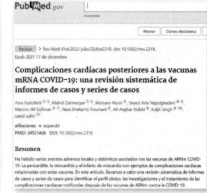

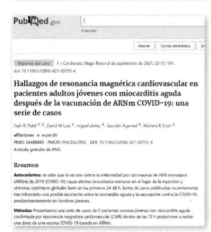

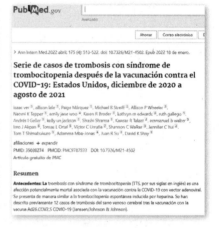

Exceso de muerte infantil

Pregunta parlamentaria - E-003141/2022
Parlamento Europeo

Exceso de muertes entre los niños: un aumento aparente de 700–1 600 %

21.9.2022

Pregunta para respuesta escrita E-003141/2022/rev.1
a la Comisión
Artículo 138
Joachim Kuhs (ID), Marcel de Graaff (ID)

El día 21 de septiembre de 2022, el Parlamento Europeo recibió el escrito E-003141/2022/rev.1, firmado por Joachim Kuhs y Marcel de Graaff —ambos diputados de esta cámara—, en el que se solicitaban explicaciones sobre el aumento de hasta el 1600 % en el exceso de muertes entre los niños. La petición dejaba claro que «nuestros ciudadanos tienen el derecho moral y legal de conocer la verdad». Cierto.

Kuhs y Graaff se dirigían al Parlamento de forma contundente, aclarando que su motivación residía en los varios informes sobre el exceso de mortalidad en niños y «el posible vínculo con las vacunas COVID-19». También dejaban claro que toda su información había sido extraída de los datos oficiales de EuroMOMO, y formulaban tres preguntas que explícitamente querían que les fueran respondidas por escrito. Son estas:

> 1. ¿Está la Comisión al corriente de los informes sobre el exceso de mortalidad y puede indicar si existe una posible correlación con las vacunas contra el COVID-19?
> 2. ¿Puede decir si se están realizando investigaciones sobre las posibles causas de este exceso de mortalidad, incluidas las vacunas COVID-19? Y, en caso contrario, ¿puede explicar por qué no y cómo encaja esto con el deber de cuidado de la Comisión para proteger los derechos fundamentales de los ciudadanos?
> 3. ¿Están preparados para divulgar todos los datos relacionados con estas muertes, incluidas sus posibles causas y la correlación con el estado de vacunación de la COVID-19?

Cuando leí este documento me conecté a la página del EuroMOMO y pude comprobar lo que tanto me habían repetido.

No existen gráficas con el exceso de mortalidad en la franja de edad de 0 a 14 años, aunque EuroMOMO sí deja claro que hay un incremento sustancial de fallecimientos infantiles. Esta es la gráfica más aproximada que pude conseguir:

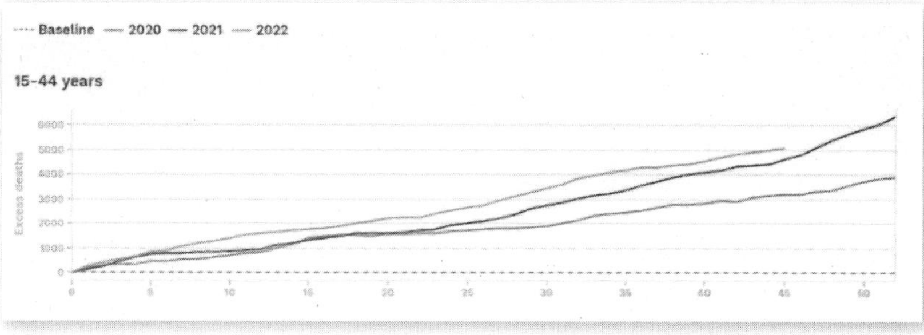

No voy a andar con rodeos: esto es una barbaridad se mire como se mire. Si me voy a los primeros prospectos con la ficha técnica de la vacuna de Pfizer-BioNTech, en su apartado 4.2 de Posología dice expresamente que la inyección está indicada para «personas de 16 años y mayores», y añade: «Población pediátrica: no se ha establecido todavía la seguridad y eficacia en niños y adolescentes menores de 16 años de edad. Los datos disponibles son limitados». Y un dato llamativo: en todo el prospecto de Pfizer no se habla en ningún momento de *vacuna*. Se refieren a ella como *inyectable* o *vial*, pero en ningún momento la llaman vacuna. Esto es un intento de protegerse, sin duda.

Sin embargo, la Agencia Europea del Medicamento (EMA) decide la aprobación de la administración de aquella a menores de dieciséis años, concretamente al grupo de edades que van de los doce a los quince años, el día 28 de mayo de 2021.

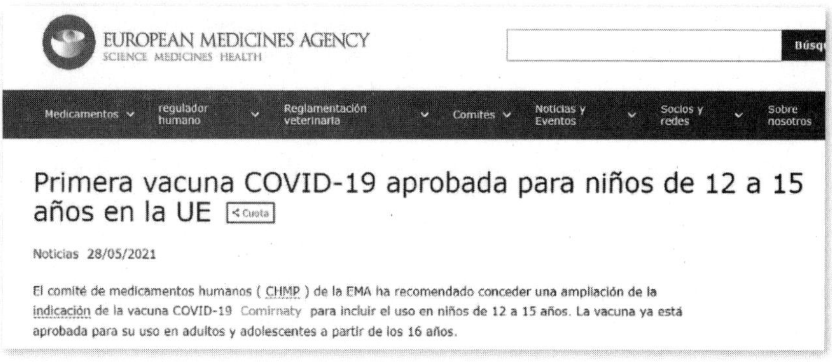
EUROPEAN MEDICINES AGENCY
SCIENCE MEDICINES HEALTH

Búsq

Medicamentos | regulador humano | Reglamentación veterinaria | Comités | Noticias y Eventos | Socios y redes | Sobre nosotros

Primera vacuna COVID-19 aprobada para niños de 12 a 15 años en la UE

Cuota

Noticias 28/05/2021

El comité de medicamentos humanos (CHMP) de la EMA ha recomendado conceder una ampliación de la indicación de la vacuna COVID-19 Comirnaty para incluir el uso en niños de 12 a 15 años. La vacuna ya está aprobada para su uso en adultos y adolescentes a partir de los 16 años.

Y cinco meses después, el día 25 de noviembre de 2021, la Agencia Europea del Medicamento decide ampliar la franja de edad y aprobar la vacuna COVID para niños de entre cinco y once años.

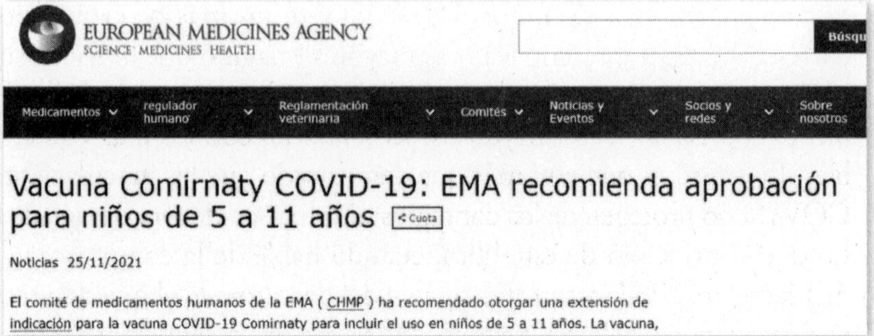
EUROPEAN MEDICINES AGENCY
SCIENCE MEDICINES HEALTH

Búsqu

Medicamentos | regulador humano | Reglamentación veterinaria | Comités | Noticias y Eventos | Socios y redes | Sobre nosotros

Vacuna Comirnaty COVID-19: EMA recomienda aprobación para niños de 5 a 11 años Cuota

Noticias 25/11/2021

El comité de medicamentos humanos de la EMA (CHMP) ha recomendado otorgar una extensión de indicación para la vacuna COVID-19 Comirnaty para incluir el uso en niños de 5 a 11 años. La vacuna,

Aún van más allá y el 19 de octubre de 2022, aún con el incremento de muertes infantiles en todo el mundo, la Agencia Europea del Medicamento decide aprobar la vacuna COVID de Pfizer (Comirnaty) y de Moderna (*spike*vax), esta vez, para niños a partir de los seis meses y hasta los cuatro años.

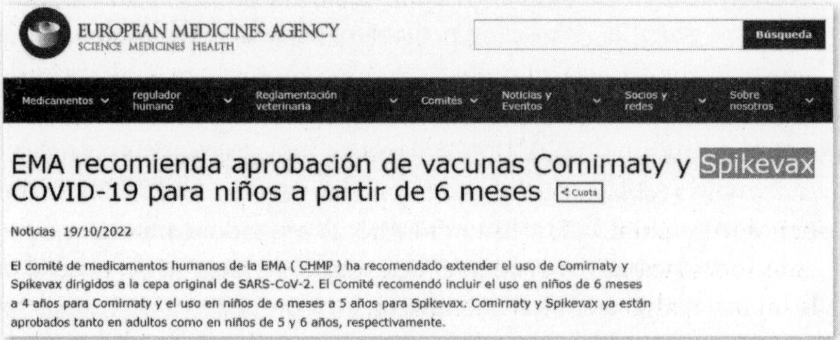
EUROPEAN MEDICINES AGENCY
SCIENCE MEDICINES HEALTH

Búsqueda

Medicamentos | regulador humano | Reglamentación veterinaria | Comités | Noticias y Eventos | Socios y redes | Sobre nosotros

EMA recomienda aprobación de vacunas Comirnaty y Spikevax COVID-19 para niños a partir de 6 meses Cuota

Noticias 19/10/2022

El comité de medicamentos humanos de la EMA (CHMP) ha recomendado extender el uso de Comirnaty y Spikevax dirigidos a la cepa original de SARS-CoV-2. El Comité recomendó incluir el uso en niños de 6 meses a 4 años para Comirnaty y el uso en niños de 6 meses a 5 años para Spikevax. Comirnaty y Spikevax ya están aprobados tanto en adultos como en niños de 5 y 6 años, respectivamente.

Y estas inoculaciones infantiles y pediátricas se aprueban a pesar del conocimiento médico de que el riesgo de muerte por COVID en niños y jóvenes en plena pandemia, o de padecer COVID grave, era —y es— prácticamente inexistente. Más allá, y volviendo a las cifras oficiales del EuroMOMO, la mortalidad infantil en los primeros meses de 2021 se situaba por debajo de lo esperado. En cambio, a partir de la semana 36, aproximadamente dos meses después de haber sido aprobada la vacuna para el grupo de edad de doce a quince años, comienza el aumento de mortalidad por encima de lo esperado, y desde ahí continúa aumentando hasta situarse en un 1600 % más de lo esperado, en el mes de septiembre de 2022. Estamos hablando de unos mil niños por semana.

Mire, yo ya no sé si los tomadores de decisiones se equivocan porque son lerdos o porque son criminales, pero la realidad es que miles de niños sanos han sido inoculados. Y tanto los más pequeños, por parte de sus padres, como los más mayores imagino que lo hacen sucumbiendo a la campaña de propaganda social, agresiva e irresponsable, para *prevenir* a sus mayores y ser *solidarios* con los más vulnerables. Lo cierto es que está más que demostrado que las inoculaciones COVID no protegen de los contagios ni tampoco de ser contagiados. Lo dije al principio de este libro, cuando hablé de la comparecencia de Pfizer en el Parlamento Europeo y del descaro con el que su ejecutiva dijo que no se había evaluado si las personas vacunadas dejaban de contagiar antes de que su vacuna saliese al mercado. Obviamente, esto era antes de su aprobación; ahora sabemos perfectamente que las personas vacunadas sí pueden contagiar.

Queda acreditado que hay un aumento de mortalidad en todo el mundo y un incremento, más que alarmante, de niñas y niños que están muriendo. Pero el silencio sigue. Nadie lo explica. Peor aún, ninguna autoridad hace nada para averiguar qué está pasando con este exceso de muertes. Por lo pronto, y como mínimo, se debe abrir una investigación transparente sobre si hay o no relación de estas muertes con las vacunas COVID. Por tanto, y hasta que las causas queden claras, las inoculaciones infantiles y pediátricas del COVID-19 deberían quedar paralizadas. Es lo mínimo. Sobre todo, para impedir que estas inoculaciones se añadan al calendario de vacunación general de la infancia, algo que pretenden hacer.

Digamos no. No seamos cómplices de un silencio tan bochornoso como lo es este. Estamos en nuestro derecho de exigir explicaciones y de saber por qué no las están dando.

A QUÉ NOS ENFRENTAMOS

Todo esto me hace suponer que irán anunciándonos nuevas enfermedades —algunas ya se están padeciendo, aunque no se informe—, incluso nuevos brotes o pandemias. Estoy segura de que vamos a tener más casos de VIH, hepatitis, virus de Nipah, viruela del simio, adenovirus (que pueden provocar enfermedades como infecciones en las vías respiratorias, cistitis, conjuntivitis o gastroenteritis) y más. ¿Y por qué estos virus? Porque son los virus que hemos tratado en este libro y que, como mencionan algunos de los estudios que citamos, criticados e incluso retirados y censurados, lleva insertados este coronavirus.

Así, una de las causas de la aparición —o reaparición— de enfermedades es el escape del mismo patógeno, que está provocando —y continuará haciéndolo— las numerosas infecciones que vienen circulando; ese es uno de los motivos por el cual las personas no dejan de infectarse. Como hemos dicho, se trata de un virus creado a partir de otras piezas de otros virus y algunos pueden llegar a infectar de forma grave el sistema inmunológico humano.

Este es uno de los principales porqués que hacen difícil que una vacuna funcione: es un esfuerzo inútil saber de qué cepa hay que defenderse y en qué momento hacerlo. Es como jugar a las adivinanzas. Esto China lo sabe muy bien; las autoridades chinas saben perfectamente que combatir con una vacuna este multivirus fabricado como arma, hoy por hoy, es imposible, y ese es el motivo por el que han intentado vencerlo con su método «covid cero». Para China, vacunar es un añadido, no la solución. Si no, al tiempo.

La otra causa, no menos importante, de la aparición de enfermedades van a ser, sin duda, los efectos de la vacunación contra el COVID-19. Hemos visto que las inoculaciones presentan muchos efectos adversos; algunos de ellos se convertirán en nuevas patologías comunes. Algunas de las que más vamos a sufrir son las patologías cardiovasculares (especialmente síndromes coronarios agudos), y también las provocadas por la alteración del sistema inmunológico (que inducirá un mayor riesgo de infecciones).

Enfermedades a las que nos enfrentamos

El *Virology Journal* publicó, en junio de 2022, el resumen sobre un relevante estudio aparecido en *The Lancet*, que aclara la efectividad de las vacunas COVID-19 y su relación con la disminución de la inmunidad humana con el tiempo.

El estudio, firmado por el profesor Kenji Yamamoto (Departamento de Cirugía Cardiovascular del Okamura Memorial Hospital, de Shizuoka, Japón), demuestra que, a partir de los ocho meses de haber recibido la vacuna de dos dosis, la función inmunológica es mucho más baja en esas personas que en las personas no vacunadas. En cuanto a las dosis de refuerzo, Yamamoto se pronuncia contundente:

> «De acuerdo con las recomendaciones de la Agencia Europea de Medicamentos, las inyecciones frecuentes de refuerzo del COVID-19 podrían afectar negativamente a la respuesta inmunitaria».

Añade en sus conclusiones que, como medida de seguridad, deben suspenderse las vacunas de refuerzo adicionales. Esto lo deja muy claro.

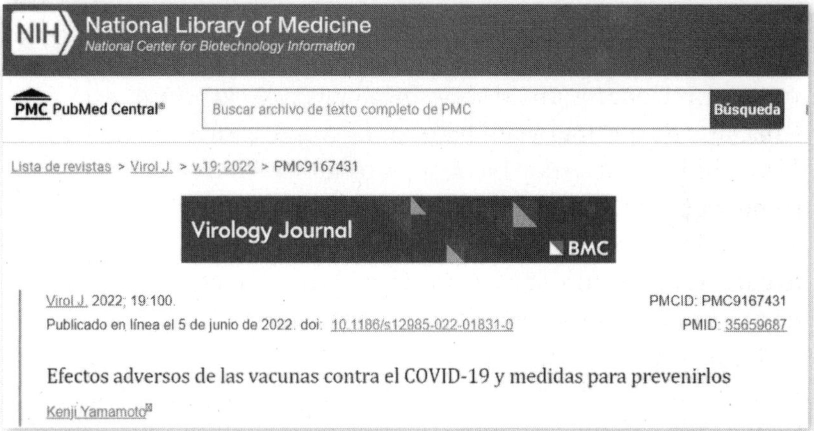

Para llegar a estas conclusiones, el estudio de Yamamoto sugiere que existe un vínculo entre las vacunas contra el COVID-19 y la reactivación del virus que causa la culebrilla o el herpes zóster. Es lo que se denomina «síndrome de inmunodeficiencia adquirida por la vacuna». Y lo explica con algún ejemplo:

> Desde diciembre de 2021, además de COVID-19, el Departamento de Cirugía Cardiovascular del Okamura Memorial Hospital de Shizouoka, Japón (en lo sucesivo «el instituto»), ha encontrado casos de infecciones que son difíciles de controlar. Por ejemplo, hubo varios casos de sospechas de infecciones por inflamación después de una cirugía a corazón abierto, que no pudieron controlarse, incluso después de varias semanas de uso de múltiples antibióticos. Los pacientes mostraron signos de estar inmunocomprometidos y hubo algunas muertes. El riesgo de infección puede aumentar. Es posible que en el futuro deban revisarse varios algoritmos médicos para evaluar el pronóstico posoperatorio.

Los medios de comunicación han ocultado hasta ahora los eventos adversos de la administración de la vacuna, como la trombocitopenia trombótica inmune inducida por la vacuna (VITT), debido a la propaganda sesgada. El instituto encuentra muchos casos en los que se reconoce esta causa. Estas situaciones se han dado en oleadas.

Síndrome de inmunodeficiencia adquirida por la vacuna, ¿por qué sucede?

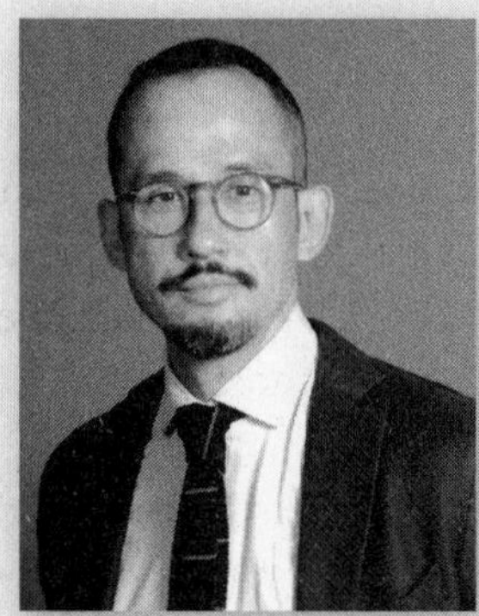

KENJI YAMAMOTO, DEPARTAMENTO DE CIRUGÍA CARDIOVASCULAR DEL OKAMURA MEMORIAL HOSPITAL DE SHIZOUOKA, JAPÓN.
Estudio publicado el 5 de junio de 2022 en *Virology Journal.*
PMCID: PMC9167431. PMID: 35659687

La disminución de la inmunidad es causada por varios factores. En primer lugar, la N1-metilpseudouridina se utiliza como sustituto del uracilo en el código genético. La proteína modificada puede inducir la activación de las células T reguladoras, lo que resulta en una disminución de la inmunidad celular. Por lo tanto, las proteínas del pico no se degradan inmediatamente después de la administración de vacunas de ARNm. Las proteínas de punta presentes en los exosomas circulan por todo el cuerpo durante más de cuatro meses. Además, los estudios in vivo han demostrado que las nanopartículas lipídicas (LNP) se acumulan en el hígado, el bazo, las glándulas suprarrenales y los ovarios, y que el ARNm encapsulado en LNP es altamente inflamatorio. Los anticuerpos recién generados de la proteína espiga dañan las células y los tejidos que están preparados para producir proteínas espiga, y las células endoteliales vasculares son dañadas por las proteínas espiga en el torrente sanguíneo; esto puede dañar los órganos del sistema inmunitario, como la glándula suprarrenal. Además, puede ocurrir una mejora dependiente de anticuerpos, en la que los anticuerpos que mejoran la infección atenúan el efecto de los anticuerpos neutralizantes en la prevención de la infección. El pecado antigénico original, es decir, la memoria inmune residual de la vacuna de tipo Wuhan, puede impedir que la vacuna sea lo suficientemente eficaz contra las cepas variantes. Estos mecanismos también pueden estar involucrados en la exacerbación del COVID-19.

Pues bien, el resto del estudio va en la misma dirección y viene a decir que, al comparar las ventajas y las desventajas de las vacunas ARNm, desde el *establishment* se ha recomendado la vacunación masiva, pero que, a medida que pase el tiempo, las secuelas de la vacuna se volverán más evidentes.

El problema es que, aunque a todos nos gustaría pasar página de la pandemia, lo cierto es que esto no se acaba y aún nos queda enfrentarnos a sus consecuencias, por lo menos, los próximos cinco años. Tenemos un virus sin control que está provocando numerosas enfermedades infecciosas altamente transmisibles —es la naturaleza evolutiva de este virus— y, por otro lado, como hemos observado, la caída de la inmunidad de las personas inoculadas.

De hecho, uno de los virus que me resultaba previsible que surgiera mientras hacía esta investigación es la viruela del simio (del mono). Ya fue declarada como emergencia de salud pública por la Organización Mundial de la Salud, decretada el día 23 de julio de 2022. Los casos de viruela del simio no dejan de sumar y, con fecha 2 de diciembre de 2022, ya hay 82 021 casos confirmados.

Por lo pronto, ya tenemos la viruela del simio y los casos de hepatitis infantil, grave y de causa desconocida. Otra cuestión es que los casos no solo son infantiles: las hepatitis han aumentado

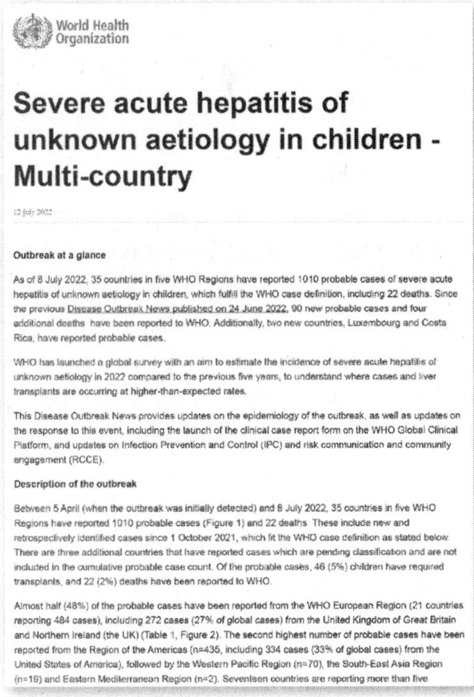

World Health Organization

Severe acute hepatitis of unknown aetiology in children - Multi-country

12 July 2022

Outbreak at a glance

As of 8 July 2022, 35 countries in five WHO Regions have reported 1010 probable cases of severe acute hepatitis of unknown aetiology in children, which fulfil the WHO case definition, including 22 deaths. Since the previous Disease Outbreak News published on 24 June 2022, 90 new probable cases and four additional deaths have been reported to WHO. Additionally, two new countries, Luxembourg and Costa Rica, have reported probable cases.

WHO has launched a global survey with an aim to estimate the incidence of severe acute hepatitis of unknown aetiology in 2022 compared to the previous five years, to understand where cases and liver transplants are occurring at higher-than-expected rates.

This Disease Outbreak News provides updates on the epidemiology of the outbreak, as well as updates on the response to this event, including the launch of the clinical case report form on the WHO Global Clinical Platform, and updates on Infection Prevention and Control (IPC) and risk communication and community engagement (RCCE).

Description of the outbreak

Between 5 April (when the outbreak was initially detected) and 8 July 2022, 35 countries in five WHO Regions have reported 1010 probable cases (Figure 1) and 22 deaths. These include new and retrospectively identified cases since 1 October 2021, which fit the WHO case definition as stated below. There are three additional countries that have reported cases which are pending classification and are not included in the cumulative probable case count. Of the probable cases, 46 (5%) children have required transplants, and 22 (2%) deaths have been reported to WHO.

Almost half (48%) of the probable cases have been reported from the WHO European Region (21 countries reporting 484 cases), including 272 cases (27% of global cases) from the United Kingdom of Great Britain and Northern Ireland (the UK) (Table 1, Figure 2). The second highest number of probable cases have been reported from the Region of the Americas (n=435, including 334 cases (33% of global cases) from the United States of America), followed by the Western Pacific Region (n=70), the South-East Asia Region (n=19) and Eastern Mediterranean Region (n=2). Seventeen countries are reporting more than five

en toda la población mundial, aunque resulte mucho más llamativa la infección en los niños. A 12 de julio de 2022, ya hay treinta y cinco países que han notificado 1010 casos de hepatitis aguda grave de etiología desconocida en niños, de los cuales cuarenta y seis han requerido de trasplante de hígado y veintidós han fallecido, según datos de la Organización Mundial de la Salud.

Enfermedades infecciosas que irán apareciendo

Las enfermedades que le enumero a continuación son solo una pequeña parte de los posibles virus que surgirán en los próximos años y que podrán conducir a nuevos brotes, incluso a una pandemia. Tenemos que ser conscientes de ello y estar preparados porque saberlo y reconocer los síntomas es nuestra principal arma para el futuro.

—**Viruela del simio (mono).** Esta es una enfermedad infecciosa que pertenece a la misma familia viral que la viruela y que se transmite por contacto y a través de gotas exhaladas. Sus síntomas comienzan como la gripe: fiebre, escalofríos, dolor muscular, fatiga y dolor de cabeza. A esto hay que añadir la inflamación de los ganglios linfáticos. Su duración es de tres a cuatro semanas y en algunos casos puede ser grave.

—**Virus de Marburgo.** Es una enfermedad infecciosa que pertenece a la misma familia de virus que el Ébola. Sus síntomas son fiebre alta, vómitos, diarrea y dolor intenso muscular, abdominal y de cabeza. En los casos más graves se desarrollan hemorragias y sangrado. En un 88 % de los casos es grave.

—**Virus del Ébola.** También se trata de una enfermedad infecciosa que en su primera etapa muestra síntomas similares a los de la gripe, como fiebre, dolores de cabeza, musculares, de garganta... A medida que la enfermedad avanza se suman el sangrado de cavidades, como los ojos y la nariz, y la diarrea.

—**Fiebre de Lassa.** Es una enfermedad hemorrágica, difícil de diferenciar de la causada por el Ébola y el virus de Marburgo, ya que los síntomas son muy parecidos. En el 80 % de los casos no se requiere hospitalización, aunque, a diferencia de los otros dos virus, la fiebre de Lassa puede provocar la sordera en el infectado.

—**Nuevos casos de meningitis.** Con datos oficiales en la mano puedo decir que, según ProMED, a 5 de diciembre de 2022, el Departamento de Salud australiano insta a las personas a estar alerta ante síntomas de la enfermedad meningocócica (meningitis), ya que se ha registrado un ligero aumento en los casos en comparación con el mismo periodo durante los cinco años anteriores. Advierte también que la enfermedad puede ocurrir en personas incluso si han sido vacunadas y que los niños menores de cinco años y de quince a veinticinco corren mayor riesgo de contraer la infección.

Fecha de publicación: 2022-12-06 21:34:33 CET
Asunto: PRO/EDR> Meningitis, meningococcal - Australia (08): (NS) fatal,
Número de archivo RFI: 20221206.8707123

MENINGITIS MENINGOCÓCICA - AUSTRALIA (08): (NUEVA GALES DEL SUR) SOLICITUD DE INFORMACIÓN
******************************** ** **

Una publicación de ProMED-mail
http://www.promedmail.org
ProMED-mail es un programa de la
Sociedad Internacional de Enfermedades Infecciosas
http://www.isid.org

Fecha: lunes 5 de diciembre de 2022 8:48 p. m. AEDT
Fuente : The Recorder, informe de Australian Associated Press [editado]
https://www.portpirierecorder.com.au/story/8008510/third-meningococcal-death-in-nsw/

—**Reaparece la difteria.** Según el mismo medio, y en la misma fecha, en Reino Unido han aparecido 57 casos de difteria en 2022, 52 de ellos detectados desde el pasado octubre. También Alemania ha reportado 42 casos de difteria desde mayo de 2022. Se apunta expresamente que no hubo casos ni en 2019 ni en 2020, aunque sí hubo 7 en 2021.

Fecha de publicación: 2022-12-07 04:13:33 CET
Asunto: PRO/EDR> Difteria - Reino Unido (03): (Inglaterra) fatal, solicitantes de asilo
Número de archivo: 20221207.8707130

DIFTERIA - REINO UNIDO (03): (INGLATERRA) FATAL, SOLICITANTES DE ASILO
************************************ ****************

Una publicación de ProMED-mail
http://www.promedmail.org
ProMED-mail es un programa de la
Sociedad Internacional de Enfermedades Infecciosas
http://www. isid.org

Fecha: martes 6 de diciembre de 2022
Fuente: Daily Mail [abreviado, editado]
https://www.dailymail.co.uk/news/article-11508677/SEVEN-cases-diphtheria-discovered-asylum-seekers-Britain- semana.html

—**Nuevos brotes de escarlatina.** Siguiendo con el repunte de enfermedades, también en Gran Bretaña, los jefes de Salud emitieron una advertencia urgente a los médicos de familia y hospitales sobre un brote de estreptococo del grupo A en niños, una bacteria que causa enfermedades como la escarlatina, dolor de garganta o impétigo. Una declaración de UKHSA (la Agencia de Seguridad Sanitaria del Reino Unido) reveló que había 851 casos de estreptococos del grupo A informados solo la primera semana de diciembre de 2022, en comparación con un promedio de 186 para años anteriores; casi cuatro veces más de lo que normalmente se esperaría.

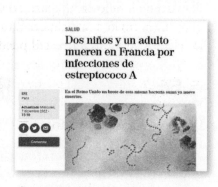

SALUD

Dos niños y un adulto mueren en Francia por infecciones de estreptococo A

EFE
París

Actualizado Miércoles, 7 diciembre 2022 - 15:10

Comentar

En el Reino Unido un brote de esta misma bacteria suma ya nueve muertos.

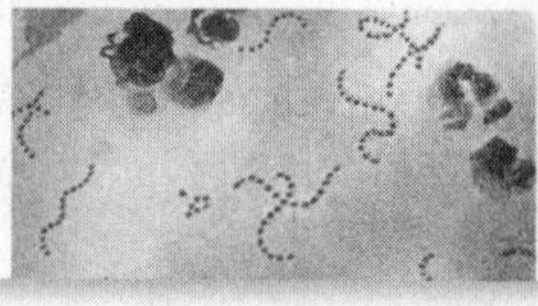

Fecha de publicación: 2022-12-06 02:10:41 CET
Asunto: PRO/EDR> Streptococcus, grupo A - Reino Unido (02): (Inglaterra) niños, fatal, RFI
Número de archivo: 20221206.8707105

STREPTOCOCCUS, GRUPO A - UK (02): (INGLATERRA) NIÑOS, FATALES, SOLICITUD DE INFORMACIÓN
****************************** *** ****

Una publicación de ProMED-mail
http://www.promedmail.org
ProMED-mail es un programa de la
Sociedad Internacional de Enfermedades Infecciosas
http://www.isid.org

Fecha: lunes 5 de diciembre de 2022
Fuente: Express [abreviado, editado]
https://www.express.co.uk/news/uk/1705297/strep-a-scarlet-fever-children-dying-health-nadhim-zahawi-bacterial-infection

—**La OMS, la poliomielitis y nuevas vacunas aprobadas para uso de emergencia.** Sin duda, oiremos hablar de brotes y repuntes de la poliomielitis. En este caso, *ProMED* enuncia textualmente:

> «En una sesión informativa de los Estados miembros de la OMS el 16 de noviembre de 2022, los representantes regionales de programas expusieron las medidas que se tomarán en 2023 para intensificar los esfuerzos de transición de la poliomielitis. (...) Lanzamiento de nOPV2 [vacuna antipoliomielítica], de la que se ha administrado 525 millones de dosis en 25 países bajo la aprobación de uso de emergencia (EUL)».

Esto, ¿le suena de algo? Y sigue: «Otros 15 países han cumplido con los requisitos para el uso de nOPV2 en caso de un brote».

Pues ya saben: en caso de brote, ya se están comprando nuevas dosis de vacunas aprobadas para uso de emergencia.

Así que, si usted sufre alguno o varios síntomas de las enfermedades que hemos mencionado, debe acudir a su centro de salud y exigir un buen examen. Si ellos no cuentan con información suficiente, llévela usted. Solo en el apartado de vacunas tiene las nueve páginas que Pfizer envió a la Agencia Europea del Medicamento, con todos los efectos adversos que usted puede tener. No se rinda.

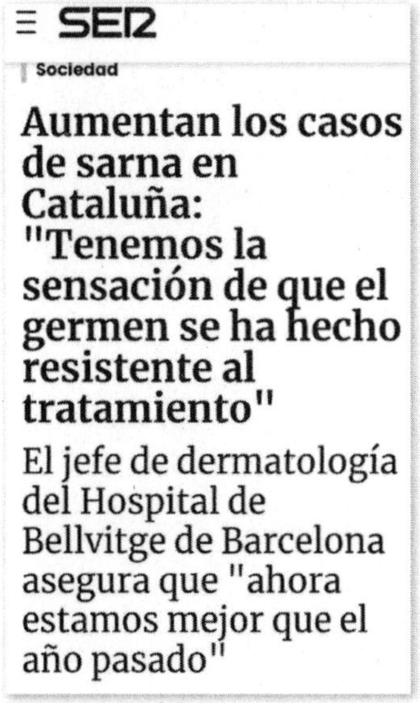
SER

Sociedad

Aumentan los casos de sarna en Cataluña: "Tenemos la sensación de que el germen se ha hecho resistente al tratamiento"

El jefe de dermatología del Hospital de Bellvitge de Barcelona asegura que "ahora estamos mejor que el año pasado"

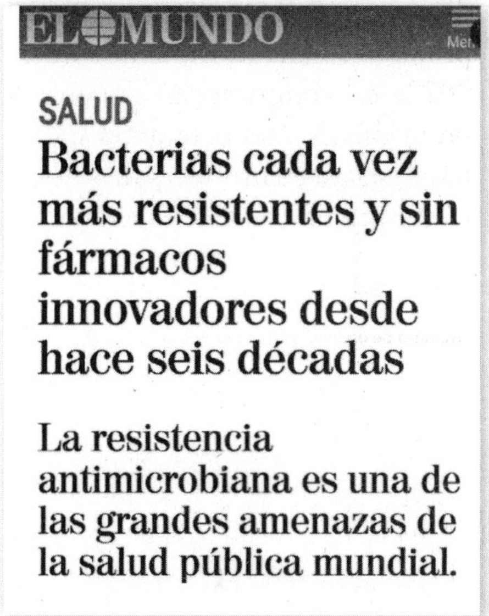
EL MUNDO

SALUD

Bacterias cada vez más resistentes y sin fármacos innovadores desde hace seis décadas

La resistencia antimicrobiana es una de las grandes amenazas de la salud pública mundial.

Llegados a este punto, quiero insistir para dejar claro que el COVID-19, el SARS-CoV-2 que se ha escapado del laboratorio, es un arma y aún está cargada. Deseo decir con esto que el virus continúa circulando porque está expresamente diseñado para eso y, le pongan el nombre que le pongan, ahí está. No se trata de tener miedo, sino de no bajar la guardia y de que no nos continúen engañando.

Autoridades, no sean ustedes *negacionistas* y llamen a las cosas por su nombre. Ya han asustado al mundo cuando no hacía falta hacerlo. Cuando las cifras de muertos por la COVID no justificaban ni el encierro ni las inoculaciones chapuceras que han aprovechado para engrosar los bolsillos de gentes sin escrúpulos.

Las vacunas, qué duda cabe, son uno de los descubrimientos más importantes de la ciencia. Las vacunas son necesarias cuando los beneficios que van a darnos superan con mucho los riesgos que vamos a asumir. Yo me he puesto muchas a lo largo de mi vida y he vacunado a mis hijos con todas las que están en el calendario de vacunación infantil. Pero estas sustancias a las que decidieron llamar vacunas cuando ni siquiera lo eran, cuando en realidad se trata de terapias génicas —ARNm, como tipifica la Administración de Alimentos y Medicamentos de EE. UU. (FDA)—, son otro experimento, y nosotros somos sus cobayas. Es más, el bochorno de continuar llamando vacuna a lo que no es ha hecho que el propio Centro para el Control y la Prevención de Enfermedades (CDC) cambie la denominación de vacuna por la de «inoculaciones de ARNm».

No me cabe ninguna duda de que, si nos hubiesen hablado claro sobre la letalidad real del COVID-19 y sobre que este virus ha sido diseñado expresamente, así como de que por el momento no existe ninguna vacuna que asegure no contraer la enfermedad (precisamente lo que tienen que asegurar las vacunas); o si nos hubiesen dicho que los que ya han pasado el virus están protegidos por inmunización natural —ómicron ha sido una excelente vacuna—, se habrían reducido el número de inoculaciones y, por tanto, los efectos secundarios que se están produciendo y los que están por venir.

CÓMO PROTEGERNOS

Este punto es importante y, aunque no existe una receta que nos asegure de forma infalible qué hacer, sí que existen numerosos estudios que informan sobre medidas prácticas que podemos poner en marcha ya para protegernos. La mayoría de estas medidas están enfocadas para prevenir una disminución de la inmunidad en nuestro cuerpo. Es obvio que todos recalcan la necesidad de una dieta sana y de la práctica regular de ejercicio. Esto último es muy importante. En la práctica de ejercicio, sobre todo si no se hace de forma habitual, no hay que llegar al cansancio extremo, ni mucho menos. Si no has practicado ejercicio nunca, o hace años que no te ejercitas, sal a caminar todo lo que puedas (entre una y dos horas es perfecto). Dejo un recuadro con las recomendaciones del profesor Yamamoto para prevenir la disminución de la inmunidad, para que lo pueda consultar con facilidad.

MEDIDAS PRÁCTICAS PARA PREVENIR UNA DISMINUCIÓN DE LA INMUNIDAD

Virology Journal, junio de 2022
Kenji Yamamoto

—Mantener una **alimentación saludable** basada en la ingesta de alimentos naturales.
—**Controlar el estrés.** El estrés psicológico disminuye la función inmunológica. Es importante controlar los pensamientos y el estado de ánimo (con ayuda profesional si hiciese falta)
—**Dormir lo suficiente.** Es importante dormir entre 7 y 8 horas diarias para fortalecer el sistema inmunitario.
—Realizar **actividad física** de forma habitual y moderada. El ejercicio regular moviliza los linfocitos y estimula el sistema inmune.
—**Abandonar el hábito de fumar.** Fumar exacerba la neumonía y también afecta a la función inmunológica.
—**Limitar el uso de medicamentos antiinflamatorios** no esteroideos.
—**Si hay malestar o fiebre:**
 —Limitar el uso de analgésicos antipiréticos en la disminución de la temperatura corporal.
 —Controlar la fiebre alta enfriando las regiones craneal, axilar y cervical del cuerpo.
—Hacer un **uso adecuado de antibióticos.**
—Usar los **antimicrobianos con prudencia**; la administración de medicamentos antimicrobianos para infecciones virales puede alterar el microbioma, lo que puede fomentar la invasión y reproducción viral. Usarlos con precaución. Por tanto, tener precaución con el uso de enjuagues bucales y jabones germicidas.
—En caso de pruebas médicas o intervenciones quirúrgicas, **limitar el uso de emulsiones de lipídicas,** incluido el propofol (anestésico), ya que pueden causar inmunosupresión perioperatoria.
—**Vitamina D.** Tomar el sol ayuda a subir los aportes de vitamina D, imprescindible para el buen funcionamiento de nuestro sistema inmunitario. En el caso de no tener suficiente, es recomendable que tu médico te recete un suplemento.

Puedo decirle que tengo plena conciencia de haber hecho un trabajo honesto conmigo y con usted en estas páginas.

Le agradezco con sinceridad que me haya acompañado en esta investigación y espero que el recorrido por los datos y testimonios que aquí aporto le haya servido para despejar algunas de sus dudas. Quedan muchas cuestiones por resolver, qué duda cabe, así que tiene mi compromiso de que continuaré investigando, y espero contar con usted.

Como digo, nos irán informando de la aparición de nuevos virus, nuevas epidemias, nuevas enfermedades: VIH, viruela del simio, adenovirus, virus del Nipah, virus de Zika, fiebres hemorrágicas, hepatitis y algunas más. No le quepa duda de que todas estas enfermedades vivirán entre nosotros durante algún tiempo y de que todas ellas, presumiblemente, están relacionadas con el multivirus fabricado en el laboratorio de los CDC de Wuhan como un arma química, al que han llamado SARS-CoV-2, aunque este se haya escapado por accidente al infectarse uno de sus científicos.

Y esto en cuanto al virus, porque en este futuro también tendremos que lidiar con los efectos secundarios de las vacunas COVID-19, como ha podido ver, y muchos de ellos aún son desconocidos. La versión más grave de algunos de ellos hará que sigan aumentando los casos de infartos cerebrales, ictus, trombosis, los herpes, las infecciones, los problemas coronarios, la fatiga crónica, el síndrome de Guillain-Barré (dificultad para caminar, hormigueo en las extremidades, visión doble) y las muertes súbitas. Y todo será proporcional a la cantidad de inoculaciones que vayan administrando a una misma persona; no es lo mismo una inyección que cinco (por suerte, no todos los viales inyectados tienen la misma peligrosidad —eso también lo hemos comprobado—, aun correspondiendo a la misma vacuna).

También le digo que todas estas complicaciones de la salud serán clasificadas institucionalmente como efectos del COVID de larga duración, o bien se atribuirán las muertes a causas desconocidas. Sin embargo, debemos ser conscientes de que no es así y pedir responsabilidades a quien corresponda.

¿Por qué si no China, el país donde se originó la pandemia y donde saben con más seguridad a qué tipo de virus nos enfrentamos, ha optado por otro método para vencer la pandemia, como es el de tomar medidas preventivas y aislar los casos positivos? La respuesta parece obvia: porque saben que, a día de hoy, no existe ninguna vacuna efectiva para erradicar la enfermedad. Y otra verdad es que también tienen vacunas diseñadas en sus laboratorios chinos, de ellas hemos hablado igualmente, pero las vacunas chinas están hechas de varios virus inactivados, y no de ARNm como las de EE. UU. y Europa, y no son utilizadas como primera opción para contener el virus, sino como un seguro de apoyo.

Digo esto porque, si China no tiene la vacuna como primera opción y las que ha diseñado son con varios virus inactivados, el resto del mundo debería, como poco, cuestionarse el motivo por el cual lo hacen. No creo que China lo haga por capricho.

En fin, hemos visto los planes de futuro de la pandemia que no se atreven a contarnos, porque lo que es saberlo, lo saben. SARS-CoV-2 es una bomba cargada de multivirus que ha estallado infectando a millones de personas, y sus efectos seguirán manifestándose durante los próximos años, aunque también hayamos descubierto formas de protegernos de ellos.

Termino con esto: con todas las evidencias expuestas hasta el momento, y teniendo en cuenta el secretismo que existe en torno a todo lo que envuelve al COVID-19 y a los efectos futuros de las inoculaciones COVID, solo digo que estoy segura de que continuarán surgiendo nuevas versiones sobre las causas y nuevas emergencias sanitarias, pero, desde luego, espero haber sabido explicar que todo será munición de la misma arma. En nuestras manos está evitar que sigan engañándonos.

Si hay un mensaje que quiero dejarle hoy es que nos enfrentamos a todo un desafío en el ámbito de las enfermedades infecciosas y que estoy cien por cien segura de que habrá varios brotes sorpresa que se irán sucediendo en los próximos años.

Créame: lo que ha pasado puede tener diferentes lecturas, pero puedo asegurarle que no ha sido un pangolín en la sopa. Hemos sido CONTAGIADOS.

Madrid, febrero de 2023